AF694058

Einsle • Hummel

Kognitive Umstrukturierung

E-Book inside auf psychotherapie.tools

Mit dem untenstehenden Download-Code erhalten Sie dieses Buch als E-Book im PDF-Format. Hierfür ist eine Registrierung auf www.psychotherapie.tools notwendig:

1. www.psychotherapie.tools/e-book-inside öffnen.
2. Code eingeben.
3. Auf »Freischalt-Code einlösen« klicken. Der Code ist einmal gültig.
4. Im Warenkorb auf »Zur Kasse« klicken und Vorgang nach Login abschließen.

Das E-Book steht Ihnen in Ihrem Kundenkonto unter »Mein Material« zur Verfügung. Es ist ausschließlich für den persönlichen Gebrauch einer einzelnen Person bestimmt.

Für Institutionen und Teams bieten wir gestaffelte Mehrplatz-Lizenzen an, die sich an der Zahl Ihrer Nutzer:innen orientieren. Kontaktieren Sie uns unter vertrieb-psychotherapie.tools@beltz.de und sichern Sie sich Ihre Mehrplatz-Lizenz!

W7R7DCRZ2D

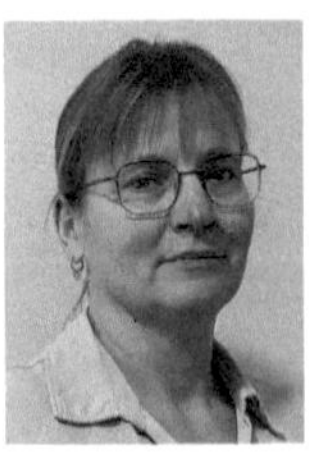

Dr. Franziska Einsle, Psychologische Psychotherapeutin mit Fachkunde Verhaltenstherapie und Supvervisorin bei der DGVT. Langjährige Mitarbeiterin in der Klinik für Psychotherapie und Psychosomatik am Universitätsklinikum Dresden sowie am dortigen Institut für Klinische Psychologie und Psychotherapie, Lehrtätigkeiten an der SRH Fachhochschule für Gesundheit in Gera. Frau Einsle ist die Psychologische Leitung der Tagesklinik II mit den therapeutischen Schwerpunkten Depressionsbehandlung, Emotionsregulation und schematherapeutischem Arbeiten bei Persönlichkeitsstörungen der Klinik für Psychiatrie, Psychotherapie und Psychosomatik der Lukas-Stiftung Altenburg.

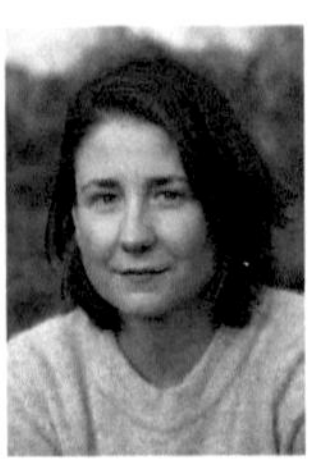

Katrin V. Hummel, Psychologische Psychotherapeutin mit Fachkunde Verhaltenstherapie und Psychotraumatherapeutin. Langjährige wissenschaftliche Mitarbeiterin am Institut für Klinische Psychologie und Psychotherapie sowie der Institutsambulanz der TU Dresden. Seit 2022 ist Frau Hummel in eigener Niederlassung tätig mit den therapeutischen Schwerpunkten Expositionstherapie bei Angst sowie der Behandlung von Traumafolgestörungen.

Franziska Einsle • Katrin V. Hummel

Kognitive Umstrukturierung

Techniken der Verhaltenstherapie

Mit E-Book inside und Arbeitsmaterial

2., vollständig überarbeitete Auflage

BELTZ

Dr. Franziska Einsle
Evangelische Lukas-Stiftung
Zeitzer Straße 28
04600 Altenburg

Dipl.-Psych. Katrin V. Hummel
Praxis für Psychotherapie
Rothermundtstr. 6
01277 Dresden

Reihe »Techniken der Verhaltenstherapie«
Herausgeber:
Dr. Peter Neudeck
Praxis in der Salzgasse
Salzgasse 7
50667 Köln

MIX
Papier | Fördert gute Waldnutzung
FSC® C089473

Dieses Buch ist erhältlich als:
ISBN 978-3-621-28999-3 Print
ISBN 978-3-621-29000-5 E-Book (PDF)

2. Auflage 2024

Lektorat: Dagmar Kühnle Zerpa
Umschlagbild: ©GettyImages / Dimitris66
Herstellung: Victoria Larson
Satz: WMTP Wendt-Media Text-Processing GmbH, Birkenau
Druck und Bindung: Beltz Grafische Betriebe, Bad Langensalza
Beltz Grafische Betriebe ist ein Unternehmen mit finanziellem Klimabeitrag (ID 15985-2104-1001).
Printed in Germany

Weitere Informationen zu unseren Autor:innen und Titeln finden Sie unter: www.beltz.de

Inhaltsübersicht

Inhalt

Vorwort zur 2. Auflage

Wir freuen uns sehr über die Möglichkeit, eine überarbeitete Auflage unseres Buches schreiben zu dürfen, muss es doch bedeuten, dass unter Ihnen, liebe Kolleginnen und Kollegen, ein Interesse an diesem wunderbaren Thema besteht und unser Buch offensichtlich eine gewisse Umsetzungshilfe bietet. Herzlichen Dank dafür!

Wir wollen mit einer kleinen Rückschau beginnen, denn seit dem Erscheinen der 1. Auflage dieses Buches im Jahr 2015 ist viel Zeit vergangen. Wir sind in dieser Zeit therapeutisch gewachsen, haben spannende Patient:innen kennengelernt und durften viele hilfreiche Erfahrungen im Umgang mit kognitiven Techniken sammeln. Gleichzeitig waren die letzten Jahre geprägt von großen Herausforderungen an die Gesellschaft, jede:n Einzelne:n und deren psychisches Wohlbefinden. Auswirkungen der Klimakrise, hohe Flüchtlingszahlen, die Covid-19-Pandemie und zuletzt den vermehrten militärisch ausgetragenen Konflikten. Welche Bedeutung solche Herausforderungen möglicherweise auch für die psychische Gesundheit haben, zeigen Befragungen durch den größten deutschen Berufsverband von Psychotherapeut:innen, wonach die Anmeldezahlen für ambulante Psychotherapien in Deutschland von Anfang der Pandemie (Januar 2020) bis Anfang 2021 um 40 % gestiegen und bis Mitte 2022 ungefähr auf diesem Niveau verblieben sind (Rabe-Menssen, 2021, 2022). Hinter all diesen Zahlen stecken die Menschen, die, jeder und jede mit ihren ganz eigenen Problembereichen, täglich in unsere Einrichtungen kommen und uns berichten, wie verunsichert sie sich angesichts dieser Herausforderungen fühlen. Psychotherapie und insbesondere kognitive Techniken stellen eine erfolgsversprechende Hilfe dar, um mit dieser nur begrenzt veränderbaren, gesellschaftspolitischen Situation umgehen zu können. Kognitive Techniken sind in der Lage, subjektive Annahmen oder Befürchtungen der Realität gegenüberzustellen und Korrekturen in Denkweisen und inneren Haltungen durchzuführen, um dann günstiges, ziel- und werteorientiertes Verhalten zu fördern. Wichtige Ansatzpunkte in der kognitiven Arbeit mit unseren Patien:innen können daher sein: Sind die Annahmen mit den realen Gegebenheiten und Fakten vereinbar? Sind sie hilfreich? Sind damit verbundene Verhaltensweisen günstig und vor allem realistisch? Wieviel Kraft kosten sie mich? Ist mein Handeln vereinbar mit meinen Werten und Zielen im Leben?

Aber auch unabhängig von aktuellen gesellschaftspolitischen Herausforderungen, die allermeisten psychischen Störungen gehen mit Denkverzerrungen oder ungünstigen Annahmen einher. Die Annahme, keine Kompetenzen zu besitzen im Rahmen einer depressiven Symptomatik, die Befürchtung, abgelehnt zu werden bei sozialphobischen Ängsten, die Erwartung lebensbedrohlicher Gefahr beim Auftreten einer Panikattacke oder der Glaube, zutiefst wertlos zu sein im Rahmen der Borderline Persönlichkeitsstörung, sind nur einige Beispiele, wie sich ungünstige Annahmen in verschiedenen Störungsbereichen äußern können.

Die psychotherapeutische Arbeit an solchen gedanklichen Strukturen umfasst erlernbare Techniken. Gleichzeitig erfordert deren Anwendung aus unserer Sicht Geduld, Neugier und eine grundsätzlich wertschätzende Haltung gegenüber anderen Meinungen und Sichtweisen. Für uns bedeutet kognitive Umstrukturierung, dass wir uns gemeinsam mit unseren Patient:innen auf den Weg machen, um aus dem Blickwinkel von neugierigen Wissenschaftler:innen auf eine strukturierte Art und Weise Annahmen und Hypothesen zu überprüfen. Dieses Buch bietet eine Vielzahl an Interventionen, um in jedem Schritt des Umstrukturierungsprozesses, sei es Exploration, Veränderung oder Stabilisierung des Gelernten, ein für den jeweiligen Fall geeignetes Vorgehen ableiten zu können. Und dennoch verlangt kognitive Umstrukturierung unserer Meinung nach eine grundlegende Eigenschaft, die durch keine Technik ersetzbar ist: gesunden Menschenverstand.

In unseren Workshops zu Techniken der kognitiven Umstrukturierung berichten uns insbesondere jüngere Kolleg:innen häufiger, dass sie eine gewisse Scheu vor diesen Techniken haben im Vergleich zu verhaltensbasierten Interventionen. Der Grund mag eben auch darin liegen, dass es neben den erlernbaren Techniken kein rezeptartiges Vorgehen für den gesunden Menschenverstand gibt. Kognitive Umstrukturierung scheint daher unberechenbarer als andere Interventionen, da das Ergebnis nicht immer genau vorhersehbar ist. Kognitive Umstrukturierung erfordert neben dem Wissen um Techniken meist Erfahrung, Aushalten-Können von Unsicherheiten und Lernen an und vor allem von Patient:innen. Die Botschaft soll an dieser Stelle deshalb lauten: Machen Sie sich mit den kognitiven Techniken vertraut, aber – noch viel wichtiger – trauen Sie sich, diese Techniken anzuwenden und sich selbst sowie Ihrem Menschenverstand zu vertrauen. Vieles von dem, was Sie in Ihren Therapiegesprächen intuitiv tun, sind bereits Techniken der kognitiven Umstrukturierung.

Diese überarbeitete Auflage beinhaltet neben der gewohnten Vielzahl an Techniken außerdem ein neues Kapitel zu besonderen Herausforderungen. Dieses greift häufige Schwierigkeiten (z. B. »Glaubenskämpfe«) und besondere Anwendungsfelder kognitiver Umstrukturierung auf (z. B. »Schulddisputation«).

Auch in dieser 2. Auflage verstehen wir kognitive Umstrukturierung in der weitesten Definition, die dem Begriff zugrunde liegen kann. Es werden nicht nur klassische, hauptsächlich verbale Techniken der Umstrukturierung integriert, also solche, die auf eine inhaltsbezogene Veränderung von Gedanken abzielen, sondern auch kognitive Techniken aus Ansätzen der dritten Welle, die das Erlernen eines neuen Umgangs mit Gedanken im Allgemeinen ermöglichen. Unserem Verständnis nach zieht beispielsweise der Aufbau einer akzeptierenderen Haltung gegenüber den eigenen gedanklichen Produkten ebenfalls eine Veränderung des Gedankens selbst nach sich. Denn durch achtsames Beobachten, ohne auf einen Gedanken hin handeln zu müssen, verliert der Gedanke selbst an »Wahrheit«, insofern dass dessen »Richtigkeit« oder »Falschheit« keine Rolle mehr spielt.

Wir möchten außerdem die Bedeutung von verhaltensbezogenen Interventionen betonen, die sich neben verbalen Methoden ebenfalls bestens zur Überprüfung von verzerrten Annahmen und Befürchtungen eignen. Am Beispiel der Verhaltensexperimente wird dies besonders deutlich. Darüber hinaus sollte aber auch jede im Rahmen der kognitiven Umstrukturierung korrigierte Annahme danach im Alltag stabilisiert und generalisiert werden, weshalb verhaltensbezogene Interventionen in vielen Fällen der kognitiven Umstrukturierung nachfolgen können.

Obwohl dieses Buch kein rezeptartig aufbereitetes Therapiemanual darstellt, erhebt es den Anspruch, Ausbildungstherapeut:innen und erfahrenen Therapeut:innen ein Ratgeber für praktisch-therapeutisches Arbeiten zu sein. Mittels zur Verfügung gestellter Arbeitsblätter und Beispieldialoge soll ein direktes Umsetzen in die Therapie ermöglicht werden.

Ein kurzer Hinweis zum Gendern: Um alle Geschlechter gleichermaßen anzusprechen, verwenden wir den Doppelpunkt, z. B. »Patient:innen« oder »Therapeut:innen«. Praxisbeispiele beziehen sich dagegen immer auf konkrete Personen.

An dieser Stelle möchten wir noch Moritz, Frida, Malte sowie Stephan, Janek und Saskia danken, die für die Überarbeitung dieses Buchs das ein oder andere Wochenende auf uns verzichten mussten. Danke, dass ihr uns täglich motiviert und herausfordert, unsere Gedanken neu zu strukturieren. Ihr seid einfach klasse!

Altenburg und Dresden, Februar 2024

Franziska Einsle
Katrin Veronika Hummel

I Grundlagen der kognitiven Umstrukturierung

1 Kognition in der Verhaltenstherapie

Der Begriff »kognitive Umstrukturierung« mutet beim ersten Hören so an, als würden gedankliche Inhalte umgekrempelt oder manipuliert werden. Dabei ist mit diesem zentralen Element der Kognitiven Verhaltenstherapie eine durch die Therapeut:innen angeleitete Veränderung dysfunktionaler gedanklicher Inhalte und Strukturen gemeint. Übergeordnetes Ziel ist dabei stets die Herstellung der psychischen Gesundheit und Funktionsfähigkeit von Patient:innen.

Definition

Unter **dysfunktionalen Kognitionen** werden Verzerrungen der Wahrnehmung, negative Bewertungen, Fehlinterpretationen oder ungünstige Grundüberzeugungen bzw. Schemata subsummiert, die an der Entstehung und Aufrechterhaltung psychischer Störungen beteiligt sind.

Kognitive Umstrukturierung als therapeutische Technik beginnt meist mit einer Aufklärung über die Rolle von Kognitionen im Allgemeinen und die von dysfunktionalen Kognitionen im Besonderen, da letztere laut kognitivem Modell ein Bestimmungsfaktor für psychische Gesundheit darstellen. Daran schließt sich die Identifikation und Veränderung ungünstiger gedanklicher Strukturen (auch dysfunktionale Kognitionen) an, die dann im Alltag der Patient:innen erprobt und ggf. nochmals modifiziert werden.

1.1 Historische Entwicklung

In den 1970er-Jahren kam es in der Klinischen Psychologie zu einem Wandel in der Betrachtung psychischer Störungen. Bis dahin lag der Fokus auf dem Behaviorismus (»erste Welle« der Verhaltenstherapie), der bezogen auf die Entstehung psychischer Störungen davon ausging, dass Menschen ungünstige Verhaltensweisen durch ihre Umwelt »erlernen« (durch klassische und operante Konditionierung) und somit selbst wenig Einfluss darauf haben. Ellis, Beck und Meichenbaum (s. Kap. 2) hingegen, als Vertreter verschiedener kognitiver Theorien (»zweite Welle« der Verhaltenstherapie) und geprägt durch die Beschäftigung mit der Philosophie und eigenen therapeutischen Erfahrungen, sehen den Menschen nicht als ausgeliefertes Wesen. Vielmehr konstruiert sich der Mensch seine Umwelt selbst und speichert somit eine gedankliche Vorstellung seiner individuellen Realität ab (auch Kognitivismus). Prägende Philosophen für die Entwicklung kognitiver Theorien waren unter anderem Epiktet (50–138 n. Chr.) mit seiner Aussage »Nicht die Dinge selbst beunruhigen die Menschen, sondern ihre Vorstellung von den Dingen«, aber auch Sokrates (469–399 v. Chr.) mit seiner Vorstellung von Wissensvermittlung als individueller Konstruktion von Wahrheiten im Gegensatz zur direktiven Wissensvermittlung seiner Vorgänger.

In jüngerer Zeit hingegen forderten Vertreter der Phänomenologie, wie beispielweise Husserl, dass sich die Philosophie mehr darauf konzentrieren solle, was beobachtbar bzw. phänomenal ist, und weniger auf Deutungen der Welt (zit. nach Leahy, 2007). Kognitive Therapeut:innen beschäftigen sich, aufbauend auf diesen philosophischen Wurzeln, damit, wie gedankliche Inhalte und Prozesse (Kognitionen) das Handeln und Fühlen von Menschen beeinflussen und wie im Gegenzug ungünstige kognitive Prozesse durch den Einbezug von Logik und Empirie zu beeinflussen sind. Eine Verschiebung des Interesses in der Psychologie hin zu kognitiven Prozessen und die wissenschaftliche Auseinandersetzung mit Kognitionen u. a. durch Bandura, Kelly und Heider (zit. nach Wilken, 2013) gingen einher mit einer Reihe von technischen und gesellschaftlichen Entwicklungen (Digitalisierung, Computer, Künstliche Intelligenz, Genetik, unzureichende Übertragbarkeit behavioristischer Modelle auf den Menschen) und somit auch mit einem »kognitiveren« Menschenbild.

Der Einbezug kognitiver Variablen in die Modelle zur Entstehung und Aufrechterhaltung psychischer Störungen sowie die psychotherapeutische Veränderung dieser Variablen wird wissenschaftstheoretisch als kognitive Wende der Verhaltenstherapie (»zweite Welle« der Verhaltenstherapie) bezeichnet. Die kognitive Wende betont insbesondere die Bedeutung der Kognition für das Zustandekommen von spezifischen Emotionen und Verhalten im Rahmen eines kognitiven Modells. Dieses wiederum bildete die Grundlage für die Entwicklung psychotherapeutischer Techniken zur kognitiven Umstrukturierung.

1.2 Das kognitive Modell

Das kognitive Modell geht davon aus, dass Gefühle und Verhaltensweisen von Personen durch die Wahrnehmung bzw. Interpretation von Situationen beeinflusst werden. Somit nimmt die auslösende Situation auf die emotionale und verhaltensmäßige Reaktion über die Kognitionen nur indirekt Einfluss (Leahy, 2007). Abbildung 1.1 veranschaulicht das kognitive Modell, das sich bei einzelnen Vertretern kognitiver Theorien und Verfahren, beispielsweise im ABC-Modell von Ellis, wiederfindet (vgl. Abschn. 2.1).

Unter kognitiven Prozessen sind unterschiedliche gedankliche Prozesse subsummiert, wie z. B. Bewertungen, Annahmen, Hypothesen, Einstellungen, Selbstverbalisationen, kognitive Fehler, Vorwegnahmen und Antizipationen, Lebensregeln und -philosophien, Erwartungen, Befürchtungen und Wahrnehmungen. Während in den ersten Formulierungen des kognitiven Modells die Betonung auf ungünstigen Inhalten kognitiver Prozesse lag, also z. B. den kognitiven Fehlern, sollte das Modell nach heutigem

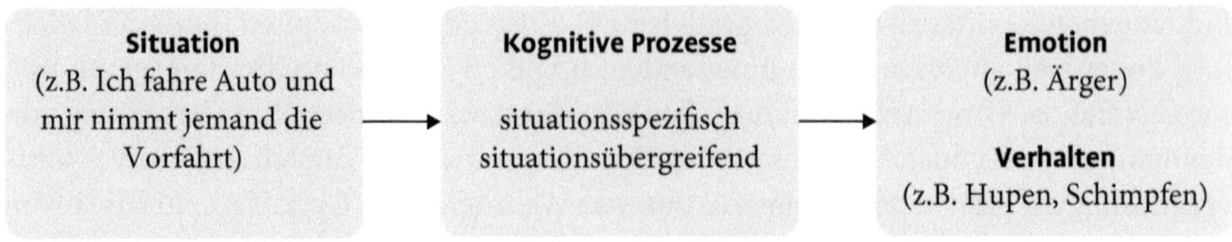

Abbildung 1.1 Schematische Darstellung des kognitiven Modells (modifiziert nach Wilken, 2013)

Stand um mehrere Faktoren erweitert werden (Leahy, 2017). Empirisch lässt sich allein schon die zentrale Annahme, dass ungünstige Gedankeninhalte unidirektional auf Emotionen und Verhalten einwirken, nicht untermauern. Wie wir uns verhalten und fühlen wird umgekehrt unser Denken und die Auswahl der Situationen, die wir aufsuchen, beeinflussen. Darüber hinaus gibt es eine Reihe weiterer Phänomene, die mit gedanklichen Prozessen in Zusammenhang stehen. Aufmerksamkeits- und Gedächtnisprozesse sind von großer Bedeutung, da sie unter Umständen zu selektiver Informationsverarbeitung führen können. Dadurch kann es passieren, dass vor allem die vorliegende Information verarbeitet oder erinnert wird, die im Sinne einer ungünstigen Grundannahme besser passt (»Bestätigungsfehler«). Aber auch Schemata im erweiterten Sinne, die basierend auf Kindheitserfahrungen eine kognitive, emotionale und Verhaltenskomponente besitzen, können im erweiterten kognitiven Modell einen wichtigen Platz einnehmen, erklären sie doch, warum trotz besseren Wissens ungünstige Verhaltensweisen weiterbestehen. Weitere Prozesse im Modell können verschiedene Formen von repetitivem negativem Denken (z. B. Grübeln, Sich-Sorgen) sein, die basierend auf Intoleranz von Unsicherheiten oder Gefühlen als ungünstige Emotionsregulationsstrategien Anwendung finden. Ganz besonders bei letzterem wird deutlich, dass Interventionen zur Umstrukturierung gedanklicher Inhalte dann weniger eine Rolle spielen sollten als solche, die Form und Funktion von Gedanken anzielen (z. B. Akzeptanz und Achtsamkeit; s. Kap. 11).

Inwieweit das kognitive Modell im therapeutischen Kontext um solche weiteren Faktoren ergänzt wird, hängt sicherlich von der individuellen Fallkonzeption und der Motivation des Patienten bzw. der Patientin ab. Der heuristische Wert des »vereinfachten« kognitiven Modells zur Verdeutlichung komplexer Zusammenhänge sowie zur Motivierung von Patient:innen, an kognitiven Faktoren zu arbeiten, sollte allerdings nicht unterschätzt werden.

Dem »vereinfachten« kognitiven Modell liegt die Idee zugrunde, dass kognitive Prozesse durch situationsspezifische (automatische) ebenso wie durch situationsübergreifende Kognitionen (bedingte Annahmen und Grundannahmen) gekennzeichnet sind. Im Folgenden wird diese Unterteilung übernommen, nach der sich auch das konkrete Vorgehen der kognitiven Umstrukturierung unterscheiden lässt.

Automatische Gedanken

Automatische Gedanken stellen die oberste Ebene der Kognitionen dar, da sie spezifisch für bestimmte Situationen sind. Sie werden zwar in der Situation selten bewusst wahrgenommen, sind aber leicht zugänglich und liegen bei jedem Menschen vor (Beck, 2013). Diese Gedanken treten spontan auf und sind nicht das Ergebnis von Nachdenken oder Überlegen. Sie beeinflussen, wie sich Menschen in einer Situation fühlen und verhalten (s. Abb. 1.2), werden aber auch umgekehrt durch Emotionen und / oder Verhaltensweisen hervorgerufen. Letzteres findet im kognitiven Modell aber nur bedingt einen Rahmen.

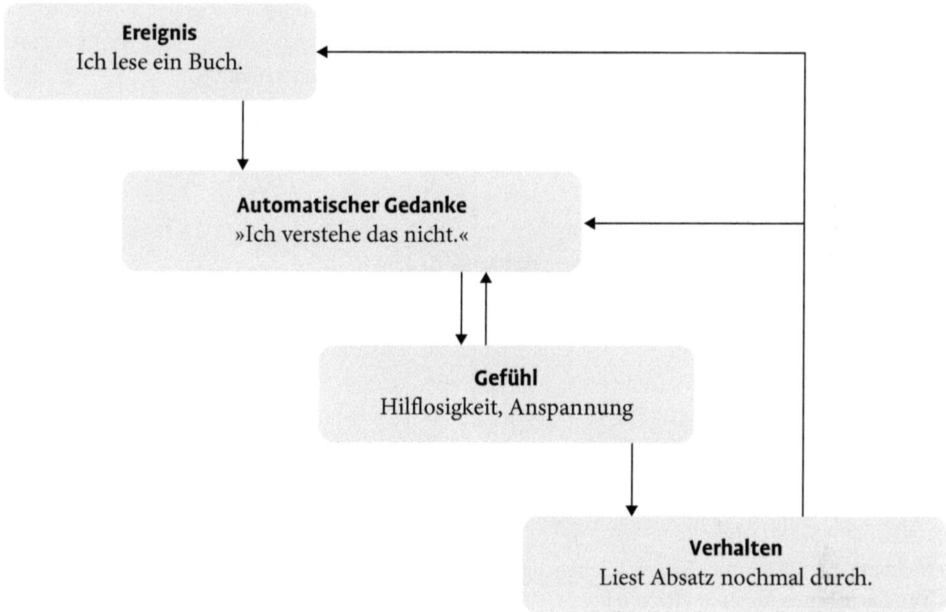

Abbildung 1.2 Schematische Darstellung der Bedeutung automatischer Gedanken (modifiziert nach Beck, 2013)

Unter »normalen«, also gesunden, Bedingungen werden diese Gedanken an der Realität getestet und überprüft. Reaktionen darauf, also Gefühle und Verhaltensweisen, können dann nach eigenen Wünschen und Bedürfnissen anpasst werden.

Welche Art von automatischen Gedanken in einer bestimmten Situation aktiviert wird, hängt von früheren Lernerfahrungen ab, die die Sicht auf das Selbst, andere und die Welt prägen (und in Grundannahmen gespeichert sind).

Die Stabilität, in der die Kognitionen (automatische Gedanken) in den Situationen aktiviert werden, wird von den übergeordneten Annahmen (auch bedingte Annahmen) sowie den darüber liegenden Grundannahmen gesteuert (s. Abb. 1.3).

Grundannahme
»Ich bin wertlos.«

↓

Bedingte Annahme (Einstellungen, Regeln, Grundsätze)
»Ich bin nur etwas wert, wenn mich andere beachten.«
»Immer, wenn ich nicht von allen mir wichtigen Menschen beachtet werde, bin ich ein Nichts.«

↓

Wahrnehmung einer Situation (Aufmerksamkeitslenkung)
»Person X schenkt mir keine Aufmerksamkeit, nimmt mich z.B. nicht in den Arm.«

↓

Automatischer Gedanke
»Ich bin ein Nichts.«

↓

Reaktion (emotional, Verhalten, körperlich)
Traurigkeit, Weinen, Rückzug, Antriebslosigkeit

Abbildung 1.3 Zusammenhang zwischen automatischen Gedanken, bedingten Annahmen und Grundannahmen an einem Beispiel

Grundannahmen

Bildlich lässt sich die Bedeutung von Grundannahmen (und bedingten Annahmen) als Resultat des Blicks durch eine Brille beschreiben, durch die die Umgebung und eigene Erlebnisse betrachtet werden. Dabei wird die Art der Ausgestaltung der eigenen Brille von kognitiven Therapeut:innen als »Grundannahme« bezeichnet. Wird dabei die »rosarote Brille« (z. B. eine sehr optimistische Grundannahme, wie »Mir gelingt alles«) aufgesetzt, erfolgt eine andere Bewertung der Situation, also ein anderer automatischer Gedanke, als wenn durch die »tief-schwarz getönte Brille« (z. B. eine sehr pessimistische Grundannahme, wie »Mir gelingt nie irgendwas«) geschaut wird.

Grundannahmen (auch **Schema** oder **Grundüberzeugung**) sind definiert als Einstellungen (auch Beliefs oder Schemata) gegenüber sich selbst, anderen Menschen und gegenüber der eigenen Umwelt, die sich basierend auf Erfahrungen in Interaktion mit der Umwelt seit der Kindheit entwickeln. Grundannahmen werden von der Person für wahr gehalten, sie sind sehr starr und übergeneralisiert, aber dennoch durch therapeutische Techniken und damit einhergehende neue Erfahrungen veränderbar. Grundannahmen sind unabhängig von der auslösenden Situation, führen aber zu sog. bedingten Annahmen (»Nur wenn ich mich mehr anstrenge als andere, gelingt mir etwas«) und über diese wiederum zu bestimmten situationsspezifischen automatischen Gedanken (»War ja klar, dass du das nicht hinkriegst«). Grundannahmen beeinflussen dabei dauerhaft die Wahrnehmung von Situationen sowie das Denken, Fühlen und Verhalten in spezifischen Situationen und können somit einen wesentlichen Anteil bei der Entstehung und Aufrechterhaltung psychischer Störungen ausmachen. Grundannahmen sind die Grundlage des Selbstkonzeptes eines Menschen und begründen die Art, wie Patient:innen ihr Leben gestalten.

Sie beeinflussen dabei,
(1) wie eine Person Informationen aus der Umgebung filtert (im Sinne einer Aufmerksamkeitslenkung),
(2) welche Entscheidungen eine Person trifft,
(3) wie sich eine Person typischerweise verhält.

Insbesondere in belastenden Lebenssituationen können stabile Grundannahmen den negativen Effekt eines Ereignisses potenzieren, aber auch im positiven Sinne reduzieren. Dabei nehmen sie, basierend auf dem kognitiven Modell, Einfluss auf die automatischen Gedanken in einer Situation und vermitteln dies auf aktuelle Symptome. Darüber hinaus haben Grundannahmen einen Einfluss auf unser zukünftiges Verhalten, insbesondere in Stresssituationen. Es ist davon auszugehen, dass sich Grundannahmen im Laufe des Lebens durch die Interaktion mit wichtigen anderen entwickeln und modifizieren, z. B. Eltern, Lehrer:innen, Freund:innen. Außerdem haben kritische Lebensereignisse und traumatische Erfahrungen, aber auch sehr positive Erlebnisse, wie Erfolgssituationen, einen bedeutsamen Einfluss auf die Entwicklung von Grundannahmen. Weiterhin beeinflussen biologische Faktoren, wie Temperament, Intelligenz, Attraktivität sowie besondere Talente (z. B. Musikalität), die Ausformung stabiler Grundannahmen.

Bedingte Annahmen
Basierend auf den Grundannahmen formen Menschen Annahmen über sich und ihre Umwelt aus, die auch als bedingte Annahmen bezeichnet werden. Diese lassen sich als »Wenn-dann-Verknüpfungen« verstehen (s. auch Abschn. 2.2) und stellen Regeln darüber auf, wie ein Individuum bestimmte Situationen bewerten und einordnen soll. Bedingte Annahmen stellen somit einen Vermittler zwischen den Grundannahmen und den automatischen Gedanken dar. Typische Beispiele sind »Wenn ich etwas falsch mache, dann bin ich ein Versager«, »Alle müssen sich in meiner Umgebung wohl fühlen, sonst kann ich nicht glücklich sein« oder »Nur wenn ich keinerlei körperliche Symptome habe, dann bin ich nicht krank«.

Das kognitive Modell als ein Störungsmodell

Dem kognitiven Modell liegt die Idee zugrunde, dass aufgrund bestimmter automatischer Gedanken (und damit verbundener bedingter Annahmen und Grundannahmen), die wiederkehrend in einer Situation aktiviert werden, psychische Störungen mitbegründet sind. Durch deren Veränderung lässt sich im Verlauf einer Behandlung eine Verbesserung des emotionalen Befindens und der Abbau ungünstigster Verhaltensweisen erreichen.

Dysfunktionale Gedanken. Gedanken, die zu einer für Betroffene übermäßigen emotionalen Reaktion oder aus deren Sicht unangemessenes bzw. beeinträchtigendes Verhalten führen, werden als dysfunktionale Gedanken bezeichnet. Diese dysfunktionalen Gedanken sind somit an der Entstehung und Aufrechterhaltung psychischer Störungen beteiligt. Diese führen zu überdauernden Gefühls- und Verhaltensmustern, die meist inkongruent zu den eigenen Werten und Zielen sind. Der Begriff »dysfunktional« kann auch gleichgesetzt werden mit unangemessen, unempirisch, nicht zielführend oder nicht hilfreich, wobei dieser Begriff durch einzelne kognitive Theorien unterschiedlich definiert wird (s. Kap. 2).

Kognitive Fehler. Auf der Ebene der automatischen Gedanken lassen sich unterschiedliche Typen dysfunktionaler Kognitionen unterscheiden (s. Kasten). Diese dysfunktionalen automatischen Gedanken wiederum sind durch logische Fehler, verzerrte Wahrnehmungen, fehlerhafte Schlussfolgerung oder Urteile geprägt und werden als kognitive Fehler (s. Abschn. 5.3) beschrieben.

Typen dysfunktionaler automatischer Gedanken

- **Typ 1:** Die Gedanken sind verzerrt und treten trotz objektiv widersprechender Anhaltspunkte auf. Beispiel: »Ich habe in der ersten Arbeit nur eine Zwei bekommen. Ich kann dieses Fach nicht bestehen, wenn ich schon am Anfang nicht *alles* verstehe!«
- **Typ 2:** Die Gedanken sind zutreffend, aber die daraus gezogene Schlussfolgerung ist falsch. Beispiel: »Ich habe nicht das gemacht, was ich meiner Mitbewohnerin versprochen habe. Deshalb bin ich ein schlechter Mensch.«
- **Typ 3:** Die Gedanken sind ebenfalls zutreffend, aber offensichtlich dysfunktional. Beispiel: »Ich brauche noch Stunden, um das hier fertigzustellen. Wahrscheinlich werde ich die ganze Nacht daran arbeiten müssen.«, statt: »Ich werde noch lange brauchen, aber ich schaffe das schon.«

Zu diesen kognitiven Fehlern kommt es nach Annahmen des kognitiven Modells durch die stabilen Grundannahmen, wie das folgende Beispiel verdeutlicht.

Beispiel

Wenn ich zum Geburtstag bei einer befreundeten Person bin (Situation) und basierend auf meiner Grundannahme »Ich bekomme nie etwas auf die Reihe, ich bin ein Versager und total langweilig« den Gedanken habe »Sie freut sich nicht über mein Geschenk« oder »Mit mir redet keiner, weil ich so langweilig bin« (automatischer Gedanke), wird dies dazu führen, dass ich traurig bin (emotionale Reaktion), mich antriebslos fühle (physiologische Reaktion) und mich zurückziehe (motorische Reaktion). Aufgrund der kurzfristigen Konsequenz (z. B. »Mit mir redet tatsächlich keiner und ich erlebe die Freude meiner Freundin gar nicht«) erfolgt keine Korrektur, sondern eine Aufrechterhaltung der Kognitionen (langfristige Konsequenz) und damit auch eine Stabilisierung der emotionalen und verhaltensbedingten Symptomatik, was somit zur Aufrechterhaltung der psychischen Störung führt.

Würde ich in der Situation »Geburtstagsfeier« aufgrund anderer Grundannahmen (z. B. »Ich kann meine Umgebung beeinflussen, ich bin selbstwirksam«) etwas anderes denken, z. B. »Meine Freundin wird sich freuen, ich habe mir Gedanken gemacht, worüber sie sich freuen könnte. Meine Freundin wird nicht viel Zeit haben, ich werde aber Gesprächspartner:innen finden, wenn ich ein bisschen in der Küche helfe, findet sich meist ein Gesprächsthema« (automatische Gedanken), werde ich vielleicht angespannt sein (physiologische Reaktion), aber kaum Traurigkeit empfinden (emotionale Reaktion), in der Situation bleiben (motorische Reaktion) und die Situation wahrscheinlich auch tatsächlich erfolgreich meistern (kurz- und langfristige Konsequenz).

Automatische Gedanken und Grundannahmen werden aufgrund ihrer Bedeutung für die Entstehung und Aufrechterhaltung psychischer Störungen innerhalb der Verhaltensanalyse erfasst (Hautzinger, 2022). Während automatische Gedanken die gedankliche Reaktion ($R_{kognitiv}$) im Rahmen der vertikalen Verhaltensanalyse widerspiegeln, finden sich die Grundannahmen als deren Voraussetzung in der Organismusvariable (O-Variable) wieder, der die horizontale Verhaltensanalyse (auch Makroanalyse, u. a. Sulz, 2022) zugrunde liegt.

Grundidee der kognitiven Umstrukturierung

Basierend auf der Annahme des kognitiven Modells, dass Personen über die Veränderungen ihrer Gedanken auch ihr emotionales Erleben und Verhalten in entscheidendem Maße selbst verändern können, liegt der Ansatzpunkt des therapeutischen Arbeitens auf der Veränderung dysfunktionaler Denkmuster. Der Prozess der Identifikation und Modifikation dieser dysfunktionalen Gedanken und Grundannahmen wird als kognitive Umstrukturierung bezeichnet. Grundlage der kognitiven Umstrukturierung ist eine kognitive Fallkonzeption (s. Abb. 1.4), die durch die Identifizierung dysfunktionaler Kognitionen begründet ist und die Grundlage für eine anschließende Modifikation der Kognitionen bietet.

Entwicklungsgeschichte

- Beide Eltern sind voll berufstätig.
- Sie haben dadurch wenig Zeit für die gemeinsamen Kinder.
- Von den drei Kindern wird Funktionieren und Unterordnung erwartet.
- Konflikte werden harmonisiert.

Grundüberzeugung über andere

»Andere denken nur an sich.«

Grundüberzeugung über mich

»Ich bin nicht liebenswert.«
»Ohne mich ist die Welt besser dran.«

Dysfunktionale Annahmen

(1) »Wenn du anderen zeigst, was du denkst, werden sie dich im Stich lassen.«
(2) »Wenn du andere brauchst, wenden sie sich von dir ab.«
(3) »Du musst deine Zeit immer sinnvoll ausnutzen, sonst bist du ein Versager.«

Automatische Gedanken

(1) »Ich darf mich nicht streiten.«
(2) »Ich bin unwichtig.« »Ich bin nutzlos.«
(3) »Wenn ich meine Freundin frage, ob wir was unternehmen, wird sie Nein sagen.«
(4) »Ich kann mich nicht auf sie verlassen, sie wird eh Wichtigeres zu tun haben.«
(5) »Ich darf ihm nicht zur Last fallen. Ohne mich ist er besser dran.«

Abbildung 1.4 Beispiel eines kognitiven Fallkonzepts (modifiziert nach Leahy, 2007)

2 Klassische Ansätze der Kognitiven Therapie nach Ellis, Beck und Meichenbaum

2.1 Rational-emotive Therapie (RET) nach Ellis

Die Rational-emotive Therapie (RET) nach Albert Ellis ist die älteste der kognitiven Theorien und betont die Bedeutung grundlegender Bewertungsmuster, insbesondere sog. »irrationaler« Gedanken. Dabei ist allerdings zu berücksichtigen, dass Ellis selbst die RET als reinen kognitiven Ansatz als missverstanden empfindet, da diese viele konfrontative Elemente beinhalte, die eine Auseinandersetzung mit belastenden Emotionen ermöglichen soll, u. a. Shame-Attack-Übungen oder In-vivo-Expositionen (Ellis, 1997).

Ellis war zunächst als praktisch tätiger Sexual- und Familientherapeut aktiv und hatte sich dann nach seiner Promotion der klassischen psychoanalytischen Therapie verschrieben, da er diese für die tiefgreifendste und effektivste Form der Psychotherapie hielt (Ellis, 1975; Ellis & Dryden, 2007). Basierend auf seiner praktischen Tätigkeit als Psychoanalytiker begann Ellis sich mit Philosophie auseinanderzusetzen, um seine Art des therapeutischen Arbeitens weiter zu verstehen und zu verbessern. Dabei verschrieb er sich dem philosophischen Grundsatz, dass Menschen an sich nicht durch Dinge bzw. Erlebnisse zerstört / beeinflusst werden, sondern vielmehr durch ihre Art, wie sie Dinge bzw. Erlebnisse betrachten und bewerten. Diese Erkenntnis prägte sein weiteres therapeutisches Arbeiten und die Entwicklung der RET. Anders als Beck (s. Abschn. 2.2) entwickelt Ellis somit aus einer praktischen und philosophischen Perspektive heraus seine Überlegungen zur Irrationalität von Gedanken und deren Einfluss auf das Entstehen und die Aufrechterhaltung psychischer Störungen. Für einen vertieften Einblick in die Weiterentwicklung der RET sei auf Dryden und Bernard (2021) verwiesen.

2.1.1 Grundlagen der Rational-emotiven Therapie (RET)

Theoretischer Hintergrund

Basierend auf seiner Auseinandersetzung mit verschiedenen Philosophen, z. B. Kant, Spinoza, Schopenhauer und Popper, legte Ellis der RET verschiedene Prinzipien zugrunde:

- Gedanken und Ideen sind kraftvoll und bedeutsam.
- Menschen entwickeln Hypothesen über die sie umgebende Welt, wobei diese Hypothesen nicht einfach als wahr bzw. hilfreich angenommen, sondern getestet werden sollten.
- Einer der Hauptgründe für menschliche Störungen ist rigider Absolutismus. Menschen sollten daher nicht bewertet und in Kategorien eingeteilt bzw. abgestempelt werden.
- Ein Mensch ist das Zentrum seines, aber nicht *des* Universums.
- Jeder hat die (wenn auch nicht uneingeschränkte) Kraft bzw. Möglichkeit der Entscheidung, wie er sein Leben gestalten und mit seinen Gefühlen umgehen möchte.

Neben der intensiven Beschäftigung mit philosophischen Ansätzen über das Denken und die Wahrnehmung interessiere sich Ellis auch für die Lehre der Semantik, insbesondere dafür, dass Sprache einen bedeutsamen Effekt auf unser Denken, aber auch unser Fühlen hat (Ellis & Dryden, 2007).

Ellis beschäftigte sich jedoch auch mit verschiedenen psychologischen Ansätzen, die in sein therapeutisches Arbeiten und sein Störungsverständnis einflossen. Seine Ansichten zur Bedeutung des Absolutismus für die Entwicklung psychischer Störungen sind insbesondere geprägt durch die Arbeit von Horney (1950, zit. nach Ellis & Dryden, 2007). Darüber hinaus haben die Ansätze von Adler und der Individualpsychologie Eingang in die Grundlagen der RET gefunden, insbesondere:

(1) die Betonung von Gefühlen der Minderwertigkeit
(2) die Bedeutung von Zielen und Werten des Menschen
(3) aktiv-direktives Verhalten sowie ausgeprägtes kognitiv-persuasives Herangehen de Therapeut:innen
(4) die Idee, dass Stress auf sozialen Interessen basiert

Auch wenn der Ursprung der RET ein sehr kognitiver ist, so betont Ellis dennoch die Bedeutung von verhaltens- und emotionsbezogenen Techniken. Dies führte dazu, dass die Rational-emotive Therapie sich über die Zeit zur Rational-emotiven Verhaltenstherapie (REVT; Rational Emotive Behavior Therapy, REBT) entwickelt hat (Ellis & Dryden, 2007).

»Irrationale« Gedanken. Die RET geht davon aus, dass Menschen dann glücklich und psychisch gesund sind, wenn sie sich aktiv mit der Erreichung ihrer Lebensziele auseinandersetzen und an der Erreichung dieser arbeiten können. Als »irrational« bezeichnet Ellis dabei alles, was uns von der Erreichung unserer Ziele abhält. Hierbei geht es somit weniger darum, dass ein Gedanke kognitiv nachvollziehbar und logisch ist, sondern vielmehr darum zu verstehen, welchen Sinn ein Gedanke für eine Person hat und ob ihr dieser Gedanke hilft, sich so zu fühlen und zu verhalten, wie es ihren Zielen entspricht.

Definition

Ein **»irrationaler« Gedanke** lässt sich für eine einzelne Person definieren als eine Überzeugung, die rigide und extrem sowie unlogisch und nicht empirisch ist und die Person vom Erreichen eigener Lebensziele abhält.

Dies lässt sich an folgendem Beispiel verdeutlichen: Wenn mein Ziel ist, dass ich mit meinem Partner einen harmonischen Abend haben möchte, und mein Partner kommt später von der Arbeit als abgesprochen, dann wäre der Gedanke »Immer kommt er zu spät, die Arbeit ist ihm wichtiger als ich« nicht zielführend, sondern nach Ansicht von Ellis »irrational«, während der Gedanke »Er hatte bestimmt ganz schön Stress auf Arbeit, ich lasse ihn erst mal ankommen und mache es uns im Wohnzimmer ein bisschen gemütlich« zielführend sein kann und damit im Sinne Ellis »rational« wäre.

Bedeutung »irrationaler« Gedanken innerhalb der Störungsgenese. Unangemessene, irrationale Bewertungen der Situation sind demnach zentral an der Entstehung und Aufrechterhaltung psychischer Störungen beteiligt. Psychische Störungen sind gekennzeichnet als lang andauernde, festgefahrene oder sehr stark ausgeprägte Gefühle und damit einhergehenden Verhaltensweisen. Dabei basiert eine psychische Störung nach Ellis auf einer verzerrten Wahrnehmung, einer falschen Interpretation oder unlogischen Annahmen, die im Rahmen der Therapie verändert werden müssen, um die Funktionsfähigkeit der Patient:innen wiederherzustellen. Deshalb werden die irrationalen Überzeugungen, die zu emotionalen Störungen führen, im Rahmen der RET identifiziert und durch kognitive und / oder verhaltensorientierte Disputationsmethoden modifiziert (s. Abschn. 2.1.2).

Ellis geht davon aus, dass Menschen generell eine starke Tendenz zu irrationalem Denken angeboren ist, die sich auch kultur- und epochenunabhängig stabil nachweisen lässt. Selbst vermeintlich kompetente und »wissende« Menschen, z. B. Psychotherapeut:innen, zeigen immer wieder Ansätze menschlicher Irrationalität und »Schwarzmalerei«. Dabei scheint das bloße Wissen, um die eigene Irrationalität des Denkens nicht auszureichen, um das Denken zu verändern. Hinzu kommt, dass verschiedene Institutionen, wie Eltern, Schule, Medien oder die Kirche, durch die Äußerung und Belohnung absoluter Forderungen, z. B. »Nur wer Leistung bringt, ist ein wertvoller Mensch«, »Nur wer immer ruhig zuhört, ist ein guter Schüler«, »Du sollst nie fremdgehen«, »Du musst dich den Regeln unterordnen, sonst wirst du bestraft«, diese Tendenz zu irrationalem Denken stärken und aufrechterhalten.

Irrationales Denken führt nach Ellis im weiteren Verlauf zu irrationalen Prämissen (auch Annahmen über die eigene Person und andere) sowie zu absolutistischen Lebensphilosophien. Als besonders problematisch für die Entstehung und Aufrechterhaltung psychischer Störungen sieht er das Vorliegen absoluter Forderungen an sich selbst, an andere und an die Welt. Diese zentrale Annahme steuert eine ungünstige Wahrnehmung der Umgebung und damit das Auftreten ungünstiger Emotionen und Verhaltensweisen. Die irrationalen Prämissen werden bei kritischen Lebensereignissen aktiviert.

Zu psychischen Störungen kommt es dann, wenn die Personen eine zu starke Übernahme des irrationalen Denkens aufweisen und sie dieses nicht begrenzen können. Dabei sieht Ellis insbesondere darin ein Problem, dass Betroffene irrational darauf beharren, dass Wünsche erfüllt und mächtige Abneigungen beseitigt werden.

Drei Formen der Angst. Abhängig von den vorausgehenden irrationalen Überzeugungen unterscheidet Ellis in seinem Störungsverständnis darüber hinaus drei »Formen der Angst«, die bei verschiedenen psychischen Störungen anzutreffen sind und ein unterschiedliches therapeutisches Vorgehen implizieren (Carlson & Knaus, 2013):

(1) **Ich-Angst (»ego anxiety«).** Die »Ich-Angst« basiert auf absoluten Forderungen an die eigene Person (»Ich muss von allen geliebt werden«) sowie globalen negativen Selbstbewertungen (»Ich bin für alles zu dumm«) und geht damit einher, dass sich eine Person in ihrem Selbst oder in ihrem Wert bedroht sieht. Das rationale Gegenstück zur Ich-Angst ist die uneingeschränkte Selbstakzeptanz.

(2) **Angst vor Unbehagen (»discomfort anxiety«).** Die »Angst vor Unbehagen« basiert darauf, dass absolute Forderungen an andere bzw. die Lebensumstände (»Mir muss es immer gut gehen«) gestellt werden und eine geringe Frustrationstoleranz (»Ich kann das nicht aushalten«) vorliegt. Die Angst entsteht dann, wenn sich die Person darin bedroht sieht, dass die eigene bequeme Situation sowie das eigene Wohlbefinden nicht mehr gewährleistet sind. Das rationale Gegenstück hierzu ist gekennzeichnet durch das Aushalten von Unannehmlichkeiten und Unsicherheiten. Das rationale Gegenstück zur Angst vor Unbehagen ist emotionale Stabilität.

(3) **Angst vor der Angst (»anxiety over anxiety«):** Die »Angst vor der Angst« potenziert die eigentliche Angst vor einer Situation. Diese Erwartungsangst führt zur Aufrechterhaltung der Symptomatik. Das rationale Gegenstück dazu wäre, Angst als »normales«, nicht-bedrohliches Gefühl wahrzunehmen.

Zielstellung der RET. Der RET liegt die Annahme zugrunde, dass das Auftreten der irrationalen Gedanken genetisch angelegt ist und allen innewohnt. Dennoch betont Ellis, dass Menschen ihrer Biologie nicht sklavisch ausgeliefert sind, sondern vielmehr die Wahl haben, ob sie ihr Denken aktiv verändern und hinterfragen wollen. Dabei haben Menschen (a) die Einsichtsfähigkeit, inwieweit das Denken ihr Fühlen und Verhalten beeinflusst, und (b) die Fähigkeit zu sehen, dass sie ihr Denken verändern und dies auch umsetzen können (Ellis & Dryden, 2007). Ziel der darauf basierenden therapeutischen Änderung ist es, dass Patient:innen vor allem für spezifische, persönlich bedeutsame auslösende Ereignisse rationale Bewertungen erarbeiten. Darüber hinaus ist es ideal, wenn sie am Ende der Behandlung eine generell rationalere, also funktionalere Sicht auf ihr Leben aufweisen und somit die zugrunde liegenden irrationalen Lebensphilosophien ad acta legen. Dadurch wird nicht nur eine Reduktion der aktuell belastenden Symptomatik erreicht, sondern gleichzeitig eine Rückfallprophylaxe. Geprägt sein könnte diese neue Lebenseinstellung durch die Relativierung absoluter Forderungen, eine Erhöhung der Selbstakzeptanz und Frustrationstoleranz sowie einer realistischeren Einschätzung dessen, welche Bedeutung einzelne Ereignisse für das eigene Leben haben.

Das ABC-Modell. Die Sichtweise der RET über Entstehung und Aufrechterhaltung psychischer Störungen beruht auf dem ABC-Modell (s. Abb. 2.1). Dabei werden die Gefühle / Affekte und Verhaltensweisen (Reaktion C), nicht direkt über das auslösende Ereignis (A) verursacht, sondern vielmehr über die dysfunktionalen (irrationalen, logisch und empirisch nicht belegbaren, situationsunangemessenen, selbstschädigenden und nicht zielführenden) Bewertungen (B) der auslösenden Situation.

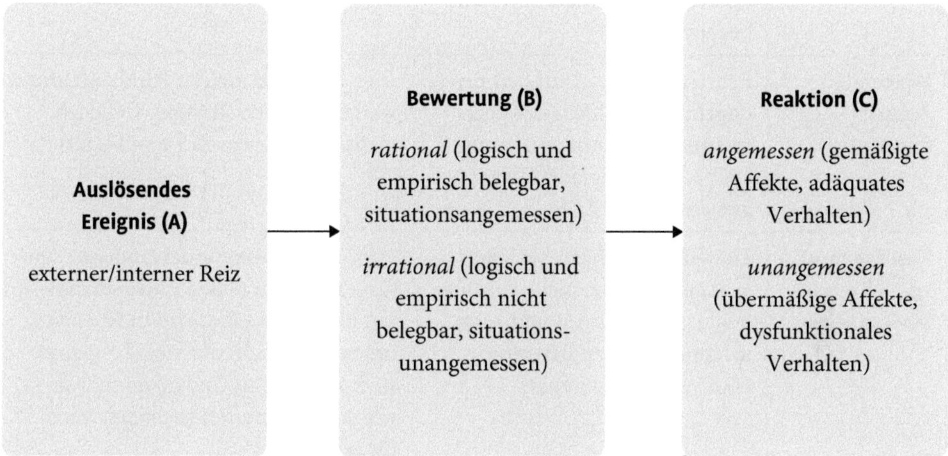

Abbildung 2.1 Schematische Darstellung des ABC-Modells von Ellis

Situation (A) und Bewertung (B). Auslösende Ereignisse können aktuelle oder frühere Situationen, aber auch Gedanken, Gefühle und Verhaltensweisen sein. Die Ereignisse helfen der Person beim Erreichen ihrer Ziele, können diese aber auch blockieren. Welche auslösenden Ereignisse von einer Person »ausgesucht« werden, hängt von ihrer biologischen Prädisposition und bisherigen Lebenserfahrungen ab. Die darauf folgenden Bewertungen des Ereignisses basieren ebenfalls auf biologischen Determinanten und Vorerfahrungen und sind als eine Art Mediator für die danach folgenden Konsequenzen zu verstehen. Hierbei haben Personen oft eine Vielzahl von Kognitionen in einer Situation, und es ist die Aufgabe der Therapeut:innen, die für die Therapie wichtigen rationalen und irrationalen Bewertungen gemeinsam mit den Patient:innen herauszufiltern. Die von Ellis als am wichtigsten betrachteten Bewertungen sind in Tabelle 2.1 zusammengefasst. Dabei gilt es, therapeutisch zwischen irrationalen Muss-Gedanken (»Ich muss immer …«) und rationalen Vorlieben (»Es wäre schön, wenn ich …) zu unterscheiden und letztere zu fördern.

Tabelle 2.1 Wichtige Bewertungen (B) im Rahmen des ABC-Modells (in Anlehnung an Ellis & Dryden, 2007)

Bewertung	Erklärung	Beispiel
Wertende Beobachtungen	Es werden die reinen Beobachtungen dargestellt; wenn sie mit unseren Zielen zusammenhängen und unsere Gedanken evaluieren, werden sie als wertend bezeichnet.	»Die Frau sitzt auf der Parkbank (darüber freue ich mich, denn wir waren verabredet).«
Wertende Schlussfolgerung	Es wird basierend auf den Beobachtungen eine (oder auch mehrere) Hypothese(n) aufgestellt; diese ist wiederum bezogen auf unsere Ziele.	»Die Frau sitzt auf der Parkbank und wartet auf mich (darüber freue ich mich, denn wir waren verabredet).«
Positive rationale »Vorzugsbewertungen«	Diese Bewertungen beziehen sich auf positive, nicht-absolute Schlussfolgerungen und kennzeichnen, welche Bewertung eine Person bevorzugt.	»Ich mag es, wenn mich andere Leute für kompetent halten (aber sie müssen nicht).« → Dies wird in einer Vortragssituation, in der viele Fragen gestellt werden, zu Gedanken führen wie »(Ich vermute,) sie halten mich für kompetent.«
Positive irrationale »Musturbationen«	Diese Bewertungen beziehen sich auf positive, absolute Schlussfolgerungen und kennzeichnen, welche Bewertung eine Person unbedingt braucht.	»Ich brauche es, wenn mich andere für kompetent halten.« → Dies wird in einer Vortragssituation, in der viele Fragen gestellt werden, zu Gedanken führen wie »Ich bin eine gefragte Person, alle finden mich toll.«
Negative rationale »Vorzugsbewertungen«	Diese Bewertungen beziehen sich auf negative, nicht-absolute Schlussfolgerungen und kennzeichnen, welche Bewertung eine Person nicht bevorzugt.	»Ich mag es nicht, wenn mich andere Leute für inkompetent halten (aber sie müssen es auch nicht).« → Dies wird in einer Vortragssituation, in der viele Fragen gestellt werden, zu Gedanken führen wie »(Ich vermute,) sie halten mich für inkompetent.«
Negative irrationale »Musturbationen«	Diese Bewertungen beziehen sich auf negative, absolute Schlussfolgerungen und kennzeichnen, welche Bewertung eine Person unbedingt vermeiden bzw. verhindern muss.	»Es darf unter keinen Umständen passieren, dass mich andere Leute für inkompetent halten.« → Dies wird in einer Vortragssituation, in der viele Fragen gestellt werden, zu Gedanken führen wie »Ich bin inkompetent und ich werde mich immer inkompetent verhalten.«

Manifestationsformen irrationaler Bewertungen. Irrationale Bewertungen zeigen sich nach Ansicht von Ellis durch einen ausgeprägten Absolutismus und Ausdrücke wie »müssen« oder »sollte« und sind dadurch gekennzeichnet, dass sie zu unangemessenen Gefühlen und / oder Verhaltensweisen führen. Diese erlebt eine Person als belastend oder beeinträchtigend. Außerdem hindern diese Emotionen oder Verhaltensweisen die Person daran, die eigenen Lebensziele zu realisieren. Am Beispiel lässt sich das folgendermaßen verdeutlichen: Wenn eine Person die grundlegende Annahme vertritt, »Ich muss immer alles richtig machen und darf unter keinen Umständen einen Fehler machen«, so wird sie bereits beim kleinsten Fehler oder der kleinsten Unstimmigkeit mit anderen aufgrund irrationaler Schlussfolgerungen wie »Warum muss immer mir so etwas passieren« oder »Es ist eine Katstrophe, dass dies passiert ist« ein ungutes Gefühl, vielleicht Angst vor der Reaktion der anderen oder Traurigkeit bezüglich der eigenen Unzulänglichkeit haben. Dies führt zumeist (dauerhaft) zur Beeinträchtigung dahingehend, dass die Person mit ihrem Leben überfordert ist und sich keinen neuen Herausforderungen stellen kann. So kann sie ihr Ziel, ein erfülltes und herausforderndes Leben zu haben, nicht realisieren. Ob dies so eintritt oder nicht, entscheidet sich, basierend auf der Definition von Ellis, allein dadurch, ob eine Bewertung / Schlussfolgerung irrational ist. Demgegenüber gehen rationale Bewertungen einher mit angemessenen, nicht-belastenden und zielführenden Gefühlen und funktionalen Verhaltensweisen.

Grundkategorien irrationaler Überzeugungen. Walen et al. (2011) ordnen die von Ellis in verschiedenen Publikationen benannten irrationalen Überzeugungen in vier Grundkategorien (s. Kasten). Dabei treten Überzeugungen selten in Reinform auf, sondern stellen vielmehr eine Kombination der vier Grundkategorien dar. Des Weiteren geht die RET davon aus, dass die absoluten Forderungen hierarchisch eine Vormachtstellung haben und die anderen Kategorien eine Art Ableitung aus diesen Muss-Gedanken darstellen (Ellis & Dryden, 2007). Aus den Muss-Gedanken leiten sich darüber hinaus auch die von Beck benannten kognitiven Fehler (s. Abschn. 2.2 sowie Abschn. 5.3) ab.

Vier Grundkategorien irrationaler Bewertungen (Walen et al., 2011)

(1) **Absolute Forderungen (auch Muss- oder Soll-Gedanken):** Dabei geht es um alle Gedanken, die sich auf »Ich muss ...« und »Andere müssen ...« beziehen. Forderungen sind entweder an die eigene Person (z. B. auf sehr gute Leistungen oder die Anerkennung anderer), auf andere (z. B. andere müssen mich unbedingt gut behandeln) oder an die Welt (z. B. Bedingungen müssen günstig und ohne Mühsal sein) gerichtet.

(2) **Globale negative Selbst- / Fremdbewertungen (auch »Verdammung«):** Statt Bezug zu nehmen auf eine einzelne Erfahrung oder Verhaltensweise, wird die gesamte Person negativ konnotiert, z. B. »Ich bin ein Versager« oder »X ist durch und durch böse«.

(3) **Katastrophendenken (auch »Schwarzmalen«):** Ein negatives Ereignis wird nicht als unangenehm und negativ bewertet, sondern als extrem unangenehm, als Qual sowie als besondere Last, z. B. »Es ist eine Katastrophe, wenn ...«.
(4) **Niedrige Frustrationstoleranz:** Ereignisse werden nicht als negativ, sondern als unerträglich oder überhaupt nicht aushaltbar bewertet, z. B. »Ich kann das unter keinen Umständen aushalten«.

Die Konsequenzen aus solchen irrationalen Bewertungen können sich als Gefühle oder Verhaltensweisen, aber auch als Gedanken (z. B. Zwangsgedanken) manifestieren. Konsequenzen sind jedoch nicht gezwungenermaßen verursacht durch das Zusammenspiel von Ereignis (A) und Bewertung (B), da Menschen zum Teil auch direkt auf Ereignisse reagieren, was durch die Stärke der Situation (z. B. Autounfall), aber auch den direkten Einfluss biologischer Faktoren (z. B. genetische Prädisposition) verursacht wird. In Abhängigkeit davon, welche Bewertungen mit einer Situation einhergehen, können auch gleichzeitig positive und negative Konsequenzen folgen. Ziel der RET ist es dabei nicht, negative Konsequenzen, z. B. negative Emotionen, komplett aus dem Erfahrungsschatz der Patient:innen zu streichen, sondern vielmehr gesunde Emotionen aus rationalen Erfahrungen und Schlussfolgerungen Patient:innen erlebbar zu machen.
Sekundäre ABC-Modelle (Symptomstress). Darüber hinaus kann eine Konsequenz des primären ABC-Modells (z. B. Traurigkeit über den Streit mit dem Partner) zum auslösenden Ereignis eines neuen, sekundären Modells führen, das wiederum dysfunktionale Bewertungen nach sich zieht (z. B. »Es ist schrecklich, dass ich traurig bin. Ich müsste mich besser im Griff haben«) und darüber zu einer weiterführenden ungünstigen Emotion oder Verhaltensweise (z. B. Ärger über die Traurigkeit) führt. Letzteres bildet ein für die RET bedeutsames Konzept, den sog. »Symptomstress«. Hierüber erklärt Ellis, wie es zum Auftreten sekundärer Depression bei Angst oder aber auch der Angst vor der Angst kommen kann. Der Symptomstress kann dabei wirken wie eine Blockade, sodass zunächst an der Akzeptanz der primären Emotionen im Rahmen einer wertschätzenden, akzeptierenden therapeutischen Beziehung gearbeitet werden muss, um diese später bearbeiten zu können.

2.1.2 Therapeutisches Vorgehen innerhalb der Rational-emotiven Therapie (RET)

Behandlungsrational

Die RET beruht, wie oben beschrieben, auf dem ABC-Modell. Sie zielt darauf ab, die in der Situation aktivierten irrationalen Bewertungen therapeutisch aufzugreifen, um dadurch zu einer Veränderung der zeitstabilen, belastenden Emotionen und Verhaltensweisen zu gelangen.
Fokus auf Musturbationen. Ein Hauptaugenmerk der Behandlung liegt auf der Umstrukturierung absoluter Forderungen (an sich selbst, an andere sowie an die Lebensumstände). Ellis (1996) begründet dies damit, dass die »Musturbationen« unter anderem

die Wahrscheinlichkeit von nicht-empirisch begründbaren Gedanken im Sinne Becks (s. auch Abschn. 2.2) erhöhen, letztere aber einer Überprüfung durch Therapeut:in und Patient:in weniger zugänglich sind. An einem Beispiel verdeutlicht, geht Ellis davon aus, dass der Muss-Gedanke »Ich muss immer komplett symptomfrei sein« leichter zu disputieren ist als der dazugehörige Gedanke im Sinne Becks »Wenn ich Herzklopfen habe, heißt das, ich bekomme einen Herzinfarkt«. Darüber hinaus können auch unwahrscheinliche Situationen, wie sie in der Bearbeitung nach dem Vorgehen von Beck als Relativierung herangezogen werden, in der Realität tatsächlich eintreten (z. B. ein Panikpatient bekommt tatsächlich einen Herzinfarkt).

ABCZDE-Schema. Basierend auf dem ABC-Modell erfolgt die Behandlung nach dem ABCZDE-Schema, wobei das ABC-Modell ergänzt wird durch die Berücksichtigung der Ziele der Patient:innen (Z), die das Vorgehen bei der Disputation (D) prägen und letztendlich zum Ergebnis der kognitiven Umstrukturierung, dem Effekt (E) führen. Dieses Vorgehen ist zusammenfassend in Abbildung 2.2 dargestellt (detaillierter lässt sich das Schema auch anhand des **AB 1** »ABC-Modell zur Umstrukturierung irrationaler Gedanken« des Arbeitsmaterials nachvollziehen). Bei der Disputation würde, wie oben beschrieben, als Erstes an der Reduktion des »Symptomstresses«, d. h. an der dysfunktionalen Bewertung der zugrunde liegenden Emotion gearbeitet.

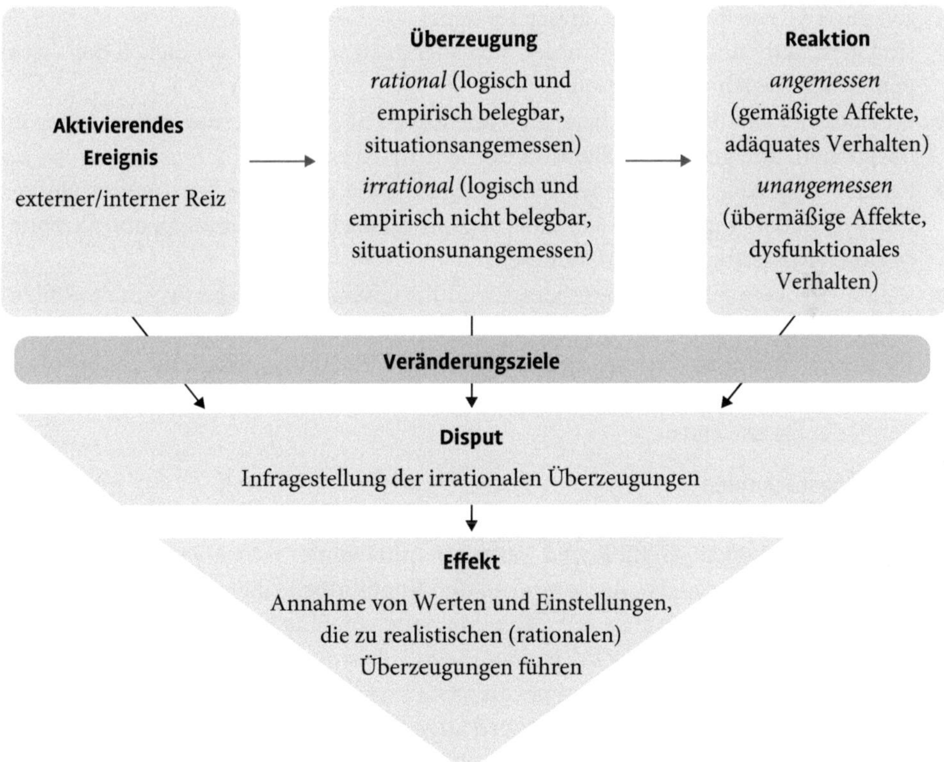

Abbildung 2.2 Schematische Darstellung des ABCZDE-Schemas von Ellis

Ellis und Dryden (2007) schlagen drei Möglichkeiten vor, wie Therapeut:innen das Rational der RET ableiten können:

(1) **»Vortherapeutische Rollen-Instruktions-Prozeduren«:** Dabei wird Patient:innen mittels Psychoedukation vor der Therapie verdeutlicht, welche Erwartungen an sie als Behandelte gestellt werden, sowie umgedreht, was der Patient bzw. die Patientin von Therapeut:in und Therapie erwarten kann.

(2) **Referat des Therapeuten bzw. der Therapeutin:** Hierbei wird Patient:innen ebenfalls mittels Psychoedukation direktiv am Anfang der Therapie aufgezeigt, was im Rahmen einer RET passiert.

(3) **Rückmeldung anhand von Beispielsituationen:** Patient:innen wird am Anfang der Therapie basierend auf ihren eigenen Problemen veranschaulicht, was im Rahmen der RET passiert.

Hierbei kann zur Unterstützung der Rationalableitung das ABC-Modell und im weiteren Verlauf auch das ABCZDE-Modell herangezogen werden.

Bezogen auf das Therapeutenverhalten im Kontext der RET stellen Ellis und Dryden (2007) folgende Forderungen an gute RET-Therapeut:innen: Sie …

- fühlen sich mit der stark strukturierten Therapie wohl und sind gleichzeitig flexibel genug, wenn Probleme auftauchen;
- haben eine Vorliebe für intellektuelle und philosophische Fragestellungen und nutzen die RET zur Erweiterung dieser Tendenz;
- sind gern aktiv und direktiv, können sich aber auch an die Notwendigkeit der therapeutischen Beziehung anpassen;
- unterstützen den Patienten bzw. die Patientin darin, das Gelernte in den Alltag zu übertragen, und geben verhaltensbezogene Instruktionen;
- haben wenig Angst vor eigenen Fehlschlägen sowie eine hohe Frustrationstoleranz z. B. gegenüber langsameren Veränderungsprozessen bei Patient:innen und akzeptieren auch Misserfolge der Patient:innen;
- stellen bezogen auf die Denkprozesse und ihr gesamtes Verhalten gesunde Rollenmodelle für Patient:innen dar;
- fühlen sich mit einer Vielzahl an therapeutischen Techniken wohl und können diese flexibel in Abhängigkeit von den Bedürfnissen der Therapie und des Patienten bzw. der Patientin anwenden.

Behandlungstechniken

Für die kognitive Umstrukturierung wird im Rahmen der RET, basierend auf der Annahme, dass Gedanken, Gefühle und Verhalten miteinander interagieren, eine Vielzahl an Techniken herangezogen, die sowohl an den Kognitionen, aber eben auch den Emotionen und dem Verhalten ansetzen. Nach Meinung von Ellis ist es nur so möglich, eine langfristig stabile Veränderung bei Patient:innen zu bewirken. Ellis und Dryden (2007) beschreiben die RET als eine Therapie, die sich einem »theoretisch fundierten Eklektizismus« (S. 44) verschrieben hat. Dies bedeutet, dass viele Techniken im Kontext der Behandlung genutzt werden können, solange sie dem theoretischen Modell der RET folgen. Neben kognitiven Techniken kommen hierbei emotive und verhaltensbezogene

Techniken zur Anwendung, die im Folgenden überblicksartig beschrieben werden. Zu Techniken, die sich mit diesem Modell nicht vereinbaren lassen, gehören nach Ellis beispielsweise Entspannungsverfahren, da diese Patient:innen in ihrer dysfunktionalen Lebenssicht »Ich muss Situationen aus dem Weg gehen, kann mich diesen nicht direkt stellen« unterstützen, aber auch die systematische Desensibilisierung, da diese die niedrige Frustrationstoleranz der Patient:innen verstärke. 2

(a) Kognitive Techniken. Im Rahmen der Disputationstechniken ist Ellis ein großer Verfechter des »sokratischen Dialogs«. Zu Beginn werden auch hier dysfunktionale Gedanken, insbesondere die »Musturbationen«, identifiziert. Eine typische Frage im Rahmen der darauf folgenden Disputation nach RET ist »Warum muss es so sein, dass Sie ...?«. Es wird somit versucht, das »Muss« in eine Formulierung »Ich fände es schön, wenn ...« umzustrukturieren. Diese Bewertungen werden dazu insbesondere bezogen auf deren Nutzen zum Erreichen der eigenen Lebensziele sowie deren zugrunde liegende Logik und deren empirische Untermauerung disputiert. Dies erfolgt ähnlich, wie es im explikativen sokratischen Dialog (s. Abschn. 7.1) und normativen sokratischen Dialog (s. Abschn. 7.3) beschrieben wird. Dabei folgt Ellis in der Disputation drei Leitfragen:

(1) »Ist die Aussage wahr?«
(2) »Ist die Aussage logisch?«
(3) »Ist die Aussage hilfreich?«

Die Disputation basiert hierbei zumeist auf offenen Fragen und der Strategie des geleiteten Entdeckens. Bei der Disputation wird auch darauf geachtet, dass Patient:in (und natürlich auch Therapeut:in) eine aktive, selbst-bestärkende Sprache verwendet (z.B. statt »Man kann nicht immer darauf achten, was man denkt«, besser »Ich habe nicht darauf geachtet, was mir durch den Kopf ging ...«).

Unterstützt wird die Disputationsphase auch dadurch, dass sich der Patient die Aufnahmen der Therapiesitzung zu Hause noch einmal anhören und z.B. als Dialog zwischen seiner rationalen vs. irrationalen Ansicht zusammenfasst. Darüber hinaus unterstützt der Therapeut bzw. die Therapeutin dabei, zwischen absoluten Werten (Ansprüchen, Forderungen, Befehlen) und nicht-absoluten Werten (Bevorzugungen, Wünsche, Neigungen) zu unterscheiden und auch die daraus entstehenden Bewertungen zu differenzieren.

Einen besonderen Stellenwert nimmt für Ellis die Bibliotherapie ein, bei der Patient:innen angehalten werden, sich mit Literatur oder Tonaufnahmen, entwickelt für Betroffene, auseinanderzusetzen. Des Weiteren spielen Hausaufgaben in Form der wiederholten Bearbeitung von ABC-Schemata anhand eigener Beispiele aus dem Alltag eine bedeutsame Rolle im Kontext der RET (s. **AB 1** »ABC-Modell zur Umstrukturierung irrationaler Gedanken«). RET-Therapeut:innen halten ihre Patient:innen dazu an, die erlernten Techniken auch in Gesprächen mit Freunden und Verwandten anzuwenden, sodass eine rationalere Lebenssicht immer mehr Eintritt in den Alltag der Patient:innen findet.

(b) Emotive Techniken. Neben den Techniken zur Bearbeitung der Kognitionen zieht Ellis emotive, also Emotionen berücksichtigende Methoden heran, um die belastenden

Emotionen direkt zu bearbeiten. Dabei kann nach Ellis und Dryden (2007) die durch die therapeutische Beziehung etablierte bedingungslose Akzeptanz des Patienten bzw. der Patientin als eine wichtige grundlegende Technik verstanden werden, die Patient:innen das Erleben verschiedenster Emotionen erlaubt.

Des Weiteren ist das therapeutische Verhalten in der RET geprägt durch ein energisch-aktives Vorgehen bei der Disputation, das eben auch die Emotionen der Patient:innen ansprechen und aktivieren soll.

Als weiteres Beispiel sei auf die sogenannten »rational-emotiven-Imaginationsübungen« verwiesen. Diese haben das Ziel, ähnlich wie die im Rahmen der Schematherapie eingesetzten Übungen (s. Kap. 12), durch das Fördern einer genauen Vorstellung der auslösenden Situation das belastende Gefühl im Therapieraum zu erfahren. Diese Imagination mit Ansprechen möglichst aller Sinneskanäle ermöglicht im Verständnis der Problemaktualisierung von Grawe (2004), dass diese überhaupt erst bearbeitet werden können. Dabei können Patient:innen auch imaginieren, wie das Problem durch eine rationalere Sichtweise gelöst wird und welche Konsequenzen mit der geänderten Sichtweise einhergehen.

Eine weitere mögliche Imaginationsübung bezieht sich darauf, dass sich der Patient bzw. die Patientin ein negatives Erlebnis vorstellt und dann im Zeitsprung schaut, wie sich dieses Erlebnis auf das Lebens in der Zukunft auswirkt (»Zeitprojektion«). Ziel ist es hier, dass indirekt realisierbar wird, dass das Leben trotz der Erfahrung weitergeht und er bzw. sie eine Bewältigung erreichen und sich auf die Verwirklichung eigener Ziele konzentrieren kann.

Emotive Aspekte lassen sich auch durch Rollenspiele realisieren, bei denen der Patient bzw. die Patientin die Rollen der irrationalen sowie der rationalen Bewertung einnimmt und diese selbst disputiert.

Als weitere emotive Techniken können zur Anwendung kommen:

- **Humor:** Lernen, rational über sich und andere zu denken, indem man sich selbst nicht so ernst nimmt.
- **Selbstoffenbarung des Therapeuten bzw. der Therapeutin:** Therapeut:innen als Modell für rationales Denken, aber auch die Veränderung des Denkens durch Techniken der RET.
- **Verwendung von Geschichten, Fabeln, Sprüchen etc.:** Dabei können die Patient:innen auch angehalten werden, das Gelernte selbst in Spruch- oder Gedichtform festzuhalten.

(c) Verhaltensbezogene Techniken. Des Weiteren legte Ellis Wert auf sogenannte verhaltensorientierte Disputationstechniken, die Verhaltensexperimenten ähneln. Dabei ging es Ellis insbesondere um »schambesetzte Mutproben«. Diese später auch unter den Begriffen »Shame Attack«- oder Peinlichkeitsübungen bekannten Verhaltensexperimente beziehen sich darauf, dass der Patient bzw. die Patientin prüfen soll, wie die Umwelt im Allgemeinen auf ein absurdes, peinliches oder beschämendes Verhalten reagiert. Dies stellt insbesondere eine Herausforderung an die absoluten Forderungen dar, wie z. B. »Ich darf nie auffallen«, »Andere müssen sich mir gegenüber immer korrekt verhalten, dürfen nicht über mich lachen« sowie das Katastrophendenken, z. B. »Ich werde mich total blamieren«. Außerdem geht es darum, Unbehagen auszuhalten und die bisher damit einhergehende Angst zu verlieren mit der Idee: »Das fühlt sich zwar schrecklich an, geht aber vorbei.«

In eine ähnliche Richtung gehen »Risiko-Experimente«, bei denen Patient:innen ein kalkulierbares Risiko eingehen und Bewertungen überprüfen (z. B. »Ich schicke eine E-Mail raus, ohne sie noch mal gelesen zu haben«). Dabei schreiben Patient:innen vorher Befürchtungen auf, die dann ähnlich zu anderen Verhaltensexperimenten im Nachgang bewertet werden. Bei der Planung ist darauf zu achten, dass der Patient bzw. die Patientin tatsächlich die Erfahrung machen kann, dass die Befürchtung nicht zur Realität wird, und somit ein Neulernen erfolgen kann. Ergänzt werden können diese Experimente durch rationale Selbstaussagen, die vom Patienten bzw. der Patientin auf kleinen Karten niedergeschrieben werden, ähnlich denen von Meichenbaums Selbstinstruktionstraining (s. Abschn. 2.3).

Als weitere verhaltensbezogene Techniken können in Anlehnung an Ellis und Dryden (2007) zur Anwendung kommen:

- **»So-als-ob«-Rollenspiele:** Hierbei sollen sich Patient:innen so verhalten, als würde sie bereits rational denken. Dadurch sollen sie realisieren, dass eine Veränderung generell möglich ist.
- **»In der Situation bleiben«:** Hierbei geht es darum, auch über längere Zeit in unangenehmen Situationen zu bleiben, um negative Emotionen besser tolerieren zu lernen.
- **»Anti-Verschleppungs«-Übungen:** Patient:innen werden dahingehend unterstützt, mit Aufgaben besser früher als später anzufangen, auch mit der Idee, die damit einhergehenden Anstrengungen besser aushalten zu lernen.
- **»Belohnungen« und »Strafen«:** Diese Übungen dienen insbesondere dem Ziel, dass Patient:innen sich unangenehmen Situationen stellen, um dadurch langfristige Ziele zu erreichen.
- **Fertigkeiten-Trainings:** Sie sollen bewirken, dass fehlende Fertigkeiten zum Erreichen der Ziele der Patient:innen aufgebaut werden, um damit ein rationales Denken zu ermöglichen.

Fazit • Rational-emotive Therapie (RET) nach Ellis

Zusammenfassend betrachtet zeigt sich, dass die RE(V)T ein ganzheitlicher, humanistisch-orientierter Psychotherapieansatz der Kognitiven Verhaltenstherapie ist. Bemerkenswert dabei ist, dass Theorie und Vorgehen stets an aktuelle, auch therapeutisch-praktische Erkenntnisse angepasst wurden. Die RET zielt auf die Veränderung absolutistischer Bewertungen von Situationen ab, sogenannte Musturbationen, und trägt darüber zum Wohlbefinden und zur Verwirklichung der individuellen Ziele der Patient:innen bei. Der Hauptfokus liegt darauf, dass absolutistische Lebensphilosophien als Grundlage psychischer Störungen frühzeitig in der Therapie identifiziert und basierend auf kognitiven, aber auch emotiven und verhaltensbezogenen Techniken verändert werden.

2.2 Kognitive Therapie (KT) nach Beck

Ausgehend von seiner Tätigkeit als Psychoanalytiker entwickelte Aaron T. Beck in den 1960er-Jahren im Rahmen der Behandlung depressiver Patient:innen seinen Ansatz der Kognitiven Therapie. Diese Entwicklung gilt als Geburtsstunde der sogenannten »kognitiven Wende« (auch zweite Welle der Verhaltenstherapie; Mühlig & Poldrack, 2011), auch wenn Ellis mit seinen Überlegungen prinzipiell zeitlich früher war. Dies kann damit zusammenhängen, dass Beck sich sehr stark im wissenschaftlichen Kontext bewegte. Beck untersuchte unter anderem die Träume depressiver Patient:innen und konnte die psychoanalytischen Konzepte in seiner Forschung nicht bestätigen. Darüber hinaus störte er sich an der fehlenden Effektivität langfristiger psychoanalytischer Therapien, sodass er sich schließlich von der Psychoanalyse abwendete. Ellis und Beck gelangen trotz ihrer unterschiedlichen Ausgangspunkte (Blick stärker aus der Praxis vs. stärker aus der Wissenschaft) schlussendlich zu ähnlichen Ergebnissen bezüglich der Bedeutung kognitiver Prozesse für das Entstehen und Aufrechterhalten psychischer Störungen. Die von Beck entwickelten theoretischen Überlegungen und therapeutischen Ansätze finden sich heute in einer Vielzahl von Therapiemanualen wieder und haben das therapeutische Denken und Arbeiten maßgeblich beeinflusst. Es liegen Hinweise darauf vor, dass die von Beck gemachten Annahmen zur Theorie der Depression durch neuronale Strukturen und Prozesse bestätigt werden können (Disner et al., 2011).

Im Gegensatz zu Ellis, der vor allem als Praktiker tätig war und seinen Fokus auf die Bedeutung von Musturbationen legt (s. Abschn. 2.1), war Beck selbst als Psychiater und späterer Professor (Universität von Pennsylvania) in der Forschung tätig. Dass er immer wieder die Überprüfung seiner Überlegungen durch empirische Forschung betonte und forderte sowie selbst Instrumente zur Evaluation entwickelte (z. B. Beck-Depressions-Inventar, Hopelessness-Scale, Beck-Anxiety-Scale), macht seine Form der Kognitiven Therapie besonders überzeugend für Verhaltenstherapeut:innen.

Die durch Beck in der Behandlung von depressiven Patient:innen gewonnene Theorie wurde weiterführend auch auf andere psychische Störungen, z. B. Sucht, Angststörungen, Persönlichkeitsstörungen, ausgeweitet (Wills, 2014). Allerdings bleibt die Depression die am besten durch diese Theorie beschriebene Störung. Insgesamt lässt sich aufgrund der Vielzahl an Arbeiten, die Beck geschaffen hat, und das aufgrund empirischer Analysen immer wieder modifizierte Herangehen heute kaum *die* Kognitive Therapie nach Beck beschreiben. Dennoch soll im Folgenden die Besonderheit der kognitiven Arbeit nach Beck herausgearbeitet werden. Zum Überblick über die Arbeiten von Beck sei auch verwiesen auf Beck (1979), Dobson (2012) und Wills (2014).

2.2.1 Grundlagen der Kognitiven Therapie (KT) nach Beck

Theoretischer Hintergrund

Der Mensch wird im Rahmen der Kognitiven Therapie nach Beck als Person betrachtet, die permanent Hypothesen über sich und ihre Umwelt aufstellt und diese überprüft

(»Man-as-scientist«-Modell). Hierbei differenziert Beck unterschiedliche Arten von Kognitionen (s. Kasten), deren Identifikation bereits in der Fallkonzeption geschehen soll.

Arten von Kognitionen innerhalb der Kognitiven Therapie nach Beck

Schema

- höchste Ebene der Kognition, im Prinzip so etwas wie die Überschrift
- generalisiert abgespeicherte Ansammlung von Erfahrungen, Grundüberzeugungen (Grundannahmen), Einstellungen und bedingten Annahmen, z. B. »Nicht-liebenswert-Schema«
- kann auch positiv konnotiert sein, z. B. als »Liebenswert-Schema«
- situationsübergreifend, »nicht-bewusst«
- stabiles kognitives Verarbeitungsmuster, das sich bereits in der Kindheit etabliert (sich aber danach weiterentwickeln kann)
- auslösbar über situative Stimuli, die meist mit der Situation der Abspeicherung zu tun hatten, z. B. Tonfall des Sprechers, Gerüche, Berührungen

(Unbedingte) Grundüberzeugung (auch Grundannahme)

- »unbedingte Sichtweise in Bezug auf das Selbst, andere Menschen oder die Welt« (Wills, 2014, S. 23)
- Glaubenssätze über die eigene Person oder andere Personen
- oftmals absolute Kategorien, z. B. »Ich bin nicht liebenswert«, »Ich bin allein, keiner steht mir bei«

(Bedingte) Annahme

- bedingte Sichtweise, d. h. eine Wenn-dann-Verknüpfung, z. B. »Wenn ich jemandem zeige, wie ich wirklich bin, wird er mich nicht lieben können«
- hierdurch ist eine Abschwächung der unbedingten Sichtweise möglich: »Ich bin nicht liebenswert, aber wenn ich es schaffe, andere zu idealisieren, dann fühlen diese sich in meiner Umgebung wohl und verlassen mich nicht«

Automatische Gedanken

- sehr schnell, ohne bewusstes Agieren auftretend, situationsspezifisch
- eine Schlussfolgerung basierend auf den Überzeugungen und Annahmen der aktuellen Situation
- sind in der Regel negativ und verzerrt, wenn sie mit für die Person negativen Emotionen einhergehen, trotzdem glaubt die Person diesen inneren Aussagen

Nach Becks Konzeptualisierung stehen automatische Gedanken dem therapeutischen Zugriff aufgrund ihrer Greifbarkeit in konkreten Situationen am leichtesten zur Verfügung. Grundlegend ist die Annahme, dass alle Menschen (dysfunktionale) automatische Gedanken haben und diese typischerweise auch automatisch auf deren Realitätsgehalt hin überprüfen. Bei Patient:innen mit psychischen Störungen ist diese automatische Realitätsprüfung aufgrund der zugrunde liegenden kognitiven Strukturen blockiert. Die Blockade wird dabei gesteuert durch das in der Situation aktivierte Schema, das Grundüberzeugungen und bedingte Annahmen beinhaltet, die wiederum das Fühlen und Verhalten in einer Situation steuern.

Bedeutung von Kognitionen innerhalb der Störungsgenese. Beck betont, dass psychische Störungen als Folge fehlangepasster, also nicht angemessen überprüfter Einstellungen, damit verbundenen Denkfehlern und automatischen Gedanken entstehen. Gleichzeitig verweist er aber darauf, dass psychische Störungen multikausal im Sinne eines Diathese-Stress-Modells erklärbar sind (Wills, 2014). Somit verdeutlicht Beck, dass neben dysfunktionalen Kognitionen auch andere Faktoren an der Genese einer Störung beteiligt sind, z.B. genetische Prozesse oder sozioökonomische Faktoren.

Definition dysfunktionaler Kognitionen. Der Begriff des »Irrationalen« wie bei Ellis (s. Abschn. 2.1) ist aus Becks Sicht ungünstig, da Gedanken zu einem früheren Zeitpunkt für den Patienten bzw. die Patientin richtig und sinnvoll waren (Wills, 2014). Beck versteht dysfunktionale Kognitionen vielmehr als verzerrte Wahrnehmungen der Realität (d.h. »antiempirical cognitions«; beinhaltet Grundüberzeugungen und bedingte Annahmen), welche wiederum in situationsübergreifenden dysfunktionalen Schemata zusammengefasst sind. Sein Konzept unterscheidet sich von der Annahme »irrationaler« Kognitionen nach Ellis dadurch, dass Beck insbesondere darauf achtet, ob die in einer Situation auftretenden automatischen Gedanken als hilfreich betrachtet werden oder nicht, und zwar insbesondere bezogen auf die nachfolgenden Emotionen und Verhaltensweisen. Daher ist aus Sicht von Beck bei der Behandlung die Veränderung von Kognitionen in konkreten Situationen, aber auch die Bearbeitung der den situativen Kognitionen zugrunde liegenden Schemata bedeutsam.

Beck beschreibt in seiner Theorie zur Depression die sogenannte »kognitive Triade« und verweist damit darauf, dass depressive Patient:innen häufig eine übergreifende negative Sicht (Grundüberzeugung) auf die eigene Person (»Ich kann nichts«), die Umwelt (»Alle sind gegen mich«), aber auch die Zukunft (»Es gibt keine Hoffnung«) erleben. Es zeigte sich, dass Grundüberzeugungen und damit einhergehende bedingte Annahmen in diesen drei Bereichen die entscheidende Grundlage für andere Merkmale der depressiven Symptomatik (z.B. Rückzug, Inaktivität) darstellen.

Grundüberzeugungen werden basierend auf der Theorie von Beck durch Erfahrungen in der Kindheit über die Interaktion mit anderen erworben. Hierdurch entwickelt die Person eine Vulnerabilität für die Entwicklung psychischer Störungen. Dabei führen rigide Grundüberzeugungen zu Verzerrungen im Abruf, der Organisation, der Enkodierung sowie der Auswahl von Informationen. Das heißt, die Grundüberzeugungen beeinflussen die Art der Wahrnehmung der eigenen Person in Interaktion mit der Umwelt. Zur Ausbildung einer emotionalen (psychischen) Störung kommt es im Verlauf, wenn ungünstige Grundüberzeugungen durch kritische Lebensereignisse aktiviert werden.

Automatische Gedanken. Neben den überdauernden Grundüberzeugungen betont Beck bei der Entstehung und Aufrechterhaltung psychischer Störungen die Bedeutung automatischer Gedanken. Auch diese sind basierend auf den Grundüberzeugungen fehlerbehaftet und spiegeln eine verzerrte Wahrnehmung der jeweiligen Situation wider. Abbildung 2.3 fasst das kognitive Modell von Beck grafisch zusammen.

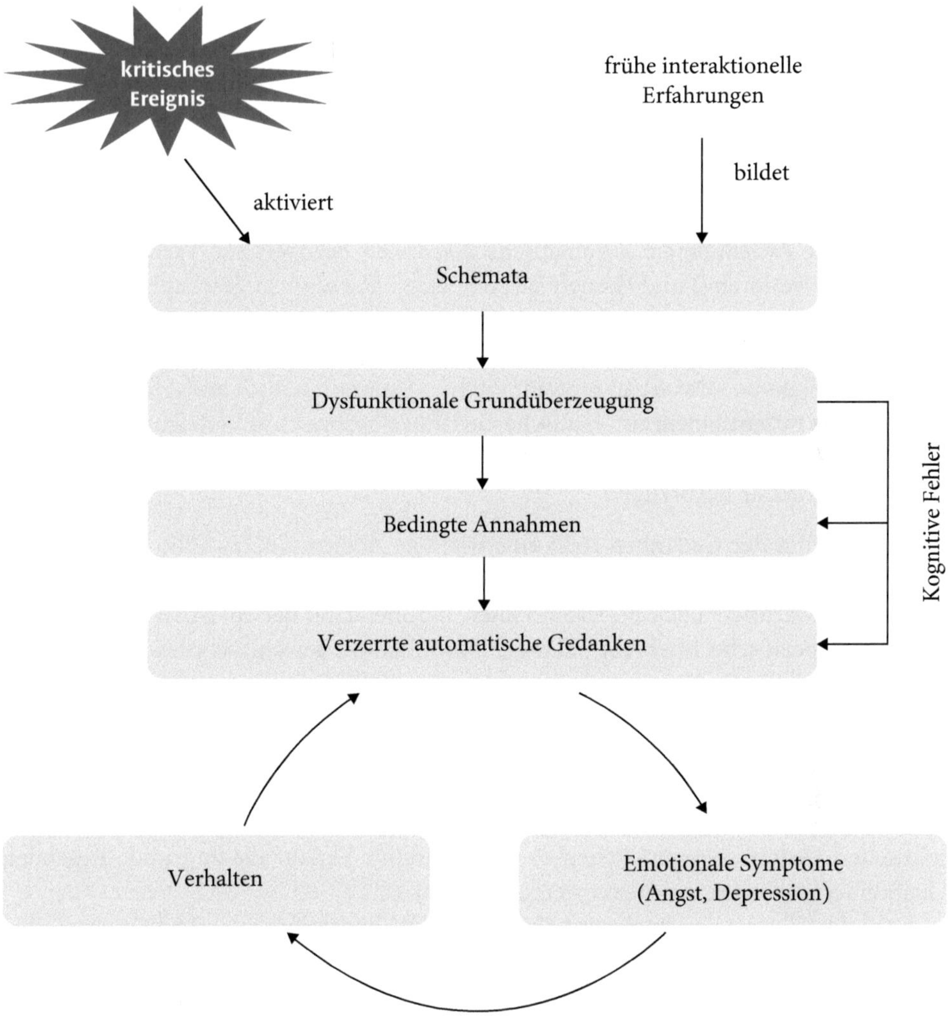

Abbildung 2.3 Schematische Darstellung des kognitiven Modells nach Beck

Automatische Gedanken sind, wie das folgende Beispiel zeigt, letztendlich als Schlussfolgerung der Aktivierung eines Schemas und einer darin enthaltenden dysfunktionalen Grundüberzeugung in einer spezifischen Situation zu verstehen:

- **Konkrete Situation / Beobachtung:** »Ich habe viel Arbeit auf meinem Schreibtisch und habe noch zwei Stunden Zeit.«
- **Aktiviertes Schema:** »Perfektionismus«

- **Grundüberzeugung:** »Ich muss perfekt sein.«
- **Bedingte Annahme:** »Nur, wenn ich immer alles perfekt mache, bin ich kein Versager.«
- **Schlussfolgerung** (automatischer Gedanke): »Ich krieg es einfach nicht hin«.

Ähnlich wie die Kognitionen in der Theorie von Ellis (»beliefs«) werden die automatischen Gedanken als Zwischenstück zwischen der Situation und der daraus resultierenden Emotion gesehen. Dabei sind automatische Gedanken sehr schnelle, subjektive, bewusstseinsfähige Kognitionen, die fast reflexhaft in einer Situation auftreten. Beck unterscheidet auf Basis empirischer Ergebnisse typische automatische Gedanken für verschiedene Störungsbilder (Wills, 2014), die Therapeut:innen auch als Heuristik dienen können:

- **Depressive Patient:innen:** automatische Gedanken bezogen auf Verlust (z. B. »Ich habe alles verloren«) und Niederlage (z. B. »Ich habe es nicht geschafft, mich durchzusetzen«)
- **Ängstliche Patient:innen:** automatische Gedanken bezogen auf Gefahren (z. B. »Ich bin ausgeliefert«, »Das ist zu groß für mich«, »Sie werden mich auslachen«)
- **Ärgerliche Patient:innen:** automatische Gedanken bezogen auf Verletzungen und Ungerechtigkeit (z. B. »Er hat mich vergessen«, »Er will mir zeigen, wer der Stärkere ist«, »Immer wird sie bevorzugt«)

Diese Spezifität der Gedanken stellt eine wichtige Abgrenzung zu Ellis dar, da dieser insbesondere die über alle Störungen hinweg gemeinsam wirkende Bedeutung absolutistischer Bewertungen betont. Dabei sollten, beruhend auf der Spezifität der Kognitionen, auch spezifische Interventionen der Modifikation gewählt werden. Aufgabe des Therapeuten bzw. der Therapeutin ist es daher zu Beginn, Patient:innen diese automatischen Gedanken bewusst zu machen und dadurch eine Modifikation zu ermöglichen. Dabei ist zunächst zu klären, welche Bedeutung ein automatischer Gedanke für den Patienten bzw. die Patientin hat (z. B. »Ich bekomme keine Luft« kann für eine tatsächliche Luftnot oder für das In-Bedrängnis-Geraten in einer Situation stehen). Diese automatischen Gedanken ermöglichen es auch, dass im Verlauf die zugrunde liegenden Grundüberzeugungen bearbeitet werden können.

Nach der Theorie von Beck wird die verzerrte Wahrnehmung der Realität durch eine Vielzahl an logischen Fehlern aufrechterhalten. Beck unterscheidet hierbei sechs Kategorien logischer Fehler, die für depressive Patient:innen typisch sind (zu kognitiven Fehlern s. auch Abschn. 5.3). Diese logischen Fehler zeigen sich insbesondere bei automatischen Gedanken, geprägt durch die zugrunde liegenden dysfunktionalen bedingten Annahmen und Grundüberzeugungen. Die Grundüberzeugungen, die von der Konzeption her sehr den irrationalen Überzeugungen von Ellis ähneln, bieten somit die Grundlage der verzerrten Wahrnehmung der Realität und die der wiederholten kognitiven Fehler.

Typische logische Fehler bei depressiven Patient:innen

- **Willkürliches Schlussfolgern:** Schlussfolgerungen werden ohne das Vorliegen von Beweisen, teilweise sogar trotz gegenteiliger Informationen gezogen, z. B. »Sie hat mich letzte Woche nicht einmal angerufen, ist ja klar, dass sie dann nächsten Monat auch nicht zu meinem Geburtstag kommen wird«.
- **Selektives Verallgemeinern:** Die Interpretation basiert auf einzelnen Informationen, es werden nicht alle bedeutsamen Fakten der jeweiligen Situation berücksichtigt, z. B. »Mein Chef hat gerade so kritisch geguckt, er hat definitiv etwas gegen mich«.
- **Übergeneralisieren:** Die Schlussfolgerung, die aus einem Ereignis gezogen wurde, wird für ähnliche (oder auch unähnliche) Situationen verwendet, ohne die Besonderheiten der neuen Situation zu berücksichtigen, z. B. »Nachdem ich heute früh schon meinen Schlüssel vergessen habe, wird meine Chefin mir die zusätzliche Urlaubswoche im Sommer sowieso nicht genehmigen.«
- **Maximieren und Minimieren:** Einzelne negative Ereignisse werden als bedeutsam überschätzt, während einzelne positive Ereignisse deutlich unterschätzt werden: »Ich bin eine schlechte Mutter, weil ich mit Max wieder gestritten habe, dass wir vorher gemeinsam ein Buch angeschaut haben und Spaß dabei hatten, zählt doch nicht.«
- **Personalisieren:** Ereignisse werden ohne Berücksichtigung gegenteiliger Informationen aus der Umwelt auf die eigene Person bezogen, also persönlich genommen. Das bedeutet, egal, was die Person erlebt, sie bezieht alles auf sich, z. B. »Das meine Kolleg:innen jetzt schweigen, hat nur etwas damit zu tun, dass ich gerade den Raum betreten habe«.
- **Verabsolutiertes, dichotomes Denken:** Gemachte Erfahrungen können nur einer von zwei Kategorien, zumeist der negativeren von beiden, zugeordnet werden. Dies wird auch als Schwarz-Weiß-Denken bezeichnet, wobei der Patient keine dazwischenliegenden »Graustufen« wahrnimmt, z. B. »Entweder du bist für oder gegen mich«, »Ich bekomme nichts auf die Reihe, ich bin ein Versager«.

2.2.2 Therapeutisches Vorgehen innerhalb der Kognitiven Therapie (KT) nach Beck

Zielstellung. Ziel der Therapie nach Beck ist es, die verzerrten, dysfunktionalen Kognitionen, die der emotionalen Störung zugrunde liegen, hin zu einer realitätsadäquateren Wahrnehmung zu verändern. Das Kriterium dafür, ob eine Kognition durch Therapeut:in und Patient:in als dysfunktional zu bewerten ist, besteht in der mangelnden Realitätsnähe des Gedanken. Dabei geht es darum, dass Patient:innen lernen, weniger global, sondern mehr bezogen auf den Einzelfall zu urteilen, mehr Fakten in ihre Schlussfolgerungen einzubeziehen sowie weniger absolutistisch und personalisiert zu urteilen. Zur langfristigen Stabilisierung und als Schutz vor künftigen Rückfällen soll der Patient bzw. die Patientin im Laufe der Behandlung durch verschiedene Techniken lernen, Kognitionen selbstständig zu identifizieren und zu modifizieren, um so das emotionale Befinden langfristig zu stabilisieren.

Gesprächsführung und therapeutische Beziehung. Beck betont in der Bearbeitung »nicht-hilfreicher« Kognitionen eine hypothesentestende, empirische Herangehensweise. Dabei erfolgt – wie auch bei Ellis – eine konsequente Anwendung der sokratisch-geprägten Gesprächsführung (s. Kap. 4) als Grundlage der allgemeinen Gesprächsgestaltung zwischen Patient:in und Therapeut:in. Beck betont die Notwendigkeit einer empathischen, warmen und kongruenten therapeutischen Beziehung (Wills, 2014), ähnlich den formulierten Grundbedingungen von Rogers im Rahmen der Gesprächstherapie (Finke, 2009). Allerdings sieht er die therapeutische Beziehung im Gegensatz zu Rogers nicht allein als hinreichend an, um notwendige Veränderungen bei Patient:innen zu erreichen (Wills, 2014). Die therapeutische Beziehung im Rahmen der Kognitiven Therapie ist darüber hinaus geprägt durch einen »kollaborativen Empirismus« (zit. in Wills, 2014, S. 96). Das bedeutet, dass Patient:in und Therapeut:in zwar als Team zusammenarbeiten, aber mit unterschiedlichen Rollen. Während Therapeut:innen als empirische Expert:innen die Richtung vorgeben (z. B. die Bedingungen eines Experiments, den Suchbereich), fungieren Patient:innen als »Datensammler:innen«. Dabei ist darauf zu achten, dass Therapeut:innen nicht die Chefrolle einnehmen, sondern die der gleichberechtigten Teammitglieder.

Planung und Strukturierung. Des Weiteren legt Beck Wert darauf, dass eine Kognitive Therapie kurz ist (12–16 Sitzungen) und nach folgenden Leitsätzen durchgeführt wird (Beck & Emery, 1985, S. 172):

- Die Behandlung soll spezifisch, konkret und einfach sein.
- Es sollte die Rolle von Hausaufgaben und wiederholtem Feedback betont werden.
- Der Fokus sollte auf der jeweiligen Aufgabe und den lösbaren Problemen liegen.
- Es sollte Wert auf ein gutes Zeitmanagement gelegt werden.
- Therapeut:innen sollten immer eine Kurzzeitbehandlung anstreben.

Dennoch wird auch betont, dass Patient:innen zur Bearbeitung dysfunktionaler Überzeugungen mehr Zeit benötigen können. Dies gilt insbesondere dann, wenn Persönlichkeitsakzenturierungen das Herstellen einer guten therapeutischen Beziehung erschweren oder der Patient keinen guten Zugang zu seinen Gedanken hat.

Die Kürze der Therapie lässt sich durch ein hohes Ausmaß an Struktur erreichen. Therapeut:in und Patient:in sind gemeinsam gefordert, um eine hinreichende Balance zwischen dem Geben von Struktur und Richtung durch den Therapeuten bzw. die Therapeutin als auch dem Berücksichtigen eigener Entscheidungen aufseiten des Patienten bzw. der Patientin zu finden.

Behandlungstechniken

Die Kognitive Therapie nach Beck lässt sich in folgende Phasen unterteilen:

(1) Erweiterung der Aktivitäten, Verbesserung der Stimmung
(2) Bearbeitung dysfunktionaler Gedanken
   - Analyse und Modifikation automatischer Gedanken
   - Identifikation verzerrten Denkens und Änderung von Grundannahmen

(1) Erweiterung der Aktivitäten und Verbesserung der Stimmung. Bevor die eigentliche Kognitive Therapie beginnt, empfiehlt Beck (zit. nach Wills, 2014) eine hinreichend starke Aktivierung von Patient:innen durch geeignete verhaltenstherapeutische Maßnahmen, wie beispielsweise die Verhaltensaktivierung (Meinlschmidt et al., 2021). Bei der Verhaltensaktivierung werden mittels Aktivitätentagebüchern der Aufbau sowie die Aufrechterhaltung allgemeiner und spezifischer Aktivitäten gefördert. Basierend auf den Überlegungen von Grawe (2004) kann es wiederum an dieser Stelle sinnvoll und notwendig sein, dass der Patient zunächst mittels Ressourcenaktivierung dahingehend motiviert wird, Annäherungsziele zu benennen, sodass dann eine Bearbeitung neuer Verhaltensstrategien überhaupt erfolgen kann.

(2) Bearbeitung dysfunktionaler Gedanken. Zu Beginn der eigentlichen Kognitiven Therapie sind die automatischen Gedanken Hauptansatzpunkt für die therapeutischen Interventionen. Später empfiehlt es sich, auch die prädisponierenden Grundüberzeugungen zum Thema zu machen. Auf Letztere wird aus wiederholt auftretenden automatischen Gedanken geschlossen. Im Zentrum der Bearbeitung steht generell die Überprüfung der Realitätsnähe des zu bearbeitenden Gedankens oder der Annahmen. Dabei ähnelt das Vorgehen sehr stark der Therapie von Ellis.

Als Einstieg in das kognitive Arbeiten empfiehlt Beck die Betrachtung der Zusammenhänge aus Stimmung und Gedanken. Diese Zusammenhänge können als Hausaufgabe oder bei Auftreten relevanter Situationen im Therapieraum über ein Stimmungsprotokoll oder eine Situationsanalyse dargestellt werden. Darüber hinaus erfolgt eine Psychoedukation bezogen auf die Bedeutung einer verzerrten Wahrnehmung für die Entstehung und Aufrechterhaltung emotionaler Probleme.

Anschließend werden die individuellen verzerrten Wahrnehmungen gemeinsam mit Patient:innen identifiziert. Zur Identifikation automatischer Gedanken im Rahmen der Kognitiven Therapie nach Beck empfiehlt Wills (2014) den Einsatz des Fragebogens zur Erfassung automatischer Gedanken (ATQ) von Hollon und Kendall (1980, s. auch Abschn. 6.1) oder das Nutzen von Beschreibungen vergangener Situationen. Bei letzterem versetzt sich der Patient bzw. die Patientin in die erlebte Situation zurück (z. B. durch Beschreibung der Situation im Präsens und unter Gebrauch von Ich-Sätzen) und beschreibt alles, was ihm bzw. ihr durch den Kopf geht. Unterstützt wird das Vorgehen durch das Aufschreiben der Gedanken durch den Therapeuten bzw. die Therapeutin. Hierbei werden zunächst Auslöser, Gedanken und Gefühle exploriert. Diese können in Form von Spalten oder als »Teufelskreis« zusammenfassend dargestellt werden. Im weiteren Verlauf werden wiederholt Gefühle und die damit einhergehenden Auslöser und Gedanken besprochen mit dem Ziel, dass Patient:innen wiederkehrende Muster an Themen erkennen. Die Aufgabe der Therapeut:innen ist es, insbesondere auf die kognitiven Verzerrungen, d. h. auf die kognitiven Fehler sowie auf dysfunktionale bedingte Annahmen, zu achten. Letztere können über »Wenn-dann-Sätze« expliziert und somit einer weiteren Prüfung zugänglich gemacht werden.

Sind wesentliche automatische Gedanken sowie bedingte Annahmen identifiziert, wird in einem nächsten Schritt die Nützlichkeit dieser Kognitionen geprüft. »Unnütze« (dysfunktionale) Gedanken können im weiteren Verlauf unter Verwendung zahlreicher

Strategien (u. a. Disputationen, Spaltentechnik, Situationsanalysen) modifiziert werden. Dabei gilt es, auch verhaltensbezogene (z. B. Verhaltensexperimente) und emotionsbezogene Techniken (z. B. Stimmungsmanagement) zu berücksichtigen, alles mit dem Ziel, Patient:innen darin zu unterstützen, einen realitätsnahen Blick auf Schlussfolgerungen und Wahrnehmungen zu entwickeln sowie »nützlichere« Gedanken zu etablieren. Nach den Darstellungen von Wills (2014) lässt sich das Vorgehen zur Modifikation dysfunktionaler Gedanken nach Beck wie folgt strukturieren:

- **Negative Grundüberzeugung:** Arbeit an zentralen Überzeugungen inklusive Disputation
- **Negative (bedingte) Annahmen:** Verhaltensexperimente
- **Negative automatische Gedanken:** Umstrukturierung mittels Spaltentechnik
- **Kognitive Grübeleien:** Aufmerksamkeitsstrategien

Beck (zit. nach Wills, 2014) betont, dass bei der Modifikation aller Formen dysfunktionaler Gedanken zunächst der Fokus darauf gelegt werden sollte, welche Evidenz für den jeweiligen dysfunktionalen Gedanken spricht. Dadurch erfolgt die weitere Modifikation quasi basierend auf der aktivierten inneren Theorie von Patient:innen. Die anschließende Disputation versteht Beck als Einsetzen eines normalen »Alltagsverstandes«. Hierbei wird geprüft, was jeweils für vs. gegen eine bestimmte Tatsache spricht bzw. welche möglichen Erklärungen es für einen Sachverhalt gibt, um einen für die Person am meisten zutreffend und hilfreich erscheinenden Gedanken herauszuarbeiten. Folgende Schritte werden dabei durchlaufen:

(1) Identifikation des Auslösers von automatischen Gedanken und den damit einhergehenden Emotionen
(2) Identifikation des automatischen Gedankens selbst und dessen Bedeutung (d. h. Bezug zu bedingten Annahmen und Grundüberzeugungen)
(3) Sammeln der Befunde für den automatischen Gedanken und dessen Bedeutung
(4) Sammeln der Befunde gegen den automatischen Gedanken und dessen Bedeutung
(5) Entwicklung eines alternativen »hilfreichen« Gedankens
(6) Überprüfung der Konsequenzen auf die Emotion und das Verhalten in der auslösenden Situation

Das schrittweise Vorgehen wird in Form von Gedankenprotokollen festgehalten (s. **AB 2** »Gedankenprotokoll basierend auf der kognitiven Therapie nach Beck«) und dient so der Konsolidierung des erarbeiteten Schrittes.

Ein ähnliches Vorgehen kann auch für die Bearbeitung von Grundüberzeugungen herangezogen werden.

Dobson (2012) schlägt eine Bearbeitung anhand der Unterscheidung kurzfristiger und langfristiger Vor- und Nachteile der Grundüberzeugungen vor (s. Tab. 2.2), die Patient:innen gegebenenfalls auch als Hausaufgabe mitgegeben werden kann.

Zusammenfassend liegt der Fokus in der Arbeit Becks insbesondere im empirischen Überprüfen des dysfunktionalen Gedankens. Darüber hinaus werden die Techniken der Entkatastrophisierung oder der Reattribuierung (s. Abschn. 7.2) angewendet.

Tabelle 2.2 Beispielhafter Ausschnitt einer Pro-und-Kontra-Liste zur Modifikation von Grundannahmen (modif. nach Dobson, 2012)

	Alte Überzeugung: »Ich muss immer alles unter Kontrolle haben«		**Neue Überzeugung: »Ich darf auch mal loslassen«**	
	Vorteil	**Nachteil**	**Vorteile**	**Nachteil**
Kurzfristig	sehr gute und fristgerechte Bewältigung von Aufgaben	hohe Anspannung; zeitaufwendig	deutlich entspannter	Risiko, etwas falsch zu machen, bei anderen anzuecken
Langfristig	positive Rückmeldung von anderen; sehr gute Noten	Anspannung führt zu Schlafstörungen.	mehr Flexibilität, kann spontaner Dinge unternehmen	Risiko, schlechte Noten und Kritik zu bekommen

Fazit • Kognitive Therapie nach Beck

Die Kognitive Therapie nach Beck legte durch ihre Wissenschaftsorientierung eine bedeutsame Grundlage für kognitives Arbeiten. Beck beschreibt verschiedene Arten von Kognitionen und deren Zusammenwirken, er betont insbesondere das Arbeiten mit automatischen Gedanken und zugrunde liegenden Bewertungen (bedingte Annahmen, Grundüberzeugungen). Er markiert bezogen auf depressive Patient:innen den Begriff der Kognitiven Triade. Mit Blick auf die therapeutische Beziehung betont Beck den kollaborativer Empirismus. Die Modifikation dysfunktionaler Gedanken wird vor allem durch empirische Disputation und Hinterfragen der Nützlichkeit der Gedanken unter Berücksichtigung von verhaltens- und emotionsbezogenen Techniken erreicht.

2.3 Stressimpfungstraining nach Meichenbaum

Der dritte wichtige Vertreter kognitiver Theorien ist Donald Meichenbaum, der basierend auf seinen Annahmen zur Bedeutung kognitiver Faktoren insbesondere bei der Entstehung und Aufrechterhaltung von Angst und Stress das sogenannte Stressimpfungstraining entwickelt hat. Dabei folgt das Konzept des »Impfungstrainings« tatsächlich der Idee einer Schutzimpfung. Ähnlich zur medizinischen Impfung soll durch das Training erreicht werden, dass Patient:innen lernen, mit kleinen Dosen an Stress adäquat umzugehen und dadurch auf größere Stressoren vorbereitet zu sein (Meichenbaum, 2007). Somit ist das Training in seiner Grundkonzeption zunächst präventiv konzipiert und weniger therapeutisch, unabhängig davon aber transdiagnostisch einsetzbar.

Was hierbei als Stress gedeutet wird, ist abhängig von der individuellen Definition des Patienten bzw. der Patientin. Im Fokus steht, dass Patient:innen individuelle Problemsituationen schnell erkennen und diese durch individuelle kognitive und verhaltensbezogene Strategien besser bewältigen können. Nach Ansicht Meichenbaums ist für das eigene Empfinden von Stress insbesondere der »innere Monolog« (auch »inneres Sprechen«, »innerer Dialog«), d. h. die Art des »Mit-sich-selbst-Redens« verantwortlich. Der Fokus der Behandlung liegt darauf, für sich förderliche Instruktionen zu erarbeiten und diese einzuüben. Einen detaillierten Überblick zum Vorgehen bei verschiedenen Stressimpfungstrainings bietet Meichenbaum (1995, 2013). Zu berücksichtigen ist, dass durch die Kombination mit anderen Verfahren (u. a. Entspannungstechniken) das Stressimpfungstraining keine »reine« kognitive Technik darstellt, auch wenn kognitive Elemente einen großen Stellenwert einnehmen.

2.3.1 Die Grundlagen des Stressimpfungstrainings nach Meichenbaum

Historische Entwicklung

Ausgangspunkt der Beschäftigung mit dem »inneren Monolog« waren für Meichenbaum die Arbeiten von Luria (1961) sowie Vygotsky (1962). Basierend darauf entwickelte er zunächst ein Selbstinstruktionstraining für impulsive und hyperaktive Kinder, das in seinen Grundzügen bis heute auch bei anderen Störungen eingesetzt wird (Hampel & Petermann, 2011). Dabei wurden die ersten Stressimpfungstrainings zunächst auf Basis der Zwei-Faktoren-Theorie der Angst (s. a. Abb. 2.4) konzipiert. Diese Trainings bezogen sich auf die Veränderung »kognitiver Ereignisse«, d. h. der automatischen Gedanken bzw. des inneren Monologs, und zwar insbesondere auf die Gedanken, die Patient:innen direkt zugänglich waren. Später wurden auch andere Techniken zur Angst- und Stressbewältigung ergänzt.

Theoretische Grundlagen

Theoretischer Ausgangspunkt der Behandlung ist die Zwei-Faktoren-Theorie der Emotion von Schachter und Singer (1962, s. Abb. 2.4), die besagt, dass sich Emotionen zum einen aus der physiologischen Erregung (dem Arousal) und zum anderen aus der kognitiven Interpretation dieses Arousals, der Attribution, ergeben.

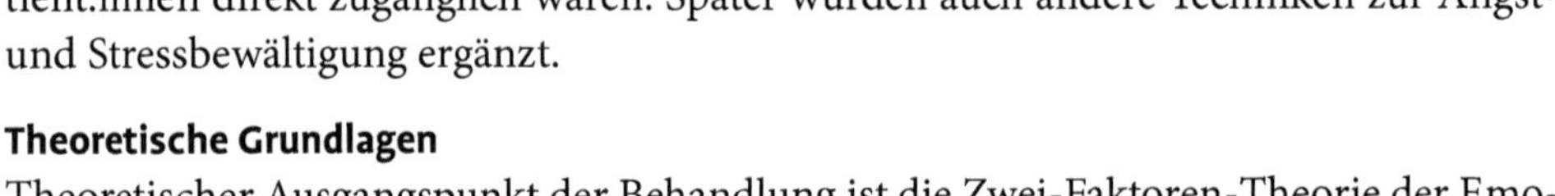

Abbildung 2.4 Zwei-Faktoren-Modell von Schachter und Singer (1962)

Neben dem Modell von Schachter und Singer (1962) legt Meichenbaum (2007) dem Stressimpfungstraining das Transaktionale Stressmodell von Lazarus und Folkman (1984) zugrunde (s. Abb. 2.5). In diesem Modell wird davon ausgegangen, dass in einer Situation die Informationsverarbeitung einer Person (Verarbeitung von Sinneseindrücken) aktiviert wird und es zu zwei Arten von teilweise gleichzeitig ablaufenden Bewertungen kommt (»primäres und sekundäres Appraisal«). Basierend darauf ergibt sich die Ausgestaltung der Art und Intensität der Emotion.

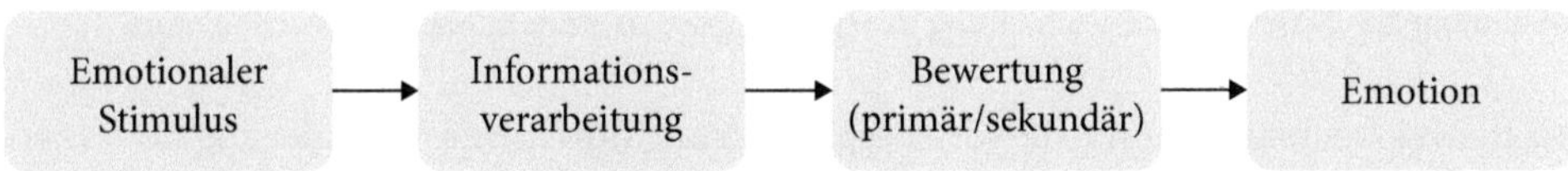

Abbildung 2.5 Modell von Lazarus und Folkmann (1984)

Bedeutung der Selbstverbalisationen. In den nachfolgenden Jahren legte Meichenbaum einen stärkeren Fokus auf kognitive Faktoren. Dabei werden kognitive Prozesse von ihm als Informationsverarbeitungsprozesse der Person verstanden, d. h. die individuelle Art und Weise, wie Ereignisse bewertet und erinnert sowie Informationen gesucht werden. Meichenbaum geht, basierend auf verschiedenen theoretischen Überlegungen (Meichenbaum & Deffenbacher, 1988), davon aus, dass diese kognitiven Prozesse auf einem automatischen, unbewussten Level stattfinden und sich kongruent zu aktuellen emotionalen Prozessen sowie zu früheren Erfahrungen entwickeln. So zeigte sich beispielsweise, dass ängstliche Personen, die ein positives Erlebnis hatten, eher externale Kontrollüberzeugungen aktivierten (z. B. »Ich hatte nur Glück«) und eher dazu neigten, sich an negative Erfahrungen im gleichen Kontext zu erinnern. Die kognitiven Strukturen, denen sich Meichenbaum widmete, beziehen sich auf die Art und Weise der Strukturierung von Annahmen und Vorstellungen, die eine Person heranzieht, um ein Abbild der Welt und der eigenen Person zu konstruieren. Diese kognitiven Strukturen beeinflussen, womit sich Menschen beschäftigen, welchen Dingen sie Aufmerksamkeit schenken und wie sie Informationen strukturieren, sowie darüber hinaus, wie diese Gedanken in Verhalten und Emotionen übertragen werden. Bei Angststörungen beziehen sich die kognitiven Strukturen beispielsweise auf Themen wie Kontrollverlust, Gefahr und Furcht vor dem Abgelehnt-Werden, wobei die Kognitionen leicht zu aktivieren und schwer zu unterbrechen sowie schwer zugänglich für widersprechende Informationen sind. Im Prinzip beeinflussen diese kognitiven Strukturen damit die »Schemata« bzw. »kognitiven Skripte«, die wiederum entscheiden, welcher innere Monolog (auch Selbstinstruktion, Selbstverbalisation) und damit einhergehenden Emotionen und Verhaltensweisen in einer entsprechenden Situation abgerufen werden (s. Abb. 2.6). Die Selbstverbalisation ist somit ein innerer kommunikativer Prozess, in dem die Person gleichzeitig Sender und Empfänger ist.

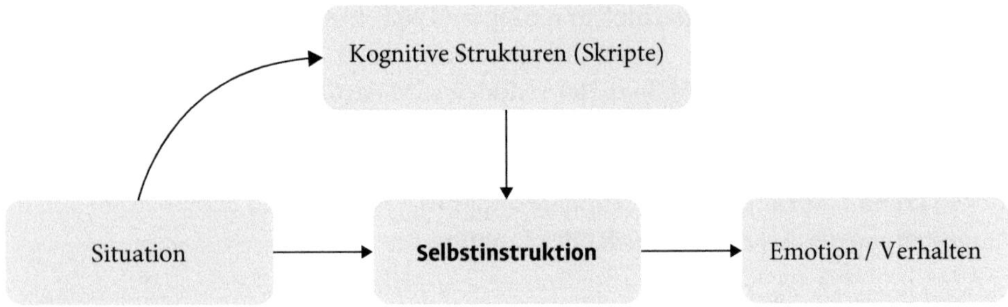

Abbildung 2.6 Schematische Darstellung der grundlegenden Annahmen von Meichenbaum

Nach Meichenbaum kann jede Verhaltensänderung durch eine Veränderung der innerpsychischen Kommunikation erreicht werden. Hierbei bezieht er sich insbesondere auf den inneren Monolog, der unangemessenen Verhaltensweisen oft vorausgeht, diese begleitet sowie diesen nachfolgt. In der Behandlung werden Patient:innen diese irrationalen Selbstgespräche bewusst gemacht (z. B. die Selbstinstruktionen »Das schaffe ich nie« oder »Ich muss es allen recht machen«). Damit soll der Patient bzw. die Patientin lernen, diese mithilfe eines kontrollierten inneren Monologs zu verändern und so Einfluss auf die belastende Symptomatik zu nehmen. Die Bedeutung des inneren Monologs beispielsweise für die Ausprägung von Angst wurde insbesondere auch durch Untersuchungen der Arbeitsgruppe um Deffenbacher (Deffenbacher, 1978, 1986; Deffenbacher & Hazaleus, 1985) bestätigt. Dabei zeigte sich, dass sich Hoch- vs. Niedrigängstliche durch die Art ihres inneren Monologs unterscheiden lassen und dass Hochängstliche sich in Stresssituationen durch ihren inneren Monolog bezogen auf Sorgen, aufgabenirrelevante Aspekte sowie die Gedanken um körperliche Reaktionen von der eigentlichen Aufgabe ablenken ließen.

Kritik an den theoretischen Überlegungen. Die Kritik an den Überlegungen Meichenbaums bezieht sich insbesondere darauf, dass er die Begriffe zu den von ihm postulierten kognitiven Prozessen nicht voneinander abgrenzt, wie z. B. der »innere Monolog« von »Überzeugung« oder »Kognition«. Des Weiteren fehlt in seinen Überlegungen eine Aussage dazu, ab wann ein innerer Monolog ungünstig bzw. unangemessen ist. Im Gegensatz zu den Theorien von Ellis und Beck reicht es aus Sicht Meichenbaums, die automatischen Gedanken, hier als »innere Monologe« bezeichnet, zu verändern, ohne die möglicherweise zugrunde liegenden Denkprozesse wie Grundannahmen zu beachten. Insgesamt werden Meichenbaum somit ein fehlender theoretischer Rahmen sowie ein »technischer«, nicht einsichtsförderlicher Prozess kognitiver Veränderungen vorgeworfen, was allerdings nichts an der nachgewiesenen Effektivität von Stressimpfungstrainings sowie an der leichten Vermittelbarkeit für Patient:innen ändert.

2.3.2 Therapeutisches Vorgehen innerhalb des Stressimpfungstrainings

Auf Grundlage dieser theoretischen Überlegungen werden im Stressimpfungstraining neben dem Erlernen von Entspannungsverfahren zur Veränderung des physiologischen

Arousals kognitive Techniken zur Veränderung der Gedanken und Vorstellungen eingesetzt. Diese fokussieren auf die Verbesserung der Selbstwahrnehmung und die Umstrukturierung der verschiedenen Kognitionen, insbesondere der absolutistischen, übergeneralisierenden und katastrophisierenden Selbstinstruktionen. Letzteres wird insbesondere durch den Aufbau und die Festigung von funktionalen aufgaben- bzw. situationsorientierten Selbstinstruktionen erreicht.

Ziele. Übergeordnetes Ziel ist die Vorbereitung eines Individuums auf größere Stressoren durch eine »Grundimmunisierung« basierend auf einer wiederholten Auseinandersetzung mit kleineren, schaffbaren Dosen an Stress. Wie dargestellt liegt der Hauptansatzpunkt beim Stressimpfungstraining auf den einer Situation vorausgehenden, sie begleitenden und nachfolgenden Selbstverbalisationen (innerer Monolog). Ziel des Trainings ist es, individuell günstige Selbstverbalisationen, die mit einer für Patient:innen angemessenen Situationsbewältigung einhergehen, zu erarbeiten und einzuüben. Welche Selbstverbalisationen notwendig und geeignet sind, entscheiden Patient:in und Therapeut:in gemeinsam im Laufe der Auseinandersetzung mit den Beschwerden des Patienten bzw. der Patientin. Um später einen flexiblen Umgang mit verschiedenen Stresssituationen zu ermöglichen, bietet es sich an, unterschiedliche Arten von Selbstverbalisationen zu erarbeiten. Basierend auf den Darstellungen von Meichenbaum und Deffenbacher (1988) sind in Tabelle 2.3 Typen von Selbstverbalisationen und dazugehörige Beispiele dargestellt.

Tabelle 2.3 Typische Selbstverbalisationen und Beispiele (in Anlehnung an Meichenbaum & Deffenbacher, 1988)

Art der Selbstverbalisation	Beispiele
Abkühlende Gedanken	»Bleib ganz ruhig. Du schaffst das.« »Atme tief durch.«
Kognitiv umstrukturierende Gedanken	»Mach nicht aus einer Mücke einen Elefanten, schau erst mal, wie sich die Situation entwickelt.« »Ist dies eine Alles-oder-nichts-Situation? Meistens sind die Sachen nicht schwarz-weiß.«
Aufgabenorientierte Gedanken	»Das ist keine Katastrophe. Es ist ein Problem, das gelöst werden kann.« »Bleib bei deiner Aufgabe und konzentriere dich darauf.« »Was sind die Teilschritte? Konzentriere dich auf den nächsten Schritt.« »Was ist dein Ziel? Wie willst du es erreichen?« »Es gibt nicht immer eine gute Lösung. Versuche, einfach das Beste draus zu machen und deine Angst zu kontrollieren.«
Selbstwirksamkeitsstärkende Gedanken	»Das ist es, mach weiter so! Du machst das super!« »Es hat geklappt! Du machst gute Fortschritte.«

Phasen des Stressimpfungstrainings

Das Stressimpfungstraining (Meichenbaum & Deffenbacher, 1988) gliedert sich in drei Phasen, die im Folgenden detailliert vorgestellt werden:

(1) Phase der Konzeptualisierung (auch Informationsphase)
(2) Phase des Erwerbs und des Übens von Fertigkeiten (auch Übungsphase)
(3) Phase der Anwendung und des Follow-Ups (auch Anwendungsphase)

(1) Phase der Konzeptualisierung

Die Phase der Konzeptualisierung nimmt ein Drittel bis ein Sechstel des gesamten Trainings ein und hat folgende Ziele:

(a) Aufbau einer tragfähigen therapeutischen Beziehung
(b) Erfassung der Beschwerden des Patienten bzw. der Patientin und Erarbeitung eines Erklärungsmodells

(a) Therapeutische Beziehung. Bezogen auf die therapeutische Beziehung betonen Meichenbaum und Deffenbacher (1988), dass eine warme und unterstützende Beziehung zwischen Therapeut:in und Patient:in nötig ist, so wie sie durch die therapeutische Haltung im sokratischen Dialog (s. Kap. 4) geprägt ist. Patient:innen werden dabei als Expert:innen für die Beschwerden angesehen und gemeinsam mit diesen wird an einer anderen Sichtweise auf diese Beschwerden gearbeitet. Aufgabe der Therapeut:innen ist es – über die gesamt Behandlung hinweg –, Veränderungen positiv zu konnotieren und darauf zu achten, dass diese Veränderungen vom Behandelten auf das eigene Handeln und Wirken attribuiert werden.

(b) Beschwerdeerhebung und Ableitung eines Erklärungsmodells. Am Anfang der Behandlung geht es vor allem darum, die Bedeutung von Selbstverbalisationen für das Auftreten von Gefühlen und Verhaltensweisen herauszuarbeiten und die Beschwerden zu erfassen. Ähnlich wie bei der Situationsanalyse (s. Abschn. 6.1) soll der Patient bzw. die Patientin beschreiben, wie er / sie sich in einer Situation fühlt, was ihm / ihr durch den Kopf geht und wie er / sie sich verhält. Dabei wird zurückgemeldet, wie es kommt, dass in einigen Situationen die Beschwerden massiv bestehen und in anderen Situationen weniger stark oder gar nicht ausgeprägt sind. Hierbei wird der Patient bzw. die Patientin mittels genauer schriftlicher Analyse angeleitet, selbstständig den Schluss zu ziehen, dass die Art der Selbstverbalisation den entscheidenden Unterschied ausmacht. Dass also die Art des Denkens den Unterschied macht, wird als Schlussfolgerung nicht vorweggenommen, sondern soll mittels geleiteten Entdeckens selbst erkannt werden.

Bedeutsam in der Durchführung eines Stressimpfungstrainings ist auch die Durchführung von Hausaufgaben, die am Tag vor der Sitzung abgegeben werden, sodass genug Zeit da ist, sich vorzubereiten. Dabei ist das Ziel, dass sich Patient:innen als aktiver Part der Behandlung wahrnehmen und mitentscheiden, welche therapeutischen Schritte als Nächstes eingeleitet werden.

In dieser Anfangsphase werden Patient:innen also darin unterstützt, eine neue Sichtweise auf ihre Beschwerden zu entwickeln. Hierbei stehen Patient:innen ihren Beschwerden im Allgemeinen hilflos gegenüber und fühlen sich als deren Opfer. Basierend auf den verschiedenen Situationsanalysen erhalten sie einen Einblick in die Prozesse, die ihren Beschwerden zugrunde liegen, und Ideen für mögliche Ansatzpunkte zur Veränderung. Als Ergebnis können Patient:innen das individuelle Konzept ihrer Beschwerden hin zu mehr Verständnis und Bewältigbarkeit verändern und somit zu einem funktionaleren Erklärungsmodell gelangen. Dieses Konzept lebt von einer ausgeprägten Individualisierung durch Beispiele, durch eigene Sprache und individuelle Metaphern. Stützend auf diesem individuellen Modell werden anschließend die Interventionen des Stressbewältigungstrainings herausgearbeitet, die sich nicht nur auf kognitive Techniken, sondern auch auf Entspannungsverfahren oder Rollenspiele beziehen können. Dennoch spielen die kognitiven Bewältigungstechniken, wie Problemlösefähigkeiten und Selbstverbalisation, eine bedeutsame Rolle.

Meichenbaum und Deffenbacher (1988) empfehlen, bei Problemen in dieser Phase direktiv vorzugehen und gegenüber Patient:innen konkrete Möglichkeiten des weiteren Vorgehens zu nennen, das Gegenüber aber so oft wie möglich selbst entscheiden zu lassen, welchen Weg es in der Behandlung weiter verfolgen möchte. Die Art der therapeutischen Beziehung stellt dabei aus Sicht der Autoren einen grundlegenden Wirkfaktor für das gesamte Training dar.

(2) Phase des Erwerbs und des Übens von Fertigkeiten

Neben dem Erlernen angemessener innerer Selbstverbalisationen können in dieser Phase auch andere Fertigkeiten zur Bewältigung von Angst und Stress zum Einsatz kommen, z. B. Entspannungsverfahren, Rollenspiele oder Gedankenstopptechniken. Dabei ist es Ziel dieser Phase, dass sich Patient:innen ein effektives Repertoire verschiedener Stressbewältigungsfertigkeiten erarbeiten. Daher kann es sein, dass diese Phase, in Abhängigkeit vom jeweiligen Ergebnis, mehrmals durchlaufen werden muss. Üblicherweise erlernen Patient:innen sowohl problemorientierte Strategien (z. B. Problemlösefertigkeiten, kommunikative Fertigkeiten) als auch emotionsregulierende Fertigkeiten (z. B. Perspektivwechsel, Entspannungsverfahren). Dem Patienten bzw. der Patientin wird in dieser Phase verdeutlicht, dass er / sie sich in einzelnen Situationen selbst erarbeiten kann, wo und wie Veränderungen nötig sind, was nicht zuletzt auch die Selbstwirksamkeit erhöhen kann.

Die am häufigsten vermittelten Bewältigungsstrategien sind:

(a) kognitive Umstrukturierung zur Erarbeitung problemorientierter und selbstwirksamkeitsorientierter Selbstinstruktionen
(b) Entspannungsverfahren

(a) Kognitive Umstrukturierung und Selbstinstruktionen. Dieser Bereich umfasst Techniken der kognitiven Umstrukturierung (s. Abschn. 7.2), insbesondere die Überprüfung der Gültigkeit des inneren Monologs. Ziel bei der Bearbeitung der Kognitionen ist es, dass der Patient seinen inneren Monolog als eine mögliche Art des Denkens, also eine Art Hypothese wahrnimmt und nicht als absolutes, wahres und festes Gebilde. Dabei können zur Prüfung der Selbstverbalisationen auch gemeinsam entwickelte Verhaltensexperimente (s. auch Abschn. 7.4) zum Einsatz kommen, um die Anpassungsfähigkeit (und nicht die Rationalität) einer Kognition zu prüfen.

Basierend auf den einzelnen Techniken werden verschiedene Selbstverbalisationen erarbeitet, die im Rahmen der Angst- bzw. Stresssituationen als Bewältigungsstrategie eingesetzt werden können. Dies ist dann keine sinnfrei zu wiederholende Liste, sondern es handelt sich vielmehr um Kognitionen, die auf den entsprechenden Erfahrungen der Patient:innen aufbauen. Ziel ist es, dass die Patient:innen lernen, die Stress- bzw. Angstsituation als lösbares Problem zu sehen, das sie selbstständig bearbeiten können und dem sie nicht ausgeliefert sind.

Ergänzt bzw. spezifiziert werden kann diese Strategie der kognitiven Umstrukturierung von Selbstinstruktionen zum einen durch ein sog. Problemlöse-Instruktions-Training und zum anderen durch Selbstverbalisationen zur Verbesserung des Selbstbewusstseins.

Problemlöse-Instruktions-Training. Dieses Training orientiert sich an den Schritten klassischer Problemlösestrategien (Liebeck, 2022), bei denen Patient:innen befähigt werden, sich selbstständig auf Problemsituationen vorzubereiten, diese zu bewältigen und den Erfolg zu bewerten. Anhand der im Folgenden dargestellten Schritte können individuell und passend für den einzelnen Patienten bzw. die Patientin hierbei hilfreiche Selbstinstruktionen abgeleitet werden.

Schritte des Problemlöse-Instruktions-Trainings

(1) **Phase der Orientierung und Planung (Was ist zu tun?)**
Patient bzw. Patientin bereitet sich mittels Selbstverbalisationen auf die Situation vor, z. B. »Mache dir einen Plan. Überlege, was zu tun ist. Sorgen helfen dir nicht weiter. Konzentriere dich auf die Aufgabe.«

(2) **Phase der eigenen Bewältigungsmöglichkeiten (Was kann ich selbst tun?)**
Patient bzw. Patientin unterstützt sich selbst in der Situation durch Selbstverbalisationen, die ihm / ihr bei der Umsetzung der Aufgabe helfen, z. B. »Du schaffst das. Konzentriere dich auf die einzelnen Teilschritte. Entspann dich.«

(3) **Phase der Ermutigung bei negativen Gefühlen (Wie gehe ich mit meinen Gefühlen um?)**
Beim Aufkommen von Panik oder anderen negativen Gefühlen setzt der Patient bzw. die Patientin Selbstverbalisationen ein, um die Emotionen zu regulieren und sich wieder auf die Aufgabe konzentrieren zu können, z. B. »Du kennst die Angst und kannst mit ihr umgehen. Konzentriere dich auf das, was zu tun ist.«

(4) **Phase der Bewertung und Verstärkung (Wie habe ich das geschafft?)**
Nach dem Absolvieren der Situation wird diese durch den Patienten bzw. die Patientin bewertet und es erfolgen Selbstverbalisationen zur Selbstverstärkung, z. B. »Du hast es (erfolgreich) geschafft. Wenn du dranbleibst, wird es von Mal zu Mal besser. Es war gut, dass du dich auf die Aufgabe konzentriert hast.«

Selbstverbalisationen zur Verbesserung des Selbstbewusstseins. Neben den Selbstverbalisationen zur Problemlösung können Patient:innen auch Selbstverbalisationen zur Verbesserung des Selbstbewusstseins und der Selbstwirksamkeit erlernen, die auch wieder individuell erarbeitet werden und für das Individuum glaubhaft sein müssen. Diese beinhalten typischerweise Selbstinstruktionen zu(r):

- Unterstützung positiver Bewältigungsstrategien (z. B. »So machst du das gut, weiter so«, »Es ist nicht so schlecht gelaufen, wie du erwartet hast, bleib dran, dann, wird es besser werden«)
- Belohnung für Bemühungen, mit aufkommender Angst umzugehen (z. B. »Super, du bist trotz Angst drangeblieben. Du kommst Stück für Stück voran. Mach weiter so und lass dich durch die Angst nicht ablenken«)
- positiven und realistischen Gedanken über zukünftige Möglichkeiten der Angstkontrolle (z. B. »Du bist deiner Angst nicht ausgeliefert. Du wirst es auch weiterhin schaffen«)
- Selbstattributionen, um die Kontrolle über die Angst zu gewinnen (z. B. »Du bist kein ängstlicher Mensch, sondern jemand, der immer wieder Angst hat, diese aber lernt zu kontrollieren«)

(b) Entspannungsverfahren. Hierbei werden die Patient:innen nicht nur in einem Entspannungsverfahren, wie der Progressiven Muskelrelaxation nach Jacobsen, trainiert, sondern auch in anderen Techniken, die die Entspannungsfähigkeit unterstützen können, z. B. Vorstellungsübungen oder gedankliche Entspannung. Ziel soll es sein, dass Patient:innen lernen, mit Anspannungs- bzw. Angstsituationen anders als bisher umzugehen und Selbstmanagementkompetenzen zu erwerben. Nachdem die Techniken in den Therapiesitzungen erlernt wurden, werden diese zunächst im Alltag in nicht angst- bzw. stressauslösenden Situationen eingesetzt und erst bei erfolgreicher Umsetzung auch auf angst- bzw. stressauslösende Situationen transferiert.

(3) Phase der Anwendung und des Follow-Ups

Anwendungsphase. Die Strategien, die in der vorherigen Phase erarbeitet wurden, werden zunächst in der Vorstellung oder in Rollenspielsituationen in der Therapie geübt und ggf. modifiziert. Dabei sollte der Therapeut bzw. die Therapeutin sicherstellen, dass die geübten Strategien helfen, Stress bzw. Angst zu reduzieren. Einsetzbare Techniken zum Auslösen von Angst bzw. Stress in der Therapiesitzung sind Rollenspiele, angst-/stressauslösende Imaginationen und Simulationen sowie graduierte Übungen in der Realität. Aufgabe des Therapeuten bzw. der Therapeutin ist es, den Einsatz der neuen Copingstrategien zu fördern, wobei auch mehrere Techniken zur gleichen Zeit geübt werden können.

Transfer in den Alltag. Anschließend ist das Ziel, die erlernten Strategien in den Alltag zu übertragen und dort aufrechtzuerhalten. Hierbei kann der Therapeut bzw. die Therapeutin auf graduierte Hausaufgaben oder In-vivo-Übungen zurückgreifen. Beim Auftreten von Problemen in dieser Phase kann es möglich sein, dass noch einmal in die Phase des Erwerbs von Selbstinstruktionen und des Übens von Fertigkeiten zurückgekehrt werden muss und die notwendigen Strategien basierend auf den neuen Erfahrungen angepasst werden müssen.

Rückfallprophylaxe. Kann der Patient bzw. die Patientin verschiedene Strategien zur Angst- / Stressbewältigung zuverlässig einsetzen, so kann in die Phase der Rückfallprophylaxe übergegangen werden. Patient:innen wird hier verdeutlicht, dass Rückfälle keine Katastrophe darstellen, sondern vielmehr normale Ereignisse beim Erlernen von Fertigkeiten. Einige Patient:innen interpretieren Rückfälle als Indikator dafür, dass sie selbst zu schwach sind, um das Problem zu lösen. Auf Grundlage der Vorüberlegungen empfiehlt es sich, entsprechende Selbstverbalisationen zum Aufbau von Selbstwirksamkeit zu etablieren. Generell ist zu empfehlen, Patient:innen zu verdeutlichen, dass es auch durch das Training nicht möglich ist, dass Stress und Angst nie wieder auftreten, sondern dass es vielmehr darum geht, dass ein individuell angemessener Umgang mit derartigen Situationen erlernt wird. Darüber hinaus werden, wie allgemein in der Rückfallprophylaxe üblich, Situationen identifiziert, in denen eine hohe Rückfallwahrscheinlichkeit vorliegt. Mit dem Patienten bzw. der Patientin wird erarbeitet, welche Bewältigungsstrategien in derartigen Situationen eingesetzt werden können.

Follow-Up-Phase. Zur Aufrechterhaltung des veränderten Verhaltens bietet sich eine Follow-up-Phase an. Meichenbaum und Deffenbacher (1988) empfehlen folgende Intervalle: nach einem Monat sowie nach drei, sechs und zwölf Monaten. Allerdings ist die Wahl der Intervalle abhängig vom Einzelfall. Diese Follow-up-Intervalle können auch durch Kontakte via E-Mail oder Telefon ersetzt werden, wenn dies, je nach Therapiesetting, leichter zu organisieren ist. Zwar existieren keine Daten über die genaue Gestaltung dieser Phase, aber die klinische Erfahrung zeigt, dass es für Patient:innen eine Erleichterung bei der Aufrechterhaltung des neuen Verhaltens ist, wenn sie wissen, dass regelmäßige Kontakte mit dem Therapeuten bzw. der Therapeutin geplant sind.

Fazit • Stressimpfungstraining von Meichenbaum

Das Stressimpfungstraining von Meichenbaum wurde entwickelt, um Ansatzpunkte der Behandlung für Patient:innen mit vermehrten Stress- und Angstsymptomen zu haben. Zentraler Ansatzpunkt sind Selbstverbalisationen. Der Ansatz kombiniert Techniken der kognitiven Umstrukturierung, Entspannungs- sowie Problemlösetechniken. Dabei fehlt dem Ansatz eine hinreichend theoretische und methodische Fundierung, allerdings ist die Ableitung der Idee, dass Selbstinstruktionen unser Fühlen und Handeln beeinflussen, für Patient:innen gut nachvollziehbar. Stressimpfungstrainings sind trotz der geringen theoretischen Fundierung bei einer Vielzahl von psychischen Störungen und Problemen sehr wirksam, beispielsweise bei Schmerz-, Krebs- und Hypertoniepatient:innen sowie Angststörungen, Suchtproblemen und Verhaltensauffälligkeiten im Kontext von Ärger bzw. Aggression (zur Übersicht s. Meichenbaum, 2007). Darüber hinaus können Stressimpfungstrainings auch präventiv bei Personen mit einem hohen Risiko für Stressbelastungen, z. B. Lehrer:innen und Pflegepersonal, eingesetzt werden. Aufgrund der breiten Anwendbarkeit und Wirksamkeit stellt das Stressimpfungstraining daher einen in der Praxis gut umsetzbaren therapeutischen Ansatz dar.

3 Indikation und Kontraindikationen

3.1 Indikation und Wirksamkeit

Ziel kognitiver Umstrukturierung ist es, dass Patient:innen mittels der Veränderung von Gedanken einen angemesseneren Umgang mit Gefühlen und funktionaleres Verhalten lernen. Die klinische Erfahrung zeigt, dass bei der Bearbeitung dysfunktionaler Gedanken eine (mindestens kurzfristige und damit motivierende) Stimmungsänderung bereits innerhalb der Therapiesitzung erreicht werden kann. So sind Patient:innen häufig erleichtert, wenn ein alternativer Gedanke passt und sich »einfach gut anfühlt«. Gleichzeitig kann es allerdings bei der Bearbeitung dysfunktionaler Gedanken auch zunächst zu einer verstärkten negativen Stimmung kommen, was insbesondere im Zustand der »inneren Verwirrung« geschieht. Patient:innen ist dann zwar schon bewusst, dass bestimmte Kognitionen nicht zutreffend oder hilfreich sind, eine alternative Sichtweise ist allerdings noch nicht erarbeitet oder etabliert. Dieses Vakuum sollte weder Therapeut:innen noch Patient:innen beunruhigen, es ist vielmehr ein wichtiger Moment, der Raum für neue Sichtweisen ermöglicht. Durch Aufklärung und empathisches Kollaborieren wird es in den allermeisten Fällen gelingen diesen Zustand im Sinne der Therapieziele gut zu nutzen.

Wirksamkeit

Die Wirksamkeit der Kognitiven Therapie ist für verschiedene Störungsbilder empirisch nachgewiesen (u. a. Gloaguen et al., 1998; Grawe et al., 2001; Hofmann et al., 2012; Wampold et al., 2002). Die genauen Wirkfaktoren, also Mechanismen, die tatsächlich die therapeutische Veränderung hervorbringen, sind bisher weitestgehend unklar und am ehesten bezüglich der Kognitiven Therapie bei Depression untersucht (u. a. Dozois et al., 2014; Strunk et al., 2010; Lorenzo-Luaces et al., 2015). Dabei zeigen Braun et al. (2015), dass ein Zusammenhang zwischen der Anwendung sokratischer Fragen und der Verbesserung der depressiven Symptomatik insbesondere zu Therapiebeginn besteht. Bezüglich der erzielten Effekte scheint die Kognitive Therapie mit Veränderungen neuronaler Strukturen einherzugehen, die denen bei antidepressiver Behandlung ähneln (DeRubeis et al., 2008).

Eine weiterführende strenge empirische Überprüfung der Kognitiven Therapie ist dadurch eingeschränkt, dass kognitive Elemente inzwischen kaum in Reinform angewendet werden, sondern fast immer Teil eines kognitiv-verhaltenstherapeutischen Gesamtpakets sind. Grund dafür ist die heute vorherrschende Meinung, dass Interventionen auf rein kognitiver Ebene für eine langfristige Besserung der Symptomatik nicht ausreichen, da die zugrunde liegenden Schemata ebenfalls aus visuellen, auditiven, somatischen, emotions- und verhaltensbezogenen Informationen bestehen und Interventionen daher auch die anderen Modalitäten anzielen müssen. Insofern sind die Techniken der kognitiven Umstrukturierung immer mit anderen Methoden zu kombinieren.

Anwendungsbereiche

Aufgrund der nachgewiesenen Wirksamkeit sind Techniken der kognitiven Umstrukturierung inzwischen Bestandteil so gut wie aller kognitiv-verhaltenstherapeutischen Behandlungen und anwendbar auf fast alle psychischen Störungen. Tabelle 3.1 gibt einen Überblick über ausgewählte Manuale bei verschiedenen Störungsbildern, die Therapieelemente zur Bearbeitung dysfunktionaler Gedanken beinhalten.

Tabelle 3.1 Beispiele für Manuale, die Therapieelemente zur Bearbeitung dysfunktionaler Gedanken beinhalten

Störung	Autor:innen	Beispiel für Manual
Depression	Schaub et al. (2013)	*Kognitiv-psychoedukative Therapie zur Bewältigung von Depressionen*
	Hautzinger (2021)	*Kognitive Verhaltenstherapie bei Depressionen*
Bipolare Störung	Wagner & Bräuning (2006)	*Psychoedukation bei bipolaren Störungen. Ein Therapiemanual bei Gruppen*
	Meyer & Hautzinger (2013)	*Bipolare Störung: Kognitiv-verhaltenstherapeutisches Behandlungsmanual*
Panikstörung/ Agoraphobie	Schmidt-Traub (2014)	*Panikstörung und Agoraphobie. Ein Therapiemanual*
Soziale Phobie	Ambühl et al. (2006)	*Soziale Angst verstehen und behandeln. Ein kognitiv-verhaltenstherapeutischer Zugang*
	Stangier et al. (2009)	*Soziale Phobien: Ein kognitiv-verhaltenstherapeutisches Behandlungsmanual*
Generalisierte Angststörung	Becker & Margraf (2016)	*Generalisierte Angststörung. Ein Therapieprogramm*
Zwangsstörung	Lakatos & Reinecker (2016)	*Kognitive Verhaltenstherapie bei Zwangsstörungen. Ein Therapiemanual*
	Förstner et al. (2011)	*Störungsspezifische Behandlung der Zwangsstörungen: Ein Therapiemanual.*
	Oelkers & Hautzinger (2013)	*Zwangsstörungen: Kognitiv-verhaltenstherapeutisches Behandlungsmanual*

Tabelle 3.1 (Fortsetzung)

Störung	Autor:innen	Beispiel für Manual
Posttraumatische Belastungsstörung	König et al. (2012)	*Posttraumatische Belastungsstörung. Ein Manual zur Cognitive Processing Therapy*
	Boos (2014)	*Kognitive Verhaltenstherapie nach chronischer Traumatisierung. Ein Therapiemanual*
Abhängigkeitserkrankungen	Bachmann & El-Akhras (2014)	*Lust auf Abstinenz. Ein Therapiemanual bei Alkohol-, Drogen- und Medikamentenabhängigkeit*
	Schuhler & Vogelsang (2012)	*Pathologischer PC und Internet-Gebrauch. Eine Therapieanleitung*
	Müller et al. (2008)	*Pathologisches Kaufen. Kognitiv-verhaltenstherapeutisches Manual*
	Premper & Sobottka (2015)	*Pathologisches Glücksspiel: Ein kognitiv-verhaltenstherapeutisches Behandlungsmanual*
Essstörungen	Legenbauer & Vocks (2017)	*Manual der kognitiven Verhaltenstherapie bei Anorexia und Bulimie*
	Jacobi et al. (2016)	*Anorexia und Bulimia nervosa: Ein kognitiv-verhaltenstherapeutisches Behandlungsprogramm*
	Munsch et al. (2018)	*Binge Eating. Kognitive Verhaltenstherapie bei Essanfällen*
Somatoforme Störungen	Brunhoeber (2019)	*Kognitive Verhaltenstherapie bei körperdysmorpher Störung: ein Therapiemanual*
	Kleinstäuber et al. (2012)	*Kognitive Verhaltenstherapie bei medizinisch unerklärten Körperbeschwerden und somatoformen Störungen*
Schizophrenie	Lincoln, T. (2019)	*Kognitive Verhaltenstherapie der Schizophrenie*
	Roder et al. (2019)	*Integriertes Psychologisches Therapieprogramm bei schizophren Erkrankten IPT*
Persönlichkeitsstörungen	Beck & Freeman (1999)	*Kognitive Therapie der Persönlichkeitsstörungen*
	Ehret (2019)	*Impulskontrollstörungen in der Verhaltenstherapie*

Es ist von großer Bedeutung, die allgemeinen Grundlagen und Vorgehensweisen der kognitiven Umstrukturierung zu kennen, um Umstrukturierungstechniken, basierend auf einer individuellen Fallkonzeption, an die Belange der Patient:innen anpassen zu können. Ausgehend von der grundlegenden Idee des kognitiven Modells, wonach dysfunktionale Gedanken bei Entstehung und Aufrechterhaltung einer psychischen Störung eine Rolle spielen (s. Kap. 5), ist davon auszugehen, dass Techniken der kognitiven Umstrukturierung bei allen Störungen mehr oder weniger erfolgreich eingesetzt werden können. Die besten Evidenzen bestehen für affektive Symptome und Suizidalität sowie Angst, Somatoforme, Ess- und Persönlichkeitsstörungen (Hautzinger, 2011b).

Grundsätzlich ist die Anwendung von Techniken der kognitiven Umstrukturierung immer dann indiziert, wenn den emotionalen Problematiken ungünstige oder unrealistische Annahmen, rigide Vorstellungen oder moralische Dilemmata zugrunde liegen. Dies findet sich vorrangig bei Angst- und depressiven Störungen. Im Rahmen der Behandlung der Posttraumatischen Belastungsstörung sind kognitive Methoden ebenfalls einsetzbar und insbesondere geeignet zur Bearbeitung von Schuld- oder Wertlosigkeitsgedanken. Auch ein Einsatz im Rahmen der Behandlung von Schizophrenie ist indiziert, um die Ich-Syntonie der Gedanken durch Hinzuziehen widerlegender Informationen zu schwächen.

Was zuerst?

Am Anfang kognitiver Umstrukturierung steht meist die Bearbeitung automatischer Gedanken, erst später werden stabile Grundannahmen fokussiert (Hautzinger, 2011a). Das Veränderungsrational bei automatischen Gedanken ist zunächst einfacher zu vermitteln und automatische Gedanken sind Patient:innen meist leichter zugänglich als stabile Grundannahmen. Die Bearbeitung automatischer Gedanken allein sollte bereits zur Verbesserung der Symptomatik führen. Bezogen auf eine sich möglicherweise anschließende Arbeit an Grundannahmen ist zu beachten, dass diese zwar nach der Annahme des kognitiven Modells an jeder psychischen Störung beteiligt sind, daraus aber nicht geschlussfolgert werden kann, dass diese auch immer behandelt werden müssen. Insbesondere, wenn eine Bearbeitung automatischer Gedanken nicht gelingt, sollten die Gründe genau exploriert werden und die Indikation für kognitive Arbeit an Grundannahmen überprüft werden. Darüber hinaus zeigt die klinische Erfahrung, dass Personen auch mit ungünstigen Grundannahmen »psychisch gesund« sein können, d.h. keine behandlungsbedürftige psychische Erkrankung vorliegt und eine Bearbeitung nicht zwangsläufig erfolgen muss. Außerdem deuten die wenigen hierzu vorliegenden Studien auf keinen größeren Effekt, wenn neben den automatischen Gedanken auch Grundüberzeugungen bearbeitet werden (u.a. Jacobson et al., 1996). Allerdings ist es erfahrungsgemäß möglich, dass die Bearbeitung der Grundannahmen das Rückfallrisiko bzw. das Auftreten anderer Beschwerden reduzieren kann. Somit ist ggf. gemeinsam mit dem Patienten bzw. der Patientin abzuwägen, ob nach einer Identifizierung von Grundannahmen im Rahmen der Bearbeitung automatischer Gedanken auch eine Modifikation dieser erfolgen soll. Es ist ebenso möglich, dass Patient:innen zwar ungünstige Grundüberzeugungen kennen, diese aber (derzeit) nicht bearbeiten möchten.

Setting

Die konsequenteste Anwendung von Techniken der kognitiven Umstrukturierung erfolgt vermutlich in (ambulanten) Einzeltherapien, allerdings lässt sich auch eine effektive Behandlung im stationären Setting sowie im Gruppensetting realisieren.

Davon ausgehend, dass die Symptomschwere von Patient:innen im stationären Setting durchschnittlich schwerer ist, sollte immer im Einzelfall abgeklärt werden, ob und inwiefern beim derzeitigen Zustand des Patienten bzw. der Patientin Techniken der kognitiven Umstrukturierung indiziert sind. So ist beispielsweise im Rahmen einer akuten und schweren depressiven Störung der Verhaltensaktivierung und möglicherweise auch der kombinierten medikamentösen Therapie (zunächst!) Vorzug zu gewähren (z. B. in der Kognitiven Therapie nach Beck, s. Abschn. 2.2).

Auch im Paar- oder Gruppensetting ist es wirksam und sinnvoll, Techniken der kognitiven Umstrukturierung einzusetzen, um z. B. durch eine gemeinsame Begriffsbestimmung eine Kommunikationsgrundlage zu schaffen, um in offenen Gruppen Entscheidungen oder Konflikte zu klären oder die Modifizierung automatischer Gedanken zu vermitteln und zu üben. Schwierigkeiten im Gruppensetting sind am ehesten bei der Modifikation von Grundannahmen zu erwarten, da sich Patient:innen im Gruppenkontext eher schwertun, an grundlegenden, sehr persönlichen und oft schambesetzten Themen zu arbeiten, z. B. an Grundannahmen wie »Ich bin ein Versager«, »Ich bin langweilig und nicht liebenswert« oder »Ich muss immer die Beste sein«. Eine Gruppenarbeit kann dennoch unterstützend wirken, z. B. indem die Gruppe für eine bestimmte Grundüberzeugung gemeinsam Pro- und Kontra-Argumente sammelt. Kognitive Umstrukturierung im Gruppenkontext wirkt sich insbesondere dadurch günstig aus, dass eine Vielzahl an Perspektiven erfasst wird, um ungünstige automatische Gedanken oder Grundannahmen zu entkräften. Auch für Verhaltensexperimente, die zur Überprüfung von Erwartungen und Annahmen sowie zum Einüben und Erproben alternativer Gedanken ergänzend zur kognitiven Umstrukturierung eingesetzt werden können, eignet sich das Gruppensetting sehr gut.

Anforderungen an Therapeut:innen

Als Anforderungen an den / die Therapeut:in sollten ein tiefes und umfassendes Verständnis der Problematik des Patienten bzw. der Patientin und ein Verständnis für die Bedeutung kognitiver Strukturen innerhalb des Störungsbildes vorhanden sein. Darüber hinaus ist es notwendig, dass der / die Therapeut:in sich mit dem kognitiven Modell vertraut macht und basierend auf den nachfolgenden Techniken der kognitiven Umstrukturierung die Intervention auswählt, die am schnellsten und effektivsten eine Veränderung der Symptomatik verspricht und somit Leiden bei Patient:innen mindert. Ausgangspunkt für die Wahl der konkreten Technik sollte dabei immer der Inhalt der ungünstigen Kognition und die Art des zugrunde liegenden kognitiven Fehlers sein. Im Falle einer Generalisierung ginge es beispielsweise bei der Disputation darum, Ausnahmen zu finden, wofür sich besonders die Technik des Realitätstestens (s. Abschn. 7.2, Absatz »Überprüfung der Evidenz«) eignet. Hierbei empfiehlt sich, dass der Therapeut bzw. die Therapeutin über ein breites Repertoire an möglichen Techniken verfügt, um diese flexibel an den Erfordernissen der Patient:innen orientieren zu können. Ebenso sollte dem / der Patient:in mit einer offenen und geduldigen Haltung begegnet werden, um Raum und Zeit zu lassen, um zu eigenen Schlussfolgerungen zu gelangen, und nicht nach Maßstäben des / der Therapeut:in »bekehrt« zu werden. Grundlage dafür ist eine tragfähige und vertrauensvolle Arbeitsbeziehung. Darüber hinaus ist eine gute zeitliche Planung und innere Struktur notwendig, um eine begonnene Technik, aber insbesondere komplexe Disputationstechniken innerhalb einer Sitzung bzw. über einige Sitzungen hinweg stringent verfolgen zu können. Und zu guter Letzt: Techniken der kognitive Umstrukturierung und insbesondere die sokratische Gesprächsführung erfordern die Bereitschaft zu intensivem Üben aufseiten der Therapeut:innen!

3.2 Kontraindikationen

Kontraindikation: Kognitive Voraussetzungen der Patient:innen

Bei Patient:innen, denen kein Zugang zu ihren Gedanken und den damit einhergehenden Prozessen gelingt, ist die Anwendung kognitiver Techniken zumindest erschwert. Dies gilt insbesondere dann, wenn die kognitiven Voraussetzungen nicht gegeben sind, wie bei Kleinkindern, dem Vorliegen einer demenziellen Erkrankung oder einer geistigen Behinderung. Nicht indiziert ist die Anwendung kognitiver Techniken darüber hinaus, wenn aufseiten der Patient:innen nicht ein Mindestmaß an Einsicht in gedankliche Prozesse vorherrscht und das kognitive Modell als solches angenommen werden kann. Außerdem muss der Patient bzw. die Patientin Zugang zu basalen Regeln der Logik haben, um eigenständig Erkenntnisse aus den therapeutischen Fragen ableiten zu können. Dies trifft umso mehr auf komplexe Disputationstechniken wie den sokratischen Dialog zu, die kognitiv sehr herausfordernd sind.

Zeigt sich im Rahmen der Identifikation von Gedanken trotz Unterstützung (s. Kap. 6), dass es Patient:innen nicht möglich ist, Gedanken zu benennen, sollte generell von der Anwendung dieser Methodik abgesehen werden. Ein weiterer Grund für auftretende Probleme im Rahmen der kognitiven Umstrukturierung sind Motivationsdefizite. Sollte dies der Fall sein, empfiehlt es sich, mittels motivierender Therapieelemente, z. B. motivierender Gesprächsführung (Arkowitz et al., 2010), Patient:innen vor Beginn des weiteren kognitiven Arbeitens zu motivieren. Auch Übungen zur Verdeutlichung der Rolle von Gedanken im Störungsgeschehen können an dieser Stelle zur Motivationssteigerung eingesetzt werden (z. B. »Ich kann nicht laufen«-Übung von ACT, Abschn. 11.2).

Kontraindikation: Ich-Dystonie

Eindeutig nicht indiziert sind Techniken der kognitiven Umstrukturierung bei Befürchtungen, Annahmen und Vorstellungen, die vom Patienten bzw. der Patientin selbst bereits als ich-dyston (als fremdartig, übertrieben) erlebt werden. Dies trifft vor allem auf Zwangsgedanken zu. In diesem Fall herrscht bereits Einsicht in die Irrationalität der Gedanken. Hier sollte es eher um eine verhaltensmäßige und emotionale Überprüfung bezüglich des Aushaltens von Emotionen gehen oder bezüglich des Eintretens der Befürchtung. Besonders geeignet sind hierfür konfrontative Verfahren (Neudeck, 2015).

Die Anwendung kognitiver Umstrukturierungstechniken sollte bei akuten psychotischen Zuständen ebenfalls nicht erfolgen. Hier fehlt Patient:innen die notwendige Fähigkeit, sich von den eigenen Kognitionen distanzieren zu können (Hautzinger, 2011b).

Ergänzende Therapiemethoden

Zeigt sich im Rahmen der Diagnostik und Fallkonzeption, dass die bestehenden Symptome zwar mit belastenden und ungünstigen Gedanken in Zusammenhang stehen, deren Aufrechterhaltung jedoch nicht nur durch kognitive Fehler oder mangelnde Gegenevidenzen erklärt werden kann, so sollten alternative Ansätze zum kognitiven Arbeiten herangezogen werden. Gleiches gilt im Falle, dass kognitives Arbeiten zwar indiziert wäre, dieses jedoch aus oben genannten Gründen nicht erfolgsversprechend ist. In solchen Fällen könnte ein akzeptanzbasierter Umgang, z. B. im Rahmen der Akzeptanz- und Commitmenttherapie (s. Kap. 11) in Erwägung gezogen werden. Handelt es sich um lebens- und lerngeschichtlich geprägte belastende Gedanken, kann ein schematherapeutisches Vorgehen (s. Kap. 12) erfolgsversprechend sein. Sind es die Gedanken über die Gedanken, die therapeutisch anzuzielen wären, kann ein Vorgehen nach dem Vorbild der Metakognitiven Therapie (s. Kap. 10) eingesetzt werden.

Ethik

Eine ethisch-moralische Frage, die sich bei der Anwendung kognitiver Techniken stellt, ist, inwieweit das Hinterfragen kognitiver Inhalte mit dem Ziel der Besserung der Befindlichkeit von Patient:innen zur sonstigen Lebensrealität der Patient:innen passt. Hierbei wird von Therapeut:innen ein großes Ausmaß an Fingerspitzengefühl und Reflexion gefordert. Dabei sind insbesondere die Bedürfnisse der Patient:innen und deren Wünsche nach Veränderung oder eben Nicht-Veränderung zu berücksichtigen und nicht nur die Reduktion von psychopathologischen Symptomen (s. Kasten). Das bedeutet, dass eine kognitive Umstrukturierung letztendlich nur mit einem entsprechenden Auftrag durch den / die Patient:in erfolgen darf.

Zum Nachdenken

Wir wissen heute, dass depressive Patient:innen im Vergleich zu »Gesunden« oft einen realistischeren Blick haben (Allan et al., 2007), daher stellt sich die Frage, ab wann wir von einem (depressiven) Realismus vs. von Dysfunktionalität sprechen und inwiefern dies unser therapeutisches Handeln beeinflussen sollte.

4 Sokratischer Dialog – Grundhaltung, Fragetechnik und Umstrukturierungsmethode

Der sokratische Dialog ist bezogen auf seine Ursprünge die vermutlich philosophischste Technik innerhalb der KVT. Die dazugehörige Art der Gesprächsführung liegt als Grundhaltung, aber auch als konkrete Gesprächsführungstechnik Methoden der kognitiven Umstrukturierung zugrunde. Psychotherapeutisch findet der sokratische Dialog darüber hinaus einerseits als explikativer sokratischer Dialog Anwendung im Rahmen der Klärung von Konzepten oder Begrifflichkeiten. Diese sind wiederum häufig Bestandteil dysfunktionaler Gedanken oder Annahmen (z. B. Was ist Vertrauen?; s. Abschn. 7.1). Andererseits können ethisch-moralische Konflikte und ungeklärte Entscheidungen im Rahmen des normativen sokratischen Dialogs geklärt werden (z. B. Darf ich meine:n Partner:in verlassen?; s. Abschn. 7.3).

Nach dem Vorbild der sokratischen Lehre soll Hilfesuchenden beim sokratischen Dialog nicht in direktiver Form Wissen zur »Lösung« von Konflikten vermittelt werden. Stattdessen sollen diese durch naive Fragen und eine geduldig, beharrliche Haltung des / der Therapeut:in zu einer individuell nützlichen, zielorientierten und mit eigenen Werten und Normen übereinstimmenden Entscheidung gelangen. Das »Sokratische« am sokratischen Dialog bestimmt sich dabei nicht nur über die Anwendung bestimmter Frage- oder Disputationstechniken, sondern über einen umfassenden, prozesshaften und systematisierten Ablauf, der Patient:innen helfen soll, zu individueller Wahrheit und zu individuellen Erkenntnissen zu gelangen. Nicht zuletzt deshalb eignet er sich besonders in der Auflösung hartnäckiger dysfunktionaler Einstellungen und Annahmen.

Beim sokratischen Dialog als Umstrukturierungsmethode (»Explikativer sokratischer Dialog« s. Abschn. 7.1 und »Normativer sokratischer Dialog«, s. Abschn. 7.3) wird dieser sokratische Fragestil in einen systematischen Ablauf integriert.

Es scheint eine große Unklarheit darüber zu herrschen, was der sokratische Dialog ist und wie er umgesetzt werden soll (Stavemann, 2015, S. 93). Diese Unklarheit spiegelt sich in der Verschiedenartigkeit seiner Beschreibungen in der Psychotherapieliteratur wider. Die klinische Erfahrung zeigt außerdem, dass selbst erfahrenste Therapeut:innen zwar die Grundhaltung des sokratischen Dialog anwenden, ihn aber als vollumfängliche Umstrukturierungsmethode selten einsetzen. Praktisch betrachtet mag dies vor allem auf den schwierigen Umgang mit dem überdimensionierten formalen Rahmen zurückgehen, den der sokratische Dialog im engeren Sinn bildet.

Für eine zielführende Anwendung – sei es im strengen Ablaufschema, als Fragetechnik oder nicht-wissende Grundhaltung– ist ein ausreichendes Verständnis der Grundlagen und Besonderheiten vonnöten. Gleichzeitig soll deutlich gemacht werden, dass viele der bekannten Fragetechniken in der Psychotherapie Techniken innerhalb des sokratischen Dialogs sind.

4.1 Sokratische Idee und psychotherapeutischer sokratischer Dialog

4

Stavemann (2015) definiert den psychotherapeutischen sokratischen Dialog als »einen philosophisch orientierten Gesprächsstil, der durch eine nicht-wissende, naiv fragende, um Verständnis bemühte, zugewandte, akzeptierende Therapeut:innenhaltung geprägt ist und chronologisch verschiedene Phasen durchläuft« (S. 19).

Ursprung

Der sokratische Dialog geht zurück auf den griechischen Philosophen Sokrates und auf seine Entwicklung von Methoden zur Durchführung eines strukturierten Dialogs (sog. Mäeutik). Sokrates stellte sich Wissensvermittlung im antiken Zeitalter so vor, dass Wahrheiten und Wissen der eigenen Konstruktion und Erkenntnis unterliegen und somit jeder seine eigene persönliche Wahrheit aufbauen sollte. Der / Die Lernende soll also nicht direktiv unterrichtet oder überzeugt werden. Stattdessen leitet der / die Lehrende als nicht-wissende Instanz durch naives Fragen den / die Lernende dazu an, eigene Einsicht und Selbstbestimmung zu erlangen. Trotz einiger Widersprüchlichkeiten (z. B. eine nicht-wissende Person als Lehrende:r) greift die moderne KVT im Rahmen der kognitiven Umstrukturierung auf die grundlegende sokratische Idee zurück, dass dysfunktionale Annahmen und Gedanken von Patient:innen selbst erkannt und hinterfragt werden sollen.

Der therapeutische sokratische Dialog

Ziel des psychotherapeutischen sokratischen Dialogs ist es, Patient:innen durch offene und naive Fragen, ohne zu starkes Lenken oder Vorgabe von Erkenntnissen, stringent und mit allgemeinen Regeln der Argumentation und der Logik durch eine individuell relevante Thematik zu führen. Die praktische Realität sieht meistens so aus, dass Therapeut:innen Ideen und Hypothesen über mögliche Denkfehler der Patient:innen haben und somit natürlicherweise keine naive und unwissende Rolle übernehmen können und dies in der KVT auch nicht sollen. Ziel des psychotherapeutischen sokratischen Dialogs ist es daher, trotz möglicher Hypothesen im Hinterkopf, Patient:innen durch offene Fragen die Möglichkeit zur Prüfung eigener Aussagen auf Realitätsbezogenheit, Widerspruchsfreiheit und Zielgerichtetheit innerhalb ihres »Lebenssystems« zu verschaffen. Da dies ein individueller Prozess ist, muss das Ergebnis nicht den Hypothesen des / der Therapeut:in entsprechen. Es geht somit darum, Aussagen auf individuelle Wahrheit und Vernunft zu prüfen und gegebenenfalls anzupassen. Der sokratische Dialog verläuft dabei nach einem bestimmten Ablaufmodell und greift auf bekannte Disputationstechniken zurück.

4.2 Das »Sokratische« am sokratischen Dialog

Wesen des sokratischen Dialogs

Als wesenhaft sokratisch kann ein Gespräch dann verstanden werden, wenn vor dem individuellen lebensgeschichtlichen Hintergrund, persönlicher Werte und Ziele von Hilfesuchenden durch geleitetes Fragen eine, in der Vorstellung des Patienten bzw. der Patientin, vernünftige und eigenverantwortliche Lösung für das angebrachte Problem erreicht wird. Ziel ist es nicht, eine Erkenntnis oder Lösung anzustreben, von der Therapeut:innen glauben, dass sie gut seien. Hilfesuchende sollen sich vielmehr durch individuellen Erkenntnisgewinn selbst ein widerspruchsfreies und mit den eigenen Werten im Einklang stehendes Leben ermöglichen.

Therapeutische Haltung

Therapeut:innen sollten zurückhaltend und geduldig sein und sich gegenüber den Aussagen und dem Verhalten von Patient:innen akzeptierend und verständnisvoll zeigen. Widersprüche oder Unklarheiten werden nicht offen angesprochen, sondern durch Rückmeldung der eigenen Verwunderung und Verwirrung thematisiert. Therapeut:innen bewerten nicht, erklären nicht und greifen nicht auf eigene Ansichten zurück. Therapeut:innen dienen somit Patient:innen lediglich als Instanz, die fragend auf Widersprüche, logische Inkonsistenz und mangelnde Orientierung auf Ziele, Werte und Normen hinweist. Um diese therapeutische Haltung ausüben zu können, ist es notwendig oder zumindest sehr vorteilhaft, wenn die Behandelnden eine entsprechende Lebenshaltung von nicht absoluter Wahrheit und Richtigkeit vertreten.

Methoden

Innerhalb des sokratischen Dialogs mit seinem sehr prozesshaften Ablauf greift der / die enthaltsame Therapeut:in auf verschiedene bekannte Disputationstechniken zurück, nutzt dabei mehr oder weniger explizit die Technik der regressiven Abstraktion und folgt über naiv gestellte Fragen einem übergeordneten Ablaufschema. Bei der regressiven Abstraktion wird vom Einzelnen bzw. Alltäglichem zum Allgemeinen geschlossen, um dadurch übergeordnete Einsichten und Erkenntnisse zu gewinnen.

Therapeutische Aufgabe. Aufgabe des Therapeuten bzw. der Therapeutin ist es, über den gesamten Diskurs hinweg geduldig, aber beharrlich Schritt für Schritt Widersprüche, mangelnde Logik oder nicht realistische Norm- und Moralvorstellungen mithilfe von Fragen für Hilfesuchende erfahrbar zu machen. Spürt auch der / die Patient:in diese Inkongruenzen, so gerät er / sie in den beabsichtigten Zustand der inneren Verwirrung, merklich unter anderem daran, dass Patient:innen ihre Verwunderung explizit formulieren, im Gespräch stocken oder nachdenklich wirken. Es ist davon auszugehen, dass in diesem Zustand ein Überdenken und Neudefinieren in Bezug auf das ausgewählte Thema leichter fällt und dies auch eine Veränderung im Verhalten leichter nach sich ziehen kann. Somit zielt therapeutisch-sokratisches Arbeiten darauf ab, einen Zustand innerer Verwirrung herzustellen, von dem aus dann der Aufbau funktionaler Gedanken leichter möglich ist.

Regressive Abstraktion. Dem sokratischen Dialog liegt mehr oder weniger explizit die Methode der sogenannten regressiven Abstraktion zugrunde. Regressive Abstraktion meint die vorgegebene Richtung in einem Diskurs.

Im Falle eines explikativen sokratischen Dialogs ginge es um den Weg vom wahrgenommenen Gedanken, also vom Konkreten (»Ich verdiene keinen Respekt«) zum dahinterstehenden allgemeinen Wesen (»Was ist denn eigentlich eine Respektsperson?«). Nach Stavemann (2015) kann die regressive Abstraktion hierbei im Anschluss an die Phase der Widerlegung einer Begriffsdefinition integriert werden, um eine funktionalere Definition zu etablieren. Die regressive explikative Abstraktion gliedert sich dann in folgende Schritte:

(1) Sammlung von Eigenschaften
(2) Zusammenfassen der Eigenschaften
(3) Frage nach weiteren Beispielen
(4) Trennung notwendiger und hinreichender Eigenschaften
(5) Erarbeitung wesentlicher Kriterien

Im Abschnitt »Explikativer sokratischer Dialog « (s. Abschn. 7.1) findet sich eine Darstellung einer Integration der regressiven explikativen Abstraktion in den sokratischen Dialog.

Die Verlaufsrichtung bei der regressiven Abstraktion im normativen sokratischen Dialog (s. Abschn. 7.3) ist die von den wahrgenommenen Folgen eines vergangenen Phänomens (z. B. Schuldgefühle, die Mutter ins Altenheim gegeben zu haben) zu dessen Ursachen (z. B. »Welche Gründe gab es dafür?«). Bei einer anstehenden Entscheidung geht der Verlaufsweg zu den zugrunde liegenden konfligierenden Werten und den positiven sowie negativen Aspekten der Entscheidung. Nach Stavemann (2015) ist die Methode der regressiven Abstraktion somit bereits im Ablaufschema des normativen sokratischen Dialogs integriert. Ein Ausgang des normativen sokratischen Dialogs könnte dann beispielsweise die Feststellung sein, dass es zum damaligen Zeitpunkt der Entscheidung sehr gute Gründe dafür gab, die Mutter ins Pflegeheim zu geben, oder auch, dass es nach den eigenen Moralvorstellungen gut und wichtig ist, eine Entscheidung in eine bestimmte Richtung zu treffen.

Fragetypen und Disputationsformen. Grundsätzlich sind im Rahmen des sokratischen Dialogs alle bekannten Fragetypen und Argumentationsweisen anwendbar (s. Kasten). Jedoch wird ein Dialog nicht durch reine Anwendung der genannten Fragen zum sokratischen Dialog im engeren Sinne, sondern durch optimale Einbettung aller möglichen Fragetechniken in ein Phasenmodell (»Explikativer sokratischer Dialog« s. Abschn. 7.1 und »Normativer sokratischer Dialog« s. Abschn. 7.3).

Auswahl möglicher Fragetypen und Disputationsformen im Rahmen des sokratischen Dialogs

- **Einfaches Nachfragen, Konkretisieren, Konsequenzen ableiten**
  »Wieso?«, »Was / Wie genau?«, »Was heißt das?«, »Wie kommen Sie darauf?«, »Wie finden Sie das?«, »Was wäre, wenn …?«, »Was ist die Konsequenz, wenn …?«
- **Verständnis klären**
  »Das verstehe ich nicht, können Sie mir das bitte noch einmal erklären?«
- **Konfrontative Frage, um Unlogik / Widersprüchlichkeit zu klären**
  »Vorhin sagten Sie …, jetzt gerade meinten Sie …, das kriege ich nicht zusammen, bitte erklären Sie mir das.«
- **Frage über eigene Verwunderung**
  »Ach so? Das wundert mich, wenn doch …«
- **Fragen aus dem empirischen Disput**
  »Wie wahrscheinlich ist es, dass …?«, »Wie häufig ist Ihnen … passiert?«, »Wie hoch ist die statistische Wahrscheinlichkeit, dass …?«
- **Fragen aus dem logischen Disput**
  »Wieso sollte X eintreten, wenn doch …«
- **Fragen aus dem hedonistischen Disput**
  »Wie nützlich ist … gewesen?«, »Wobei hilft …?«
- **Fragen aus dem normativen Disput**
  »Wie geht es Ihnen, wenn Sie / jemand … macht / sagt?«

Wichtige Aspekte bei der Anwendung. In der Anwendung des sokratischen Dialogs als Grundhaltung bei der kognitiven Umstrukturierung sollte auf folgende Aspekte geachtet werden (in Anlehnung an Wright et al., 2017):

- Therapeut:innen sollten Fragen verwenden, die auf die Möglichkeit der Veränderung hinweisen und die Patient:innen zeigen, dass die Veränderung der Gedanken ihre Beschwerden reduzieren und die Bewältigungsfähigkeit erhöhen kann.
- Therapeut:innen sollten Fragen so stellen, dass diese ein emotionales oder verhaltensbezogenes Ergebnis beinhalten. Patient:innen sollten durch die Befragung produktive und angemessene Verhaltensalternativen aufgezeigt werden.
- Therapeut:innen sollten so fragen, dass Patient:innen einen Lernprozess durchlaufen können, z. B. indem er / sie über seine / ihre Art zu denken nachdenkt. Dabei sollten die Fragen so formuliert sein, dass der Patient bzw. die Patientin bereit ist, sich neuen Perspektiven zu stellen. Es sollten hierbei auch die kognitiven Möglichkeiten des Patienten bzw. der Patientin sowie seine / ihre Symptombelastung berücksichtigt werden.
- Therapeut:innen sollten darauf achten, dass kein zu lenkender und geschlossener Fragestil eingesetzt und somit die Rolle des Experten bzw. der Expertin übernommen wird. Vielmehr sollte Patient:innen ermöglicht werden, sich eigener Problemlösefähigkeiten und eigener Kreativität bewusst zu werden.

Fazit

Zusammengefasst lässt sich der sokratische Dialog sowohl als Grundhaltung, Gesprächsführungstechnik als auch als komplexe Umstrukturierungsmethode verstehen und zu unterschiedlichen Zeitpunkten im Therapiegeschehen einbauen. Wie mit den gewonnenen Erkenntnissen aus einer jeden Umstrukturierungsmethode, ist es notwendig, dass »Umstrukturierte« langfristig im Erleben und Verhalten bestmöglich zu verankern. Hierfür bietet der sokratische Dialog die bestmögliche Grundlage, da dieser im Sinne Sokrates es dem Hilfesuchenden ermöglicht, Erfahrungen im eigenen Tempo und passend zu den eigenen Zielen und Gegebenheiten zu entwickeln und damit den größtmöglichen Lernfortschritt zu gewährleisten.

II Kognitive Umstrukturierung: das praktische Vorgehen

5 Vermittlung des kognitiven Modells

Bei fast allen psychischen Störungen zeigt sich in der Fallkonzeption, dass eine Umstrukturierung dysfunktionaler Kognitionen (automatischer Gedanken und/oder Grundannahmen) sinnvoll und notwendig ist, um eine Symptomreduktion zu erreichen und die Rückfallgefahr zu senken.

Teil II stellt vor, wie im Allgemeinen bei einer kognitiven Umstrukturierung vorgegangen werden kann. Die hier dargestellten Herangehensweisen und Übungen sind so konzipiert, dass sie Therapeut:innen die ersten Schritte in der Arbeit mit Patient:innen im Rahmen des kognitiven Modells ermöglichen. Für weiterführende Inspirationen vor allem zu Übungen sei auf Leahy (2017) verwiesen, der in seinem Handbuch zahlreiche Übungen zur Identifikation und Bearbeitung dysfunktionaler Kognitionen anbietet.

Der Veränderungsprozess im Kontext der kognitiven Umstrukturierung orientiert sich an den im Kasten dargestellten vier Phasen. Hierbei wird der/die Patient:in zunächst mit dem Rational des kognitiven Arbeitens durch Vermittlung eines kognitiven Modells vertraut gemacht. Individuelle dysfunktionale Kognitionen (automatische Gedanken, Grundannahmen) werden herausgearbeitet und in der nächsten Phase modifiziert. Abschließend werden die neu gewonnenen funktionalen Kognitionen in den Alltag übertragen und dort eingeübt. In Kapitel 5 wird die Vorgehensweise detailliert beschrieben.

Prozess der kognitiven Umstrukturierung

(1) Vermittlung des kognitiven Modells
(2) Identifizieren dysfunktionaler Kognitionen
(3) Infragestellen dysfunktionaler Kognitionen und Erarbeitung funktionaler Kognitionen
(4) Einübung funktionaler Kognitionen

5.1 Allgemeines Prozedere

Das kognitive Modell kann früh im therapeutischen Prozess vermittelt werden, im Prinzip sobald deutlich wird, dass ungünstige automatische Gedanken an der Störungsgenese oder -aufrechterhaltung beteiligt sind. Weiterführend findet die Psychoedukation, in der das Modell immer wieder aufgegriffen und erweitert wird, über die gesamte Zeit der kognitiven Umstrukturierung statt. Es empfiehlt sich, auch während der Identifikation und Modifikation dysfunktionaler Kognitionen immer wieder zu prüfen, ob Patient:innen das notwendige Hintergrundwissen haben, um den nächsten Schritt nachvollziehen zu können. Generell ist es Ziel von Psychoedukation, dass Patient:innen zu Expert:innen ihrer eigenen Erkrankung und damit einhergehender Prozesse werden (Worringen, 2022).

Bezogen auf die Vermittlung der Grundidee der kognitiven Umstrukturierung müssen Patient:innen zunächst die Bedeutung der Gedanken im Zusammenhang mit dem Auftreten problematischer Emotionen bzw. Verhaltensweisen verstehen. Dabei gehen einige Patient:innen implizit davon aus, dass eine bestimmte Situation (z. B. anstehender Besuch der Schwiegereltern) direkt unangenehme Gefühle (z. B. Frustration) bzw. problematisches Verhalten (z. B. Streiten mit dem / der Partner:in) auslöst. Ziel ist es daher, dass dem Patienten bzw. der Patientin klar wird, dass auch die Interpretation einer Situation und somit die damit verbundenen Gedanken darüber entscheiden, wie wir uns fühlen und verhalten (s. Abb. 5.1.1). Diese Unterscheidung ist auch insofern wichtig, da sie unterschiedliche therapeutische Veränderungswege nahelegen. Im ersten Beispiel wäre es die Situation, an der gearbeitet bzw. die verändert werden sollte. Im zweiten, therapeutischen Modell sind es die Gedanken und Bewertungen über die Situation, die verändert werden sollten.

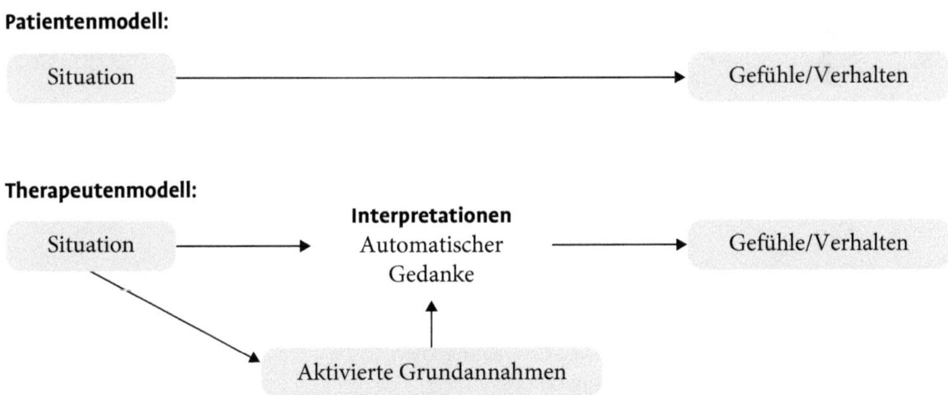

Abbildung 5.1 Modell zum Zusammenhang von Situation und Gefühlen bzw. Verhalten

Besonders gut geeignet zur Vermittlung der Bedeutung von Kognitionen für das eigene Befinden und Verhalten ist das »ABC-Modell« (s. auch Abschn. 2.1.1). Dieses wurde von Ellis (1975) im Rahmen des rational-emotiven Therapieansatzes entwickelt. »A« steht für »activating event«, d.h. die auslösende Situation (z.B. Streit mit dem Partner). »B« für »beliefs«, d.h. die Bewertung oder Interpretation des Ereignisses A. Diese Bewertung erfolgt auf Basis bestimmter bewusster oder unbewusster Grundannahmen, die in der auslösenden Situation aktiviert werden. »C« steht für »consequence«, also die Konsequenzen, die die Bewertung hat. Damit sind die aus der Bewertung folgenden emotionalen Reaktionen und Verhaltensweisen, wie z.B. Traurigkeit und sozialer Rückzug, gemeint.

Es empfiehlt sich, das kognitive Modell anhand einer neutralen Beispielsituation herzuleiten und grafisch auf einem Blatt Papier oder einem Flipchart festzuhalten (s. Kasten und Abb. 5.2).

Prinzipiell eigenen sich zur Herleitung des Modells verschiedenste Situationen, die je nach Affinität von Therapeut:in und / oder Patient:in ausgewählt werden können. Hier noch einige Beispiele:

- Stellen Sie sich vor, Sie sind abends allein zu Hause. Sie hören draußen ein Geräusch.
- Stellen Sie sich vor, Sie gehen mit Ihrem Kind einkaufen und Ihr Kind möchte unbedingt eine Tafel Schokolade.
- Stellen Sie sich vor, Sie haben auf Arbeit viel zu tun und ein Kollege meldet sich krank und Sie sollen dessen Arbeit übernehmen.
- Stellen Sie sich vor, Sie wollen früh auf Arbeit fahren und Ihr Auto springt nicht an bzw. Ihr Fahrrad hat einen Platten.

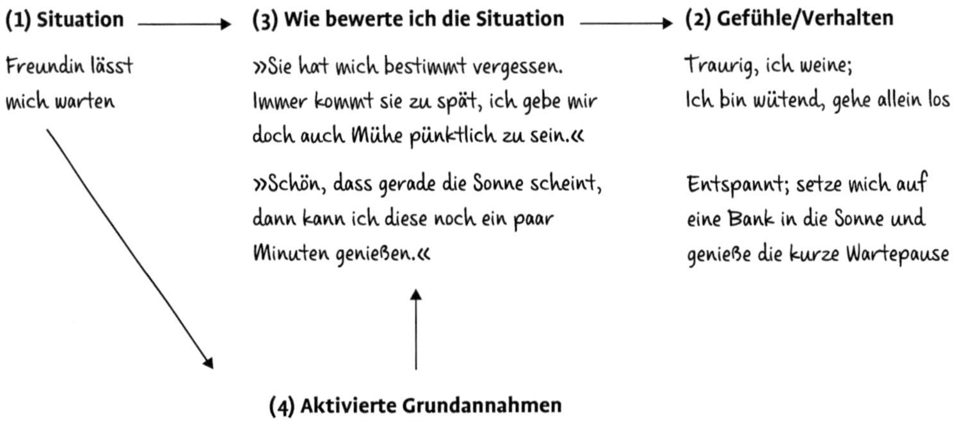

Abbildung 5.2 Herleitung des kognitiven Modells an einer Beispielsituation

Beispiel • Das kognitive Modell vermitteln

»Ich möchte im Folgenden mit Ihnen schauen, warum Sie sich in bestimmten Situationen depressiv / ängstlich / angespannt etc. fühlen. Als Ausgangspunkt möchte ich gern eine eher allgemeine Situation nehmen, die viele Menschen kennen, damit wir die möglichen Prozesse unbefangen anschauen können. Diesen Ausgangspunkt bezeichnen wir als Situation [*ganz links aufschreiben*]. Stellen Sie sich bitte vor, Sie sind mit einer eng befreundeten Person verabredet und diese kommt zu spät, ohne vorher anzurufen.

Was denken Sie, wie man sich in dieser Situation fühlen könnte bzw. was man machen könnte? [*alle Gefühle und Verhaltensweisen ganz rechts hinschreiben, sollte nur eine Reaktion benannt werden, dann nachfragen, was andere Personen Umfeldes machen / fühlen würden, ggf. selbst ergänzen*].

Was glauben Sie, wie kommt es dazu, dass Personen sich in ein und derselben Situation unterschiedlich fühlen bzw. unterschiedlich verhalten? [*alle Ideen in der Mitte aufschreiben; meistens gelingt es herauszuarbeiten, dass die Situation unterschiedlich bewertet wird oder dass unterschiedliche Vorerfahrungen vorliegen, hieraus kann dann die Bedeutung der Gedanken abgeleitet werden*].

Toll, was Ihnen alles eingefallen ist! Wir gehen in der Tat davon aus, dass die Art und Weise, wie wir eine Situation bewerten bzw. was uns in einer Situation durch den Kopf geht, damit zusammenhängt, wie wir uns fühlen. In unserem Beispiel kann ein Gedanke wie ›Sie hat mich bestimmt vergessen‹ dazu führen, dass man traurig wird. Ein anderer Gedanke, z. B. ›Immer kommt sie zu spät, ich gebe mir doch auch Mühe, pünktlich zu sein‹, führt demgegenüber eher dazu, dass man ärgerlich wird. Wenn ich allerdings denke, dass der anderen Person etwas passiert sein könnte, werde ich mich angespannt und besorgt fühlen. Des Weiteren kann ein Gedanke wie ›Schön, dass gerade die Sonne scheint, dann kann ich diese noch ein paar Minuten in Ruhe genießen‹ dazu führen, dass man in der gleichen Situation eher entspannt ist.

Welcher Gedanke uns in einer bestimmten Situation kommt, hängt auch von den Erfahrungen ab, die wir bisher in solchen oder ähnlichen Situationen gemacht haben. Diese werden in unserem Kopf als sogenannte Schemata oder Grundannahmen über uns und die Welt gespeichert [*in die Grafik hineinschreiben*]. Je häufiger wir bestimmte Erfahrungen machen und desto wichtiger uns die Person ist, mit der wir diese Erfahrung teilen, desto stabiler sind diese Annahmen.

Haben Sie dazu Fragen?«

Für viele Patient:innen ist die Sichtweise, dass Bewertungen der Situation bzw. Gedanken in Situationen mit unserem Fühlen und Handeln zusammenhängen können, neu und vielleicht auch erst einmal befremdlich. Daher sollten sich Therapeut:innen für diesen Aufklärungsschritt viel Zeit lassen und die Zusammenhänge im weiteren Verlauf an verschiedenen anderen Situationen des Patienten bzw. der Patientin verdeutlichen und auch entsprechende Hausaufgaben mitgeben.

Die grundlegende Idee des kognitiven Modells und damit die Bedeutung von Kognitionen für die Interpretation von Situationen kann auch auf spielerische Weise vermittelt werden. Therapeut:innen können zum Beispiel anhand jedem beliebigen Szenario die Frage stellen, welche Reaktionen 100 unterschiedliche Personen wohl auf diese Situation zeigen (s. Walen et al., 2011). Wichtig ist hierbei nicht, dass möglichst viele unterschiedliche emotionale oder Verhaltensmöglichkeiten genannt werden. Bereits eine genannte Reaktion, die sich von der der betroffenen Person im Therapieraum unterscheidet, reicht, um zu klären, dass eine unterschiedliche Verarbeitung bzw. Bewertung der Situation zu unterschiedlichen Reaktionen führen kann. Durch Fragen wie »Wie erklären Sie sich den Unterschied in den Reaktionen der Personen?« kann wiederum die Bedeutung der Bewertungen aufgezeigt werden.

5.2 Mögliche Probleme bei der Vermittlung des kognitiven Modells

Es hat sich bewährt, das ABC-Modell um die aktivierten Grundannahmen bzw. Einstellungen zu ergänzen, um zu verhindern, dass Betroffene das Gefühl haben: »Ich muss nur ein bisschen anders denken, dann habe ich keine psychische Störung mehr.« Dies kann sonst zu massiven Schuldgefühlen aufseiten von Patient:innen führen, insbesondere bei depressiven bzw. selbstunsicheren Menschen. Es ist wichtig, an dieser Stelle deutlich zu machen, dass es Gründe dafür gibt, warum sie so negativ, destruktiv bzw. dysfunktional denken. Allerdings kann dies auch dazu führen, dass Patient:innen denken, dass sie aufgrund der Vorerfahrungen keine Chance zur Veränderung von Gedanken haben und dadurch auch die Veränderungsmotivation sinkt. In solch einem Fall könnte es sich anbieten, die dazugehörige Grundannahme »Ich habe keinen Einfluss auf meine Gedanken« zu disputieren und durch deren Bearbeitung die Therapiemotivation zu steigern. Außerdem kann es in solchen Fällen hilfreich sein, zwischen der Entstehung und der Aufrechterhaltung von Beschwerden zu unterscheiden. Dabei ist es wichtig, den Betroffenen ihre Entscheidungsfreiheit darüber zu verdeutlichen, inwieweit sie weiterhin an den Sätzen aus ihrer Vergangenheit festhalten und sich auch in der Gegenwart durch die Vergangenheit bestimmen lassen wollen. In Anlehnung an Walen et al. (2011) lässt sich mit folgender Analogie arbeiten: »Stellen Sie sich vor, Sie hätten vor 20 Jahren toll Fußball spielen können [*synonym sind auch andere Tätigkeiten möglich*] und hätten dann 20 Jahre lang nicht mehr trainiert. Wie würde es Ihnen heute gehen, wenn Sie wieder spielen wollen? Wahrscheinlich hätten Sie keine Routine mehr und würden eher schlecht spielen. Ähnlich ist das mit Ihren Beschwerden. Sie haben vor 20 Jahren gelernt, dass Sie anderen nicht vertrauen können [*Erfahrungen der Patient:innen hier einsetzen*]. Wenn Sie das 20 Jahre nicht trainiert hätten, hätten Sie heute kaum mehr diesen Gedanken. Durch das wiederholte Training hat sich dieser Gedanke aber verfestigt und aufrechterhalten.«

Für einige Patient:innen ist es basierend auf der oben beschriebenen Modellannahme schwierig, sich vorzustellen, dass zwischen Situation und Gefühl bzw. Verhalten noch ein Gedanke stattfindet (»Mir geht da nichts durch den Kopf«). Hier ist es wichtig zu verdeutlichen, dass diese Gedanken automatisch und sehr schnell ablaufen können, basierend auf entsprechenden Vorerfahrungen, und uns deshalb nicht immer bewusst sind (s. Kasten).

Beispiel • Verdeutlichen des automatischen Ablaufs mancher Gedanken

»Sie können sich diesen Ablauf ähnlich vorstellen wie beim Autofahren, wahrscheinlich denken Sie hier auch nicht die ganze Zeit, ›Ich muss in den vierten Gang schalten‹ bzw. ›Ich muss auf die Bremse treten‹. Dadurch, dass Sie diese Abläufe gut geübt haben und Sie viel Erfahrung damit haben, gibt es in Ihrem Gehirn zwar diesen Gedanken und das damit einhergehende Verhalten, aber Sie müssen ihn nicht mehr bewusst denken. Wenn Sie an die erste Situation denken, als Sie in einem Auto saßen, da haben Sie sich viele Gedanken viel bewusster gemacht, oder? Das bedeutet, dass Sie mit Ihrer Art zu reagieren viel Erfahrung im Leben gemacht haben und deshalb nicht mehr bewusst darüber nachdenken müssen. Daher ist es unsere Aufgabe, zunächst erst einmal diese automatisierten Gedanken wieder bewusster zu machen, um sie dann im weiteren Verlauf verändern zu können.«

5

Ein weiteres Problem, das auftreten kann, ist, dass Patient:innen die Veränderung der Gedanken mit dem sogenannten »positiven Denken« und der »rosaroten Brille« gleichsetzen. Es ist wichtig zu verdeutlichen, dass nicht das positive Denken Ziel der kognitiven Umstrukturierung ist. Bei vielen Erfahrungen in unserem Leben sind kritische Gedanken und damit einhergehende Gefühle und Verhaltensweisen völlig situationsangemessen und geben uns Hinweise bzgl. zugrundeliegender Bedürfnisse (Eismann & Lammers, 2017). Hierbei ist es wichtig, zu verdeutlichen, dass die Kognitive Therapie eine Entscheidungsfreiheit ermöglichen will, wie und auch wie lange sich Betroffene entsprechend fühlen bzw. verhalten möchten. Darüber hinaus hilft an dieser Stelle als Beispiel die Unterscheidung zwischen destruktivem und funktionalem Optimismus (s. Kasten).

Beispiel • Destruktiver vs. funktionaler Optimismus

»Es gibt optimistische Menschen, die meist positiv in die Zukunft schauen und davon ausgehen, dass anstehende Probleme schon gut für sie ausgehen werden. Wenn diese daraufhin unkontrollierbare Risiken eingehen (z. B. zur Prüfung gehen, ohne zu lernen, Autofahren ohne Anschnallen) kann das langfristig zu Schwierigkeiten führen und ist somit eher destruktiv. Sinnvoller ist es hierbei, bei allem Optimismus auch eine gewisse Vorsorge zu betreiben, z. B. bei Mitteilung einer medizinischen Diagnose zwar davon ausgehen, dass alles gut ausgehen wird, sich aber dennoch an die Anweisungen der Ärzt:innen halten und auch Vorsorgemaßnahmen in Anspruch nehmen. Das ist dann funktional.«

Des Weiteren kann es sein, dass Patient:innen nachfragen, wieso an verschiedenen Tagen in der gleichen Situation ganz unterschiedliche Bewertungen und damit einhergehende Reaktionen auftreten können. Meist können sie an dieser Stelle auf Nachfrage leicht abrufen, dass sie dann eine unterschiedliche innere Situation aufweisen, z. B. in Abhängigkeit von der zugrundeliegenden Anspannung. Dies kann im Modell ergänzt werden. Den Betroffenen kann dann zurückgemeldet werden, dass in unterschiedlichen inneren Situationen andere automatische Gedanken bzw. Grundannahmen aktiviert werden. Wichtig ist auch, dass Patient:innen nachvollziehen können, dass ausgelöste Emotionen / Verhaltensweisen auch wieder als innere Situation wirken können und andere automatische Gedanken bzw. Grundannahmen aktivieren können. Damit ist z. B. erklärbar, warum Patient:innen zunächst traurig reagieren und später in der gleichen äußeren Situation ärgerlich.

5.3 Psychoedukation zu kognitiven Fehlern

Basierend auf der Theorie von Beck (s. Abschn. 2.2) kommt kognitiven Fehlern eine wichtige Bedeutung bei der Entstehung und Aufrechterhaltung psychischer Störungen zu. Kognitive Fehler haben dabei eine Auswirkung auf die Wahrnehmung von Informationen. Die ausführliche Erläuterung der verschiedenen kognitiven Fehler kann sehr zeitraubend sein, daher empfiehlt es sich, diese in der Therapiestunde lediglich anhand eines Beispiels zu verdeutlichen. Für die vertiefende Auseinandersetzung bietet es sich an, Materialien bereitzuhalten und diese als Hausaufgabe mitzugeben (Tab. 5.1; s. auch **AB 3** »Beispiele für kognitive Fehler«). Dabei sollen in der letzten Spalte Beispiele für eigene kognitive Fehler in der entsprechenden Kategorie gefunden werden. Die ausgefüllte Tabelle kann dann in der kommenden Sitzung nachbesprochen werden. Es sollte durchaus betont werden, dass die verschiedenen Arten kognitiver Fehler teilweise nicht so leicht voneinander zu trennen sind und dass es wichtiger ist, überhaupt zu erkennen, dass es sich um irgendeine Art von kognitivem Fehler und damit verzerrter Informationsverarbeitung handeln könnte. Patient:innen kann außerdem verdeutlicht werden, dass Gedanken, die kognitive Fehler beinhalten, sehr gut trainiert sind und daher automatisiert ablaufen. Letzteres wiederum kann der Grund sein, weshalb es anfangs schwerfallen kann, diese im alltäglichen Denken zu identifizieren.

Tabelle 5.1 Beispiele für kognitive Fehler (in Anlehnung an Dobson, 2012; Mühlig & Poldrack, 2011; Wright et al., 2006)

Kognitiver Fehler	Beschreibung	Beispiel
Übergeneralisierung	Ist es in einem Fall zutreffend, dann gilt es auch für alle anderen, ähnlichen Situationen.	»Ich falle einmal durch eine Prüfung, dann werde ich immer durch Prüfungen fallen.«
Selektive Wahrnehmung	Es wird lediglich ein Aspekt einer Situation betrachtet, andere wichtige Dinge werden vernachlässigt.	»Ich ärgere mich, weil eine befreundete Person mich nicht wie versprochen angerufen hat – ich bin ihr unwichtig –, übersehe aber, dass sie sonst Verabredungen einhält, wir viel Spaß zusammen haben …«
Katastrophisieren	Es wird immer das Schlimmste angenommen.	»Wenn ich gleich meinen Vortrag halte, werde ich stottern und mir wird nichts mehr einfallen …«
Personalisieren	Es wird davon ausgegangen, dass man selbst immer im Mittelpunkt der Aufmerksamkeit steht.	»Wenn andere in meiner Gegenwart lachen, geht es immer darum, dass ich etwas Peinliches getan habe.«
Absolutes Denken (Schwarz-Weiß, Alles-oder-Nichts)	Erfahrungen lassen sich nur zwei sich ausschließenden Kategorien zuordnen.	»Entweder es läuft perfekt oder ich habe versagt.«
Vergrößern / Verkleinern	Die Bedeutung eines Ereignisses wird über- bzw. unterschätzt.	»Dass mich ein Kollege nicht grüßt, ist sehr bedeutsam; dass ich von meiner Chefin gelobt werde, hat nicht viel zu bedeuten.«
Willkürliches Schlussfolgern	Es wird ein Schluss gezogen, ohne dass hinreichend Beweise vorliegen, teilweise sogar trotz gegenteiliger Erfahrungen.	»Wenn ich beim Spielen nicht gewinne, bin ich ein Versager.« (Es wird nicht realisiert, dass beim Spielen und Gewinnen auch Glück sowie die Schwierigkeit der Aufgabe zu beachten sind; darüber hinaus werden frühere Erfolge bei der Schlussfolgerung nicht berücksichtigt.)
Gedankenlesen	Vorhersagen, was andere Leute denken	»Weil mich mein Kollege so anschaut, weiß ich, dass er denkt, ich habe meinen Job nicht verdient.«
Emotionales Schlussfolgern	Es werden Schlussfolgerungen basierend auf Gefühlen gezogen.	»Weil ich mich vor der Prüfung schlecht fühle, wird es auch schlecht laufen.«

5.4 Ergänzungen zur Vermittlung des kognitiven Modells

Ergänzt werden kann die Vermittlung des kognitiven Modells durch Übungen in der Therapiesitzung (z. B. Imagination, Rollenspiel oder die Beobachtung von Gefühlen bei der Vorgabe unterschiedlicher Gedankenszenarien). Des Weiteren sollten immer auch Übungen zur Analyse von verschiedenen individuellen Situationen bezogen auf das vermittelte Modell als Hausaufgabe mitgegeben werden.

In Abhängigkeit von Symptomatik und therapeutischer Beziehung können auch Empfehlungen für allgemeine oder symptomspezifische Selbsthilfebücher zum Nachlesen bzw. Durcharbeiten (s. Anhang) mitgegeben werden. Es empfiehlt sich, Patient:innen einzelne Kapitel und Übungen mitzugeben und zu Beginn der nächsten Stunde Raum zur Nachbesprechung einzuplanen.

6 Identifizieren dysfunktionaler Kognitionen

Nachdem Patient:innen mittels Psychoedukation ein Verständnis für die Bedeutung von Gedanken bei der Entstehung und Aufrechterhaltung ihrer Symptomatik bekommen haben, sollten in einem nächsten Schritt automatische Gedanken in einzelnen Situationen identifiziert werden (s. Abschn. 6.1). Aufbauend darauf lassen sich dann stabile Grundannahmen explorieren. Zur Identifikation stabiler Grundannahmen eignen sich weitere Techniken, die in Abschnitt 6.2 vorgestellt werden.

6.1 Identifizieren automatischer Gedanken in konkreten Problemsituationen

Automatische Gedanken sind Gedanken, die basierend auf stabilen Grundannahmen in einer aktuellen Situation aktiviert werden und zu Emotionen und / oder Verhaltensweisen führen (s. Kap. 1). Ihnen kommt eine große Bedeutung bei der Entstehung und Aufrechterhaltung psychischer Störungen zu, daher gehört das Identifizieren und spätere Verändern automatischer Gedanken zu den Basisaufgaben der kognitiven Umstrukturierung. Neben der Exploration durch Befragung der Patient:innen lassen sich weitere Techniken nutzen, um automatische Gedanken eines Patienten bzw. einer Patientin zu identifizieren (s. Kasten). Das konkrete Vorgehen bei den einzelnen Techniken wird im Folgenden genauer beschrieben.

Möglichkeiten zur Identifikation automatischer Gedanken

(1) Situationsanalysen von vergangenen Problem- und Gesprächssituationen in der Therapiesitzung
(2) Imaginationsübungen oder Rollenspiele von fiktiven oder auch vergangenen Situationen
(3) Achtsamkeitsübungen
(4) Fragebögen
(5) Tagebücher

(1) Automatische Gedanken in Problem- und Therapiesituationen direkt erfragen
Die zunächst einfachste Variante der Identifikation automatischer Gedanken ist die direkte Befragung anhand von Beispielsituationen mithilfe der Gesprächstechnik des Konkretisierens. Hierbei sollen Patient:innen, angeleitet durch Therapeut:innen, eine typische Problemsituation schildern und dabei auf Gedanken in der Situation achten sowie diese detailliert beschreiben. Im folgenden Kasten sind mögliche Fragen hierzu aufgelistet.

Beispiel • Mögliche Fragen zur Exploration automatischer Gedanken durch direktes Befragen

- »Was ging Ihnen in der Situation durch den Kopf?«
- »Was haben Sie in diesem Moment zu sich selbst gesagt?«
- »Waren Sie sich irgendwelcher Gedanken bewusst?«
- »Was hinderte Sie daran, sich so zu fühlen und zu verhalten, wie Sie es wollten?«
- »Welche Vorstellungen / Befürchtungen hatten Sie in dem Moment?«
- »Was hat Sie daran so sehr deprimiert, geängstigt bzw. geärgert?«
- »Was haben Sie zu sich gesagt, bevor das passiert ist?«

Auswahl von Problemsituationen. Zur Exploration automatischer Gedanken empfehlen sich spezifische, aber typische Situationen aus der jüngsten Vergangenheit, die eng mit dem problematischen Gefühl oder Verhalten einhergehen. Hierzu bietet es sich an, Patient:innen nach der Psychoedukation bereits eine Hausaufgabe zum Sammeln typischer Problemsituationen mitzugeben. Wichtig ist, dass sich Betroffene möglichst gut an die Situation erinnern können und diese selbst mit dem problematisierten Verhalten in Verbindung bringen.
Nutzen von therapeutischen Gesprächssituationen. Automatische Gedanken lassen sich darüber hinaus auch direkt im Gespräch erfassen. Dabei können momentane Veränderungen des Gefühlszustandes bzw. der Gefühlsbeschreibungen (sog. »mood shifts«) – teilweise nur sichtbar durch Veränderung des non-verbalen Verhaltens – als Hinweis darauf dienen, an der entsprechenden Stelle direkt nachzufragen, was Patient:innen in dieser Situation durch den Kopf ging. Wenn beispielsweise ein:e Patient:in bei der Beschreibung der familiären Situation plötzlich traurig oder ärgerlich wird, kann das Spiegeln des entsprechenden Gefühls (»Ich merke, dass Sie gerade traurig bzw. ärgerlich werden …«) einhergehend mit der Exploration der zugrunde liegenden Gedanken (»Was genau ging Ihnen gerade durch den Kopf?«) helfen, automatische Gedanken in der Therapiesitzung zu erheben.
Schriftliche Situationsanalysen. Zur besseren Veranschaulichung können schriftliche »Situationsanalysen« sinnvoll sein, die neben den Gedanken auch die Situation, Gefühle, körperliche und verhaltensbezogene Reaktionen visuell zusammenfassen. Durch das Aufschreiben, insbesondere der Gedanken, wird gleichzeitig eine tiefergehende Be-

schäftigung mit diesen Inhalten aktiviert und eine spätere Veränderung erleichtert. Im Allgemeinen bietet sich als Visualisierungsmöglichkeit eine Spaltentechnik an. Eine einfache Variante (das ABC-Modell) kennen Patient:innen schon aus der Psychoedukation. Dabei wird in der ersten Spalte die Situation zusammenfassend beschrieben, in der zweiten Spalte werden die automatischen Gedanken gesammelt und in der dritten die Gefühle und die einhergehenden Verhaltensweisen erfasst. Bezüglich der Emotion kann auch deren jeweilige Stärke erfasst werden, bei der Situation kann auch zwischen äußerer und innerer Situation unterschieden werden. Ergänzend kann eine weitere Spalte auch für die identifizierten kognitiven Fehler verwendet werden.

Weiteres Vorgehen. Unterstützt wird die direkte Exploration automatischer Gedanken durch die Methode des geleiteten Entdeckens. Dabei hilft es, wenn Therapeut:innen den Fokus der Exploration immer wieder auf eine spezifische zu analysierende Problemsituation und alle damit einhergehenden automatischen Gedanken lenken (dies ist günstiger als die Identifikation eines automatischen Gedankens in möglichst vielen Problemsituationen). Da Patient:innen sich häufig mit ein bis zwei exlorierten Gedanken zufriedengeben, ist es von Bedeutung, dass Therapeut:innen an dieser Stelle vorsichtig und mittels der Haltung der sokratischen Gesprächsführung (s. Kap. 4) immer wieder nachhaken, ohne bloßzustellen oder zu drängen. Dabei können auftretende Gefühle bei Patient:innen und deren Nachvollziehbarkeit durch Therapeut:innen als Indikatoren für »den richtigen« Weg bei der Exploration dienen. Des Weiteren kann es helfen, sich als Therapeut:in in die entsprechende Situation empathisch einzufühlen und eigene automatische Gedanken anzubieten (z. B. »Wenn ich mir vorstelle, ich wäre in Ihrer Situation, würde ich denken, dass … Ging Ihnen so etwas auch durch den Kopf?«). Hilfreich sind auch Fragen wie »Was haben Sie in diesem Moment über sich selbst gedacht?«.

Ein wichtiger Aspekt bei der Identifikation automatischer Gedanken ist das wiederholte Sichtbarmachen eines individuellen Musters aus kognitiven Fehlern (s. Abschn. 5.3) für Patient:innen, da diese selbst oft blind für diese gedanklichen Verzerrungen sind. Nach entsprechender Psychoedukation lässt sich dies in die Besprechung der Situationsanalysen einbauen.

Kriterium für das Beenden der Identifikation automatischer Gedanken. Das Identifizieren automatischer Gedanken kann dann beendet werden, wenn der / die Therapeut:in den Eindruck hat, dass er / sie die Situation in die damit einhergehende Reaktion in Gänze nachvollziehen kann. Basierend auf dem kognitiven Modell sollte sich der Therapeut bzw. die Therapeutin fragen, ob basierend auf den explorierten automatischen Gedanken die Reaktionen des Betroffenen erklärbar erscheinen.

(2) Unterstützung der Exploration durch Imaginationsübungen und Rollenspiele

Emotionen können helfen die Erinnerungsfähigkeit an Situationen, in denen automatische Gedanken exploriert werden sollen, zu verbessern (z. B. Talarico et al., 2009) und können daher durch Imaginationsübungen oder Rollenspiele angesprochen werden. Der Fokus der Imagination bzw. des Rollenspiels sollte darauf liegen, dass sich Patient:innen so fühlen wie in der eigentlichen Situation, sodass dadurch automatische Gedanken leichter zugänglich sind. Hierbei sind aktuelle Situationen aus dem Hier und

Jetzt zur Identifikation automatischer Gedanken besser geeignet als länger zurückliegende Erinnerungen. Um besser in der erinnerten Situation bleiben zu können, erfolgt erst nach der Übung eine Nachbesprechung zu den automatischen Gedanken. Vor der Nachbesprechung empfiehlt es sich, ein Rating der Realitätsnähe der entsprechenden Situation einzuholen.

Sowohl für Imaginationsübungen als auch für Rollenspiele ist zu berücksichtigen, dass Patient:innen in der Lage sind, die durch die Übung hervorgerufene Emotion so weit zu regulieren, dass eine effektive Bearbeitung der Situation (hier mit Fokus auf die Identifizierung der einhergehenden Gedanken) möglich ist. Insbesondere bei Patient:innen mit hoher Dissoziationsneigung im Allgemeinen, bei solchen mit Posttraumatischer Belastungsstörung, Borderline-Persönlichkeitsstörung oder paranoiden Persönlichkeitsakzentuierungen sollten diese beiden Explorationstechniken daher nicht bzw. nur eingeschränkt eingesetzt werden.

Imaginationsübungen. Imaginationsübungen helfen, sich noch einmal bewusst in die Problemsituation zurückzuversetzen, und erleichtern damit das Wiedereinfühlen in die Situation und das Erinnern an damit einhergehende Gedanken. Wenn Imaginationsübungen eingesetzt werden, sollten Therapeut:innen diese Technik zunächst kurz erklären. Während der Imagination ist es wichtig, dass der Therapeut bzw. die Therapeutin ruhig, empathisch und entspannt die Instruktionen gibt, um Patient:innen Sicherheit zu signalisieren. Zunächst sollte die Erinnerung geleitet durch Fragen des Therapeuten bzw. der Therapeutin nach der Situation (z. B. »Wer war dabei? Was haben die anderen gemacht? Wo hat das Ganze stattgefunden? Gab es einen bestimmten Geruch, Geschmack oder Geräusche, die mit der Situation einhergingen?«) möglichst plastisch durch den Patienten bzw. die Patientin beschrieben werden. Anschließend sollen Patient:innen wiederholt zu den Gedanken vor, in und nach der Situation detailliert befragt werden. Es empfiehlt sich, im Zeitlupentempo (»remote recall«) vorzugehen. Die Antworten werden vom Therapeuten bzw. der Therapeutin dokumentiert und anschließend nachbesprochen. Zur vertiefenden Beschäftigung mit Imaginationen im Rahmen der Verhaltenstherapie sei verwiesen auf Kirn et al. (2015).

Rollenspiele. Des Weiteren können Rollenspiele zur Aktivierung von Emotionen und damit einhergehenden Kognitionen angewendet werden, allerdings bedürfen diese eines höheren Zeitaufwands zur Vorbereitung. Die Verwendung von Rollenspielen empfiehlt sich insbesondere dann, wenn zwischenmenschliche Situationen mit der emotionalen Belastung einhergehen und die Patient:innen nur schwer beschreiben können, was konkret sie in der jeweiligen Situation belastet. Beim Rollenspiel übernimmt der Therapeut bzw. die Therapeutin eine Rolle im Leben des Patienten bzw. der Patientin innerhalb einer typischen Problemsituation. Dabei muss vor der Durchführung des Rollenspiels der mögliche Effekt auf die therapeutische Beziehung geklärt werden. Wichtig für die Klärung ist insbesondere, ob der Patient bzw. die Patientin versteht, dass nur eine Rolle gespielt wird und der Therapeut bzw. die Therapeutin nicht die antizipierten Einstellungen der zu spielenden Person teilt. Für die Nachbesprechung ist eine Videoaufnahme des Rollenspiels hilfreich, um auf spezifische Aspekte der Situation und die damit einhergehenden Gedanken in Ruhe eingehen und emotionale Veränderungen durch das Videofeedback für den Patienten bzw. die Patientin anschaulich machen zu können. Für eine weiterführende Beschäftigung mit Rollenspielen in der Verhaltenstherapie sei verwiesen auf Dumpert und Schaller (2017).

(3) Unterstützung der Exploration automatischer Gedanken durch Achtsamkeitsübungen
Sollte ein Patient bzw. eine Patientin einen schlechten Zugang zu seinen automatischen Gedanken bekommen und nur wenige Gedanken in Problemsituationen bzw. Übungen benennen können, kann es helfen, durch Achtsamkeitsübungen die Beobachtungsfähigkeit zu steigern und gleichzeitig diese Übungen zu nutzen, um dabei auftretende automatische Gedanken zu identifizieren. Hierbei sollen sich Patient:innen zunächst auf ihren Atem konzentrieren und diesen achtsam wahrnehmen. Dabei wird es mit hoher Wahrscheinlichkeit zu typischen automatischen Gedanken kommen (z. B. »Mache ich das richtig?«, »Was will der Therapeut bzw. die Therapeutin von mir?«, »Was muss ich nachher alles noch erledigen?«). Während der Übung können diese Gedanken aufgegriffen werden und der Patient bzw. die Patientin wird instruiert, diese Gedanken zu beobachten (»Vielleicht gehen Ihnen jetzt Gedanken durch den Kopf, wie … Bitte beobachten Sie diese Gedanken, ohne sie zu beeinflussen. Nehmen Sie wahr, was mit diesen Gedanken passiert, wenn Sie sich achtsam beobachten«). Patient:innen können so durch verschiedene Instruktionen motiviert werden, die aufkommenden Gedanken genau zu betrachten (z. B. »Schreiben Sie die aufkommenden Gedanken in der Vorstellung auf ein Blatt Papier. Betrachten Sie das Geschriebene von allen Seiten«, »Stellen Sie sich die Gedanken als eine Lokomotive vor. Schauen Sie sich die Lokomotive von allen Seiten genau an«). In der Nachbefragung werden dann durch gezieltes Nachfragen automatische Gedanken identifiziert, die im Folgenden disputiert bzw. verändert werden können.

Es kann sich lohnen, diese kurze Übung in den ersten 5 Minuten jeder Therapiesitzung zu wiederholen, um die generelle Beobachtungsfähigkeit für gedankliche Prozesse zu erhöhen. Darüber hinaus kann diese Übung auch vor Situationsanalysen zur Schulung der Fokussierung auf Gedanken eingesetzt werden.

(4) Unterstützung der Exploration durch Fragebögen
Als weitere Technik zur Identifikation automatischer Gedanken bzw. als Unterstützung bei Schwierigkeiten in der Benennung automatischer Gedanken, können störungsspezifische und diagnoseübergreifende Fragebögen eingesetzt werden.

Fragebögen zur Erfassung störungsspezifischer Gedanken. Die folgende Tabelle 6.1 gibt einen Überblick über Fragebögen zur Erfassung typischer störungsspezifischer Kognitionen.

Tabelle 6.1 Beispiele für Fragebögen zur Erfassung von störungsspezifischen Kognitionen (in Anlehnung an Hoyer & Chaker, 2009)

Störungsbereich	Fragebogen
Depression	*Skala dysfunktionaler Einstellungen* (DAS; dt. Version: Hautzinger et al., 2005) *Cognition Checklist* (CCL; dt. Version: Tönnies, 1994)
Panikstörung	*Agoraphobic Cognitions Questionnaire* als Teil des Fragebogens zu körperbezogenen Ängsten, Kognitionen und Vermeidung (dt. Version: Ehlers et al., 2001) *Pain Catastrophizing Scale* (dt. Version: Meyer et al., 2008)
Generalisierte Angststörung	*Anxious Thoughts Inventory* (AnTI; Wells, 1994) *Meta-Kognitions-Fragebogen* (dt. Version: Hoyer & Möbius, 2003)
Soziale Phobie	*Skala »Angst vor negativer Bewertung«* (SANB; dt. Version: Vormsbrock & Neuser, 1983; *SANB-5 Kurzskala*; Kemper et al., 2011) *Fragebogen zu sozialphobischen Kognitionen* (dt. Version: Stangier et al., 2009)
Posttraumatische Belastungsstörung	*Fragebogen zu dysfunktionalen Kognitionen* (FDK; Steil, 2003) *Posttraumatic Cognitions Inventory* (PTCI; Foa et al., 1999, dt. Version: Müller et al., 2010)
Essstörung	*FEDK – Fragebogen zur Erfassung dysfunktionaler Kognitionen bei Essstörungen* (Legenbauer & Vocks, 2006) *Erfassung dysfunktionaler Kognitionen zum Body Checking* (BCCS; dt. Version: Neubauer et al., 2010)
Somatoforme Störungen	*Fragebogen zu Körper und Gesundheit* (Hiller et al., 1997) *Quantifizierungs-Inventar für somatoforme Syndrome* (QUISS; Wedekind & Bandelow, 2009)
Zwangsstörungen	*Hamburger Zwangsinventar* (HZI; Zaworka et al., 1983; HZI-K; Klepsch et al., 1993) *Obsessive-Beliefs Questionnaire – Deutsche Version* (OBQ-D; Ertle et al., 2008)

Diagnoseübergreifende Fragebögen zur Erfassung automatischer Gedanken. Neben den störungsspezifischen Instrumenten können auch folgende diagnoseübergreifende Fragebögen eingesetzt werden:

Fragebogen zur Erfassung negativer und positiver automatischer Gedanken. Das am häufigsten eingesetzte Instrument zur Identifikation automatischer Gedanken ist der *Frage-*

bogen zur Erfassung negativer automatischer Gedanken (ATQ; dt. Version von Hautzinger, 1980). Dieser erfasst mit 30 Items die Auftretenshäufigkeit verschiedener automatischer Gedanken (z. B. »Ich kann nichts zu Ende bringen«, »Ich halte das nicht mehr aus«) mittels einer fünfstufigen Ratingskala (von »überhaupt nicht« bis »fortwährend«). Dieser Fragebogen wird vorrangig bei depressiven Patient:innen eingesetzt, die erhobenen automatischen Gedanken können aber auch bei anderen Störungen auftreten. Kritisch weisen Richter und Richter (1995) darauf hin, dass durch den ATQ eher die Bedeutung eines automatischen Gedankens für den Patienten bzw. die Patientin und nicht die tatsächliche Auftretenshäufigkeit erhoben wird. Inzwischen liegt eine überarbeitete Version des Fragebogens vor (ATQ-R; dt. Version: Pössel et al., 2005), der neben negativen auch positive automatische Gedanken umfasst. Es empfiehlt sich, den Fragebogen als Ausgangspunkt für eine weiterführende Exploration basierend auf den oben beschriebenen Methoden zu verwenden (z. B. »Können Sie mir eine Situation in der letzten Woche beschreiben, in denen Ihnen Gedanke X durch den Kopf gegangen ist?«). 6

Hamburger Kognitionsinventar. Störungsübergreifend kann auch das *Hamburger Kognitionsinventar* (HAKI; Tönnies, 1997) zur Erfassung automatischer Gedanken eingesetzt werden, das basierend auf dem Inventar zur Selbstkommunikation bei Erwachsenen (Tönnies, 1994) entwickelt wurde. Erfasst werden drei Standard-Skalen zu positiven Kognitionen (Selbstzufriedenheit und -ermutigung, positive psychische Befindlichkeit) sowie drei Standard-Skalen zur negativen Kognition (Selbstunzufriedenheit und -entmutigung, negative psychische Befindlichkeit). Darüber hinaus gibt es Zusatzskalen: zwei Skalen zu positiven Kognitionen (Wertschätzung anderer, positive psychosomatische Befindlichkeit) sowie vier Skalen zu negativen Kognitionen (Geringschätzung anderer, negative psychosomatische Befindlichkeit, Selbstkritik und -kontrolle). Dabei liegt der Fokus der Auswertung auf dem Verhältnis positiver vs. negativer Kognitionen und nicht auf dem Vergleich zu einer Norm.

(5) Unterstützung der Exploration durch Tagebücher

Als Hausaufgaben zur weiterführenden Exploration automatischer Gedanken bietet sich an, Patient:innen typische Problemsituationen in der Zeit bis zur nächsten Therapiestunde beobachten und in Form eines Tagebuchs / Protokolls dokumentieren zu lassen. Dabei sollen typische Problemsituationen aufgesucht und die auftretenden Gedanken genau notiert werden. Dieses Vorgehen kann auch als beobachtendes Verhaltensexperiment bezeichnet werden, bei dem keine bewusste Veränderung der Situation erfolgt, sondern Patient:innen »lediglich« die bisher explorierten automatischen Gedanken überprüfen und ggf. ergänzen sollen. Darüber hinaus können Patient:innen als Hausaufgabe ein Tagebuch führen, in dem sie bestimmte Gefühle und damit einhergehende Gedanken bzw. einen bestimmten Gedanken in verschiedenen Situationen protokollieren. Für letzteres empfiehlt sich das Mitgeben eines gemeinsam vorbereiteten Protokolls oder die Verwendung von vorgegebenen Protokollen (z. B. bei Fehm & Helbig, 2008).

Angelehnt an den Forschungsansatz des »Ecological momentary assessment« (Stone & Shiffman, 1994) bietet es sich außerdem an, automatische Gedanken nicht nur in vorgegebenen Problemsituationen zu erfassen, sondern unverzerrt und »live« im natürlichen Umfeld. Eine Möglichkeit der Umsetzung bietet folgende Hausaufgabe: »Bitte stellen Sie sich Ihren Handywecker so, dass er z.B. alle 30 Minuten klingelt. Wenn Ihr Wecker klingelt, dann notieren Sie jeweils, in welcher Situation Sie sich gerade befinden (Situation), was Sie gerade machen (Verhalten), was Sie denken (Gedanken), wie Sie sich fühlen (Gefühle) und welche körperlichen Wahrnehmungen (Körper) es gibt.«

6.2 Identifizieren stabiler Grundannahmen

Grundannahmen sind zeitliche stabile Annahmen, Einstellungen oder Glaubenssätze über sich, andere und die Welt (s. Abschn. 1.2). Aufgrund ihrer Bedeutung für die Entstehung und Aufrechterhaltung pathologischen Verhaltens ist es bedeutsam, diese grundlegenden Einstellungen, Annahmen oder Glaubenssätze zunächst zu identifizieren, um sie später nutzen bzw. verändern zu können. Stabile Grundannahmen können durch die bei den automatischen Gedanken beschriebenen Techniken der direkten Befragung, aber auch durch Imagination und Rollenspiele erfasst werden. Darüber hinaus gibt es jedoch spezifische Fragetechniken und Fragebögen, die zur Exploration stabiler Grundannahmen herangezogen werden können (s. Kasten). Es ist möglich, dass die Identifikation stabiler Grundannahmen nicht im ersten Versuch gelingt, da diese den Patient:innen selten direkt zugänglich sind. Hier bedarf es oft mehrerer Anläufe über verschiedene Problemsituationen hinweg bzw. durch die Verwendung verschiedenster Techniken. Bevor die Identifikation dysfunktionaler Grundannahmen allerdings beginnt, empfehlen sich einige Vorbereitungen.

Möglichkeiten zur Identifikation stabiler Grundannahmen

- direkte Exploration durch Befragung
- Identifikation über Muster automatischer Gedanken
- Lebensrückblick
- Fragebögen

Vorbereitung

Stabile Grundannahmen sind gewissermaßen als Schlüssel für dysfunktionales Verhalten zu betrachten. Von vielen Patient:innen kann daher das Erfragen solcher Annahmen als Hinterfragen der eigenen Person erlebt werden, was wiederum mit negativen Emotionen oder Reaktanz einhergehen kann. Daher ist es wichtig, sich und den Patienten bzw. die Patientin vor der Identifizierung der Grundannahmen vorzubereiten.

Voraussetzungen. Eine stabile therapeutische Beziehung, bei der sich Patient:innen der generellen Wertschätzung und Empathie des Therapeuten bzw. der Therapeutin sicher sein kann, ist bei diesem Vorgehen noch einmal mehr eine notwendige Grundvoraussetzung. Therapeut:innen sollten genau auf die emotionalen Reaktionen des Patienten bzw. der Patientin bei der Identifikation achten sowie ggf. transparent und empathisch die Notwendigkeit des Vorgehens wiederholen. Dafür ist es erforderlich, dass Patient:innen im Vorfeld verstanden hat, warum dieses Vorgehen eingesetzt wird, d. h. es muss im Rahmen eines individuellen Erklärungsmodells deutlich werden, welche Bedeutung stabile Grundannahmen für die Entstehung und Aufrechterhaltung der Beschwerden haben (s. »Das kognitive Modell vermitteln«, Abschn. 5.1). Bei diesem Vorgehen ist es für Therapeut:innen essenziell nötig, Wissen über typische zugrunde liegende dysfunktionale Grundannahmen verschiedener Störungen zu haben.

Zeitpunkt der Bearbeitung. Bevor eine Identifikation stabiler Grundannahmen begonnen wird, sollten sich Therapeut:innen die Frage stellen, ob und inwiefern eine Bearbeitung der Grundannahmen zum jetzigen Zeitpunkt möglich und hilfreich ist. Hierbei hat es sich generell bewährt, die Bearbeitung und somit auch die Identifikation von Grundannahmen nicht an den Anfang einer Behandlung zu setzen, da Patient:innen hier oft noch von akuten Symptomen zu stark beeinträchtigt sind. Ebenso wenig sollte dies am Ende einer Behandlung geschehen, wenn weniger dysfunktionale automatische Gedanken präsent sind, um einen guten Einstieg in die Exploration der Grundannahmen zu haben. Vielmehr scheint die Mitte der Behandlung ein eher günstiger Zeitpunkt zu sein, wenn Patient:innen schon Erfolgserlebnisse in der Bearbeitung automatischer Gedanken bzw. eine andere Form der Reduktion ihrer Symptome erlebt haben, aber noch nicht soweit »gesund« ist, um keine hinreichende Begründung mehr für das Vorgehen zu haben.

Auswahl der Grundannahmen. Therapeut:innen sollten schon vor der eigentlichen Identifikation Hypothesen haben, welche dysfunktionalen Grundannahmen im individuellen Fallkonzept für den Patienten bzw. die Patientin bedeutsam sind. Damit haben Therapeut:innen eine Art Kompass, um sich auf den Weg zu den zugrunde liegenden Annahmen zu machen und so beim Vorgehen nicht die Orientierung zu verlieren. Außerdem sollten Therapeut:innen kritisch hinterfragen, wie nützlich die Identifikation stabiler Grundannahmen für den Patienten bzw. die Patientin bezüglich der individuellen Symptomatik tatsächlich ist. Hierbei können Fragen helfen wie: »Welchen Nutzen hat es für den Patienten bzw. die Patientin / die Therapie, diese stabile Grundannahmen zu kennen?«, »Will und kann ich diese stabile Grundannahmen mit diesem Patienten bzw. dieser Patientin bearbeiten?«, »Welche Konsequenzen hat das für den weiteren Verlauf der Behandlung?«, »Welche Möglichkeit zur Identifikation dieser Grundannahme ist für mich und diesen Patienten bzw. diese Patientin die Beste?«

Identifikation stabiler Grundannahmen durch Befragung

Therapeut:innen ist bei der Exploration zu empfehlen, die gebildeten Hypothesen über zugrunde liegende stabile Grundannahmen durch eine geeignete Befragung zu untermauern (»Wenn Sie mir berichten, was Sie in dieser Situation dachten, dann klingt das so, als könnten Sie niemandem trauen. Ist das so?«, »Wieso glauben Sie, dass diese Gedanken wahr sind?«). Durch geleitetes Entdecken können Patient:innen diese Hypothesen schließlich nähergebracht werden (»Ich frage mich, ob Sie eine allgemeine Regel in Ihrem Kopf darüber haben, was Sie tun müssen, um von anderen geliebt zu werden?«).

Bei der Befragung zu stabilen Grundannahmen sollten aufeinander aufbauende Fragen eingesetzt werden, um nach und nach zu immer grundlegenderen Annahmen und

Gedanken des Patienten bzw. der Patientin zu gelangen (»downward arrow technique«, s. Abb. 6.2). Bei dieser Technik wählen Therapeut:innen basierend auf einer Hypothese über zugrundliegende dysfunktionale Schemata eine Problemsituation mit typischen automatischen Gedanken aus. Dabei kann als Ausgangspunkt auch eine Veränderung der Stimmungslage im Gespräch genutzt werden, da auch diese einen guten Einstieg in das Gespräch über dahinterliegende Gedanken ermöglicht. Hierbei kann der Therapeut bzw. die Therapeutin die wahrgenommene Stimmungsänderung zunächst spiegeln und die automatischen Gedanken explorieren (»Ich merke, dass Sie ärgerlich werden, wenn Sie mir von Ihrer Kollegin berichten. Was geht Ihnen durch den Kopf, wenn Sie an diese Kollegin denken?«), um darauf aufbauende Hypothesen über zugrunde liegende stabile Grundannahmen zurückzumelden (z. B. »Glauben Sie, dass Sie das Verhalten Ihrer Kollegin beeinflussen können?«, »Was ärgert Sie so sehr daran, dass Ihr Kollege / Ihre Kollegin immer wieder Fehler macht?«).

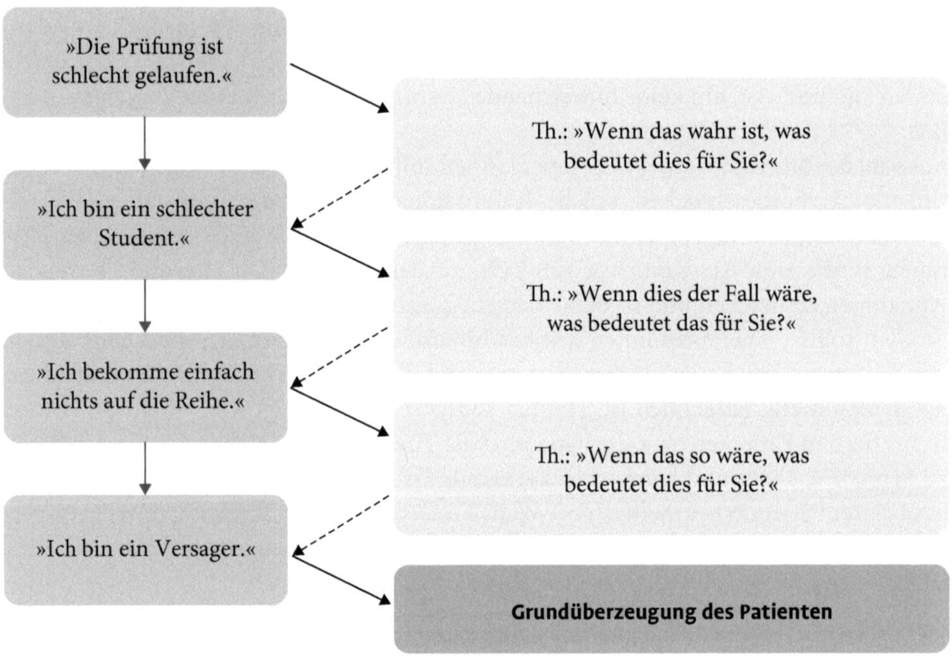

Abbildung 6.1 Beispiel für eine Downward-arrow-Technik

Nach Auswahl des Themas sollte dem Patienten bzw. der Patientin erklärt werden, dass jetzt eine Reihe von Fragen folgen, um die stabilen Grundannahmen zu identifizieren (»Ich werde Ihnen zu dieser Situation jetzt ein paar Fragen stellen, die Ihnen teilweise sehr schwierig, vielleicht auch ungewöhnlich, vorkommen werden. Wir wollen dabei versuchen, an die Gründe für Ihre ungünstigen Gedanken in Situation X heranzukommen. Ich kann Ihnen auch noch nicht genau sagen, wo dieses Vorgehen uns hinführen wird, aber ich werde Sie auf jeden Fall begleiten und Sie unterstützen, um hier Klarheit zu bekommen«). Die nachfolgende Befragung ist dann geprägt durch das beschriebene Grundschema »Wenn dieser Gedanke wahr ist, was sagt das über Sie / Ihr Verhalten in Zukunft / Ihren Blick auf Sie als Person aus?«. Hierbei ist es dann notwendig, basierend auf der Beobachtung des Patienten bzw. der Patientin (Welche Gefühle werden gezeigt?) zu entscheiden, ob eine tiefergehende Frage folgen kann oder die Befragung an dieser Stelle beendet werden sollte bzw. muss. Um den »richtigen« Moment zu treffen, braucht es vor allem Übung und Erfahrung. Hierfür können angehende Therapeut:innen Supervisionsgruppen, Kleingruppenarbeit und Selbsterfahrung nutzen, um die Technik des Nachfragens zu üben und Erfahrungen damit zu sammeln.

Identifikation stabiler Grundannahmen über Muster automatischer Gedanken

Wiederkehrende Themen im Therapiegespräch oder im Durcharbeiten von Situationsanalysen sprechen dafür, dass es stabile Grundannahmen gibt, die diesen situationsspezifischen Gedanken zugrunde liegen. Beispielsweise können Aussagen wie »Ich habe Angst, dass mir Sachen runterfallen und kaputtgehen« und gleichzeitig in einer anderen Situation »Ich ärgere mich über mich selbst, wenn ich meinen Sohn / meine Tochter ausschimpfe« auf eine bedingte Annahme »Ich darf keine Fehler machen, sonst werde ich von anderen verlassen« und eine stabile Grundannahme »Ich muss immer perfekt reagieren« hindeuten. Sobald ein bestimmtes Thema oder Muster erkannt wurden, wird anschließend die tiefergehende Befragung zur Identifikation der Grundannahmen eingesetzt.

Um diese Muster erkennen zu können, sollten Therapeut:innen auf Themen achten, die in Therapiesitzungen immer wieder auftauchen. Hierbei ist es ggf. hilfreich, sich die Videos der Therapiesitzungen noch einmal mit etwas Abstand allein oder auch mit einem Supervisor bzw. einer Supervisorin anzuschauen. Des Weiteren können die Videos (z. B. Situationsanalysen verschiedener Sitzungen) auch gemeinsam mit Patient:innen angeschaut werden, unter der Fragestellung, ob dem Patienten bzw. der Patientin wiederkehrende Themen auffallen. Dabei ist es möglich, Patient:innen die Arbeitsblätter zu den Situationsanalysen mit der gleichen Fragestellung als Hausaufgabe mitzugeben und basierend auf den Ergebnissen in der kommenden Stunde eine tiefergehende Befragung zu beginnen. Diese Hausaufgaben haben den Vorteil, dass Patient:innen auch solche Grundannahmen identifizieren können, die nur außerhalb der Therapiesitzung aktiviert sind. So wird nicht zuletzt das Selbstmanagement der Patient:innen im Umgang mit Grundannahmen verstärkt.

Als weitere Quelle – vor allem, wenn die anderen Methoden nicht weiterhelfen – können die oben beschriebenen Fragebögen zur Identifikation automatischer Gedanken eingesetzt und zur Erkennung von Mustern genutzt werden. Darüber hinaus kann gemeinsam mit dem Klienten bzw. der Klientin eine möglichst lange Liste automatischer Gedanken zusammengetragen und analysiert werden.

Identifikation stabiler Grundannahmen durch Lebensrückblick

Stabile Grundannahmen basieren auf wichtigen Erfahrungen innerhalb des Lebens – geprägt durch wichtige Bezugspersonen, wie Eltern, Gleichaltrige, Lehrer:innen oder Verwandte. Daher können stabile Grundannahmen, stützend auf den mitgegebenen Regeln dieser Personen, dahingehend analysiert werden, ob sich aus ihnen dysfunktionale Schemata für den Patienten bzw. die Patientin entwickelt haben. Es erfolgt somit eine fokussierte Analyse wichtiger Beziehungen und Lebensumstände / -ereignisse sowie der daraus resultierenden Erfahrungen (s. Kasten). Es geht hierbei jedoch nicht um einen allgemeinen und umfassenden Lebensrückblick im Sinne einer biografischen Anamnese, sondern eine hypothesengeleitete Exploration. Gleichzeitig sollte der Lebensrückblick nicht nur auf negative Erfahrungen gerichtet sein, sondern auch zur Identifikation von Ressourcen sowie auf Beziehungen und Erfahrungen, die zu adaptiven stabilen Grundannahmen bei den Patient:innen geführt haben, genutzt werden.

Themenbereiche und mögliche Fragen im Lebensrückblick zur Identifikation stabiler Grundannahmen (vgl. Wright et al., 2006)

- **Erfahrungen durch bedeutsame Personen:** »Welche Person hat die größte Veränderung in Ihrem Leben herbeigeführt?«, »Welche Person hat in Ihrem Leben einen Einfluss auf Ihr Denken gehabt?«, »Welche Person hat Ihnen Ärger gemacht bzw. Sie schlecht gemacht, was haben Sie für sich aus dieser Erfahrung gelernt?«, »Welche Person hat Ihnen Vertrauen / Ermutigung entgegengebracht, was haben Sie für sich aus dieser Erfahrung gelernt?«
- **Erfahrungen durch Jobs, Hobbys und andere bedeutsame Aktivitäten:** »Welche Auswirkung hatte dieser Job auf die Art, wie Sie über sich denken?«, »Wie hat Ihr Hobby die Art und Weise, wie Sie sich selbst sehen, beeinflusst?«, »Welche Gedanken haben Sie zu den Fähigkeiten / Fertigkeiten, die Sie im Rahmen Ihres Hobbys erworben haben bzw. einsetzen können?«, »Haben diese Aktivitäten die Art, wie Sie über sich denken, beeinflusst?«
- **Erfahrungen durch Schule, Lesen und Bildung:** »Wie hat Ihre Schulzeit Ihr Denken über sich selbst beeinflusst?«, »Was haben Sie gern gelesen, wie könnte dies Ihr Denken beeinflusst haben?«, »Welche Ideen für Ihr eigenes Leben haben sich aus dem Lesen dieses Buches für Sie ergeben?«, »Gab es andere Lernerfahrungen, die Ihre Art über sich selbst zu denken, beeinflusst haben?«
- **Erfahrungen durch bedeutsame Veränderungen:** »Gab es nach Ihrer Sicht lebensverändernde Ereignisse in Ihrem Leben, was hat sich durch diese Erfahrungen in Ihrem Denken über sich selbst geändert?«, »Gab es in Ihrem Leben Erfahrungen, nach denen sich Ihre Sicht auf die Welt und Ihr Leben darin komplett verändert hat?«
- **Kultureller und sozialer Hintergrund:** »Welchen Einfluss hat der kulturelle Hintergrund, in dem Sie aufgewachsen sind, auf die Art, wie Sie sich selbst beurteilen?«, »Wie hat das Leben als Minderheit Ihre Art, über sich selbst zu denken, beeinflusst?«, »In wieweit hat das Leben auf dem Dorf Ihre Art, über sich selbst zu denken, beeinflusst?«

Sulz (1994) fasst die »Anweisungen«, die Menschen durch Bezugspersonen im Laufe ihres Lebens mitbekommen haben und die durch wiederholte Erfahrungen gestärkt werden, in einer sogenannten »Lebensregel« zusammen (Beispiel s. Kasten). Dabei sind die (Über-)Lebensregeln dadurch bedeutsam, dass sie ähnlich wie stabile Grundannahmen bestimmen, welches Verhalten aktiviert bzw. vermieden werden muss, um den eigenen Selbstwert sowie die eigene Identität zu erhalten. Zur Exploration stehen digital verschiedene Arbeitsblätter zur Verfügung (https://eupehs.org/verhaltensdiagnostiksystem/). Die Lebensregel von Sulz (1994) kann dabei auch zur Identifikation stabiler Grundannahmen innerhalb des therapeutischen Gesprächs herangezogen werden, auch wenn diese im Rahmen der von Sulz entwickelten *Strategisch Behaviouralen Therapie* (SBT) eher durch Methoden der dritten Welle, wie Achtsamkeit, bearbeitet werden sollen (zum Überblick: Hauke, 2012).

6

Überlebensregel nach Sulz (1994) am Beispiel einer Patientin

»Nur, wenn ich immer ...	alle Aufgaben perfekt erledige
und niemals ...	Fehler mache,
dann bewahre ich mir ...	die Anerkennung anderer
und verhindere ...	wertlos zu sein«

Identifikation stabiler Grundannahmen durch Fragebögen

Auch die Exploration stabiler Grundannahmen kann durch Fragebögen unterstützt werden, insbesondere, wenn Patient:innen wenig Zugang zu eigenen Grundannahmen finden. So kann das Ergebnis des Fragebogens erste Hinweise auf stabile Grundannahmen liefern oder bestehende Hypothesen zu Grundannahmen bestätigen. Fragebögen können jedoch nie das individuelle und vertiefende Therapiegespräch ersetzen.

Skala dysfunktionaler Einstellungen. Der am häufigsten eingesetzte Fragebogen zur Identifikation stabiler Grundannahmen ist die *Skala dysfunktionaler Einstellungen* (*Dysfunctional Attitude Scale* [DAS]; dt. Version: Hautzinger et al., 2005), ein Selbstbeurteilungsinstrument zur Erfassung der Art und Ausprägung vorhandener dysfunktionaler Einstellungen. Die erfassten Grundannahmen sind sehr depressionstypisch, können aber auch bei anderen Störungen auftreten. Basierend auf den 40 Items (siebenstufiges Rating von 1–7) kann sowohl ein Gesamtwert sowie zwei Skalen (»Anerkennung durch andere« sowie »Perfektionismus«) berechnet werden. Es wird ein Cut-off von RW = 130 zur Identifikation auffälliger Patient:innen angegeben (es gibt hierzu die Empfehlung, dass eine Behandlung so lange erfolgen soll, bis der Patient einen Wert < 120 aufweist, da hohe DAS-Werte die Rückfallwahrscheinlichkeit vorhersagen können). Bei der Interpretation sollten auch die Antworten auf Einzelitems berücksichtigt werden, da diese zusätzlich eine Identifikation bereichsbezogener und extremer Einstellungen ermöglichen.

Fragebogen irrationaler Einstellungen. Des Weiteren kann der *Fragebogen irrationaler Einstellungen* (FIE; Klages, 1989) eingesetzt werden. Diesem Selbstbeurteilungsinstrument liegt das Konzept der irrationalen Gedanken von Ellis zugrunde, sodass dieser Fragebogen häufig bei depressiven Patient:innen verwendet wird. Es ist aber auch eine Anwendung bei anderen Störungen möglich. Der FIE erhebt mittels vier Skalen folgende Dimensionen:

(1) Negative Selbstbewertung (»Wenn ich Probleme nicht lösen kann, fühle ich mich als Versager«)
(2) Abhängigkeit (»Ich brauche es, dass Leute mich mögen«)
(3) Internalisierung von Misserfolgen (»Ich denke oft über Fehler nach, die ich früher gemacht habe«)
(4) Irritierbarkeit (»Wenn mich jemand warten lässt, werde ich schnell beleidigt«)

Zur Erhebung dieser Dimensionen werden 30 Items mit sechsstufigem Antwortformat (0 = stimmt gar nicht bis 5 = stimmt vollkommen) präsentiert.

Schemafragebogen. Eine weitere Möglichkeit zur Erhebung stabiler Grundannahmen ist der *Schemafragebogen* von Young (YSQ-S; dt. Kurzform: Siegmund et al., 2011). Dieser Fragebogen bezieht sich auf die Erfassung von Schemata nach der Theorie von Young (Roediger, 2011; s. auch Kap. 12). Zu beachten ist, dass mit diesen Schemata nicht nur kognitive Schemata gemeint sind, sondern dass diese neben Grundannahmen auch Emotionen und Körperreaktion umfassen. Dieser Fragebogen bezieht sich basierend auf der grundlegenden Theorie von Young darauf, dass sich frühzeitige maladaptive Schemata gründend auf ungünstigen frühkindlichen Entwicklungsbedingungen herausbilden. Die deutsche Kurzform umfasst 75 Items (und 15 Skalen, wobei die Skala Unattraktivität ausgeschlossen wurde), die auf einer 7-stufigen Skala (1 = völlig unzutreffend bis 6 = völlig zutreffend) beurteilt werden. Tabelle 6.2 gibt einen Überblick über die durch den Fragebogen erfassten Schemata. Bei der Anwendung des Fragebogens sollte aber berücksichtigt werden, dass sich die Schematherapie insbesondere an Patient:innen mit interaktionellen Schwierigkeiten bzw. Persönlichkeitsstörungen richtet. Daher lohnt es sich hier, mit dem Patienten bzw. der Patientin zu besprechen, welche Erfahrungen er / sie basierend auf den Erlebnissen in der Kindheit gemacht hat und wie dies wiederum das Denken über die eigene Person beeinflusst.

Tabelle 6.2 Skalen des Young Schema-Fragebogens und Itembeispiele in Anlehnung an Siegmund et al. (2011)

Skala	Itembeispiel
Emotionale Vernachlässigung	»Meistens hatte ich niemanden, auf den ich mich verlassen konnte, um mir zu helfen oder mich emotional zu unterstützen.«
Im Stich gelassen werden	»Ich mache mir oft Gedanken darüber, dass Menschen, denen ich mich nahe fühle, weggehen oder mich alleinlassen.«
Misstrauen / Missbrauch	»Ich muss Menschen erst prüfen, bevor ich ihnen vertrauen kann.«
Isolation	»Ich fühle mich von anderen ausgestoßen.«
Unzulänglichkeit / Scham	»Ich fühle, dass kein vernünftiger Mensch mich respektieren oder wertschätzen kann, egal wie ich mich anstrenge.«
Erfolglosigkeit / Versagen	»Ich vergleiche oft meine Leistungen mit anderen und habe den Eindruck, dass die anderen erfolgreicher sind.«
Abhängigkeit	»Ich brauche andere Leute, um klarzukommen.«
Verletzbarkeit / Allgemeine Ängstlichkeit	»Ich mache mir viele Gedanken um die schlimmen Dinge, die in der Welt passieren, wie Kriminalität, Umweltverschmutzung etc.«
Verstrickung / Unentwickeltes Selbst	»Ich habe oft das Gefühl, keine eigene Identität neben meinen Eltern oder meinem Partner / meiner Partnerin zu haben.«
Unterordnung	»Ich mache Dinge gerne so, wie andere wollen, weil ich Angst vor negativen Konsequenzen habe.«
Aufopferung	»Ich bin so sehr damit beschäftigt, für andere zu sorgen, dass ich kaum Zeit für mich selbst habe.«
Emotionale Gehemmtheit	»Ich habe mich so sehr unter Kontrolle, dass die anderen denken, ich sei gefühllos.«
Unerbittliche Ansprüche / Leistungsorientierung	»Ich muss immer mein Bestes geben, ›befriedigend‹ reicht mir nicht.«
Besonders sein müssen / Grandiosität	»Ich bin etwas Besonderes und muss nicht alle Grenzen akzeptieren, die für andere gelten.«
Ungenügende Selbstkontrolle / Selbstdisziplin / Impulskontrollmangel	»Es passiert mir oft, dass ich Gefühlen oder Impulsen nachgebe, die andere verletzen oder Ärger bringen.«

Exkurs • Plananalyse

Die stabilen Grundannahmen finden sich insbesondere auch in der vertikalen Verhaltensanalyse (in Form der O-Variable) wieder (Sulz, 2022). In der vertikalen Verhaltensanalyse wird Verhalten im Gegensatz zur horizontalen Verhaltensanalyse nicht mit seinen vorausgehenden und nachfolgenden Bedingungen analysiert, sondern unter Berücksichtigung von Zielen, Bedürfnissen und Plänen. Die vertikale Verhaltensanalyse beschreibt also unter anderem, welche Kognitionen, basierend auf stabilen Grundannahmen, Bedürfnissen und Motiven, überdauernd auf verschiedene Situationen Einfluss nehmen. Gleichzeitig werden neben Kognitionen auch situationsübergreifende und bedürfnisorientierte Verhaltensmuster erfasst, die dann zu Verhaltensplänen zusammengefasst werden können.

Eine Form der Darstellung einer vertikalen Verhaltensanalyse ist die Plananalyse (Caspar, 2018). Hier lassen sich alle Informationen als differenzierte und individuelle Fallkonzeption zur Symptomatik des Patienten bzw. der Patientin abbilden, um basierend darauf individuell passende Interventionsstrategien auszuwählen. Dabei werden neben problematischen Aspekten auch Ressourcen und Entwicklungspotenziale deutlich. Der Fokus der Plananalyse liegt darauf, das Verhalten in zwischenmenschlichen Aktivitäten zu analysieren und stabile Interaktionsmuster zu erkennen. Sie bietet somit eine hilfreiche Erweiterung zu den bisher beschriebenen Methoden zur Identifizierung stabiler Grundannahmen. Ziel der vorliegenden Darstellungen ist es, die Plananalyse als ergänzende Technik zur Identifikation situationsübergreifender kognitiver Muster und deren verhaltenssteuernde Wirkung vorzustellen. Für eine detailliertere Darstellung sei verwiesen auf Caspar (2018).

Hintergrund

Ziele. Entwickelt wurde die Plananalyse zur Überwindung der Grenzen störungsspezifischer, manualisierter sowie rein behavioristischer Therapien (Caspar, 2018), um Patient:innen mit einer ganzheitlichen Sichtweise zu betrachten und ihrer Individualität gerecht zu werden. Des Weiteren hat die Plananalyse zum Ziel, mögliche Probleme im Therapieverlauf, z. B. bei ambivalenter Motivation, besser antizipieren und dann adäquat auf sie reagieren zu können. Das Anfertigen einer Plananalyse ermöglicht außerdem, eigene Schwierigkeiten und Grenzen im Umgang mit Patient:innen verstehbar zu machen.

Verhalten im Rahmen der Plananalyse. Die Grundidee der Plananalyse ist es, dass (individuell bedeutsame) Verhaltensweisen immer einen bestimmten Zweck erfüllen, also eine Funktion haben. Dabei dient dieses Verhalten bewusst oder unbewusst einem echten oder antizipierten Überlebensvorteil für das Individuum. Verhalten, das keinen Zweck für den Patienten bzw. die Patientin erfüllt, wird somit aus der Fallkonzeption eher ausgeschlossen. Dabei kann es aber auch sein, dass der Zweck des Verhaltens nicht gleich ersichtlich ist. Dieses Dilemma zeigt auch die kreative Herausforderung der Plananalyse auf und die Notwendigkeit der intensiveren Auseinandersetzung mit dieser Methode, wenn sie im Rahmen der Behandlung eingesetzt werden soll. Zu beachten ist auch, dass Pläne zwar relativ überdauernd sind, Menschen ihr Verhalten jedoch stets neu konstruieren und an Gegebenheiten der Umwelt anpassen. So können identifizierte Pläne beispielsweise zwar für berufliche, aber nicht automatisch für private Beziehungen gelten.

Planstruktur. Grundlage der Plananalyse sind hierarchisch angeordnete Planstrukturen (Beispiel s. Abb. 6.2), die mit den vier Grundbedürfnissen Orientierung und Kontrolle, Selbstwerterhöhung, Lustgewinn und Bindung, in Beziehung stehen. Ein Plan besteht in der Regel jeweils aus einer kognitiven Zielkomponente (z. B. Streben nach Aufmerksamkeit des Vaters) und einer verhaltensbezogenen Mittelkomponente (Strategien zur Zielerreichung; z. B. indem man beruflich erfolgreich ist). Dabei stehen zur Erreichung eines Ziels meist mehrere Strategien zur Verfügung. Es ist zu beachten, dass ein Mehr an Strategien zumeist die Flexibilität des Einsatzes und damit die Anpassungsfähigkeit erhöht. Des Weiteren kann eine Strategie auch eingesetzt werden, um mehrere Ziele zu erreichen (z. B. »Werte dich selbst ab« als Strategie, um »Kritik von anderen zu vermeiden« – Ziel A – und »Schonung durch andere zu aktivieren« – Ziel B). Pläne sind außerdem hierarchisch strukturiert, d. h., die Zielkomponente eines Plans kann gleichzeitig die Strategiekomponente eines übergeordneten Plans sein. Die Verhaltenssteuerung findet entweder bewusst oder unbewusst (automatisiert) statt. Die Zielkomponente wird dabei als Aufforderung im Imperativ formuliert, während das tatsächlich beobachtbare Verhalten als Aussage im Indikativ dargestellt wird. Wichtig ist hierbei, dass neben *intra*individuellen Prozessen auch *inter*individuelle Prozesse abgebildet werden können, sodass die Plananalyse eine Schnittstelle zwischen psychischer Störung und zwischenmenschlichem Verhalten darstellt.

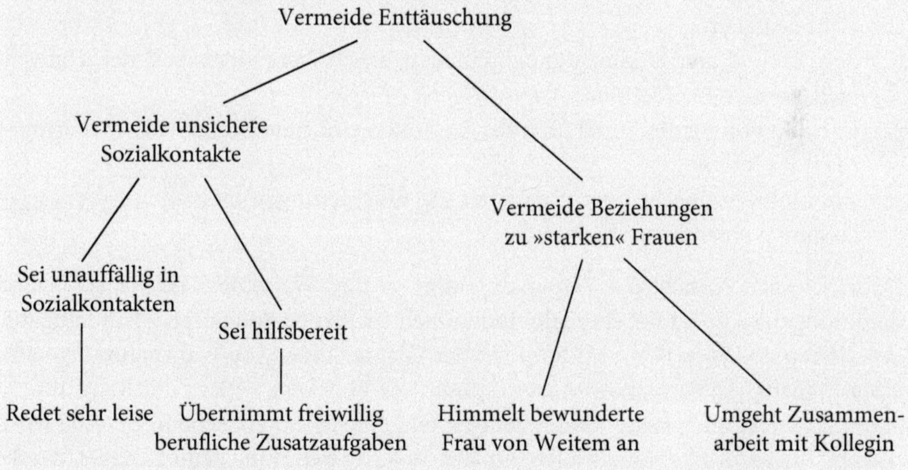

Abbildung 6.2 Beispielhafte Planstruktur (modif. nach Caspar, 2018)

Dysfunktionale Pläne. Patient:innen weisen zumeist Pläne und damit einhergehende Verhaltensweisen auf, die kurzfristig meist hilfreich, langfristig aber nicht zielführend (dysfunktional) sind und mit hohen Kosten einhergehen. Darüber hinaus wird die Befriedigung der Grundbedürfnisse zumeist verhindert. Aus Sicht der Plananalyse sind die Strukturen besonders anfällig für psychische Störungen, wenn sie:

(1) wenig positive und viele negative Ziele aufweisen
(2) ein geringes Verhaltensrepertoire zum Erreichen von Zielen beinhalten
(3) wenig Toleranz für negative Konsequenzen besitzen, z. B. basierend auf einem Perfektionismus-Plan
(4) Ansprüche schlecht regulieren können (verdeutlicht durch fehlende Realitätsnähe)
(5) an einmal bestehenden Strukturen festhalten und keine Veränderungsdynamik erlauben

Therapeutisches Vorgehen

Für das therapeutische Arbeiten ist die Plananalyse ein Hilfsmittel, um die psychischen Probleme der Patient:innen und ihre Beziehungen besser zu verstehen, damit darauf aufbauend und individuell angepasst die therapeutische Beziehung und die Interventionen gestaltet werden können.

Pläne von Patient:innen sind keine Realität, sondern eine Konstruktion. Sie helfen, die Ziele und das Verhalten der Patient:innen zu verstehen und zu erklären. Das Verhalten des Patienten bzw. der Patientin in der Therapiesituation sowie die gezeigten Emotionen, sind ein Hinweis darauf, ob die Pläne gerade befriedigt werden. Dabei sprechen positive Gefühle dafür, dass Pläne erfüllt, und negative Gefühle, dass wichtige Pläne blockiert werden. Eine Blockierung kann dabei unterschiedliche Gründe haben:

(1) den Verlust an Handlungsmöglichkeiten durch Veränderungen der Umwelt (z. B. Krankheit, Tod eines Angehörigen)
(2) Konflikt von Plänen untereinander (z. B. »Sei eine gute Mutter« vs. »Sei erfolgreich im Job«)
(3) situationsspezifische bzw. überdauernde Blockierungen meist durch Vernachlässigung eines Grundbedürfnisses

Dabei ist nach Ansicht der Plananalyse die Art und Weise des Gefühls sowie die darauffolgende Reaktion ebenfalls individuell in Plänen festgelegt. Hauptaufgabe der Therapeut:innen ist es, im Rahmen der Diagnostik eigene Wahrnehmungen in einer Plananalyse zusammenzufassen und diese über den Verlauf der Behandlung zu nutzen, aber auch stetig weiterzuentwickeln. Die therapeutische Beziehung wird sowohl zur Identifikation als auch zur Bearbeitung der Pläne genutzt. Die Grundfragen von Therapeut:innen zum Verhalten des Patienten bzw. der Patientin sind: »Was will er bzw. sie mit dem Verhalten erreichen? Was ist der Zweck dieses Erlebens bzw. Verhaltens?« Für die Erstellung einer Plananalyse spielt zusätzlich die Beachtung der Beziehung zum Therapeuten bzw. zur Therapeutin eine wichtige Rolle. Eine erkenntnisleitende Frage ist hierbei: »Welches Verhalten zeigt der Patient bzw.

die Patientin in der Interaktion mit dem Therapeuten bzw. der Therapeutin und steht dies im Zusammenhang mit dem psychischen Problem?« Konkrete Fragen, die sich Therapeut:innen stellen können, sind folgende (Caspar, 2007, S. 144):

- »Was (Gefühle, Eindrücke) löst der Patient bzw. die Patientin bei mir aus? Geht das auch anderen so?«
- »Wozu will er / sie mich / andere bringen, was will er / sie bei mir / anderen erreichen? Welches Verhalten / welche Reaktion will er / sie bewirken?«
- »Welches Bild von sich versucht er / sie aufrechtzuerhalten, welches Bild will er / sie mir / anderen suggerieren?«
- »Was könnte ihm / ihr guttun, was wäre schwierig für ihn / sie?«
- »Welches Verhalten von mir / anderen versucht er / sie zu verhindern?«
- »Wie schafft es er / sie es, seine / ihre Bedürfnisse, z. B. nach Bindung, zu befriedigen?«

Zusammenfassend sollten Therapeut:innen verschiedene Fertigkeiten mitbringen, um eine gute Plananalyse erstellen zu können. Dazu gehören insbesondere Wissen über psychische Zusammenhänge, die Fähigkeit, nonverbale Informationen wahrzunehmen und basierend darauf Schlussfolgerungen zu erstellen sowie eine gute Selbstreflektion.

Die Plananalyse stellt eine sinnvolle und ergänzende Möglichkeit dar, stabile Grundannahmen vor dem Hintergrund von individuellen Bedürfnissen zu identifizieren. Im Kontext der kognitiven Umstrukturierung ist es durch die Plananalyse möglich, das komplexe Zusammenspiel von kognitiven Aspekten (motivationalen Schemata, Plänen) zu verdeutlichen und die Dynamik zwischen verschiedenen Grundüberzeugungen abzubilden. Aus der Plananalyse lassen sich schließlich Ansatzpunkte für kognitive Techniken ableiten. Es gilt jedoch zu beachten, dass die Methode aufgrund des kreativen Konstruierens durch die Therapeut:innen einer intensiven Übung bedarf, um sie zielführend bei Patient:innen einsetzen zu können.

7 Infragestellen dysfunktionaler Kognitionen und Erarbeiten funktionaler Kognitionen

Im Folgenden wird dargestellt, wie die identifizierten automatischen Gedanken und Grundannahmen modifiziert werden können. Dabei wird zunächst auf den explikativen sokratischen Dialog eingegangen, der zu Beginn eingesetzt werden kann und eine Spezifizierung von Begriffen und Konzepten ermöglicht. Im Anschluss werden spezifische Techniken zur Modifikation automatischer Gedanken vorgestellt und anschließend erfolgt die Darstellung von Techniken zur Bearbeitung stabiler Grundannahmen. Zum Abschluss wird auf den Einsatz von Verhaltensexperimenten eingegangen, die sowohl bei der Bearbeitung automatischer Gedanken, aber auch stabiler Grundannahmen eingesetzt werden können.

7.1 Explikativer sokratischer Dialog

Der explikative sokratische Dialog ist eine umfangreiche Gesprächsstrategie, die unterschiedliche Disputationstechniken umfasst. Sie dient dazu, bestimmte Begriffe oder Konzepte als Teil von dysfunktionalen Gedanken beschreiben und definieren zu lassen. Dabei kann eine Begriffsbestimmung selbst das Ziel sein, um innerhalb der Therapie eine Verständnisgrundlage zu schaffen. So ist es beispielsweise bei der Therapie eines Patienten mit starken Verbitterungstendenzen und Gerechtigkeitsstreben in Folge eines unverschuldeten Unfalls wichtig, zunächst zu klären, was er unter »Gerechtigkeit« versteht. Viel häufiger wird es in der kognitiven Umstrukturierung jedoch darum gehen, zu der Schlussfolgerung zu gelangen, dass keine endgültige und allumfassende Definition eines Begriffs gefunden werden kann. Dies sollte vor allem bei rigiden und unrealistischen Annahmen das Ziel sein. So würde sich aus der identifizierten (bedingten) Annahme »Nur wenn ich viel arbeite, bin ich ein wertvoller Mensch« die Klärung des Begriffs »wertvoller Mensch« anschließen. Mittels Beispielen und Gegenbeispielen, logischem Hinterfragen etc. sollte, da in der Natur der Sache liegend, keine allgemeingültige, haltbare Definition gefunden werden.

Mögliche Ausgänge in einem solchen explikativen Diskurs könnten beispielsweise sein, dass Patient:innen feststellen, dass (1) eine allgemeingültige Beschreibung nicht existent ist und / oder dass (2) sie ihr bisheriges Verständnis eines Phänomens überdenken sollten (was dann meist im Rahmen der regressiven Abstraktion geschieht; s. Kap. 4). Patient:innen könnten außerdem zum Schluss kommen, dass sie (3) eigentlich schon unter ihre eigenen Definitionen fallen und / oder dass (4) sie zwar erkennen, dass sie unter die eigene Definition fallen, sie dieser für sich selbst aber Gültigkeit absprechen. Letztere Option würde eine neue Frage im sokratischen Dialog oder in der kognitiven Umstrukturierung eröffnen, nämlich die, weshalb für den Patienten bzw. die Patientin andere Maßstäbe gelten als für andere Personen.

Ablaufschema. Im Folgenden ist ein detailliertes Ablaufschema des explikativen sokratischen Dialogs (in Anlehnung an Stavemann, 2015) dargestellt, das durch eigene Beispielsequenzen veranschaulicht wird.

Phasen des explikativen sokratischen Dialogs zur Begriffsklärung

(1) Auswahl des Themas. Das Thema sollte sich aus der bisherigen Therapie durch die Identifikation von Annahmen und Gedanken ergeben, z. B.: »Kann ich meinem Partner vertrauen?«

(2) Erster Definitionsversuch. Der Patient bzw. die Patientin unternimmt einen Versuch der Zuschreibung von Eigenschaften und Verhaltensweisen zum ausgewählten Begriff.

T: Was ist das denn für Sie Vertrauen?

P: Bei sich ein sicheres und wohliges Gefühl bezüglich des Partners zu spüren und davon auszugehen, dass der Partner nichts tut, was mich verletzt.

(3) Konkretisierung der Fragestellung und Herstellung des Alltagsbezugs. Anhand von Alltagsbeispielen soll der erste Definitionsversuch konkretisiert werden.

T: Okay, lassen Sie uns das mal konkreter anschauen, was Sie damit meinen. Nennen Sie bitte eine Situation aus dem Alltag, in der Sie denken, Sie können Ihrem Partner nicht vertrauen.

P: Zum Beispiel, wenn mein Partner zu spät kommt. Denn das könnte heißen, dass er eine andere Frau trifft!

Achtung: Hier können Therapeut:innen bereits einhaken und wie in Schritt (5) dargestellt, den Zusammenhang zwischen Vertrauen und Pünktlichkeit hinterfragen.

T: Wenn Ihr Partner immer pünktlich, wie vereinbart, nach Hause käme, würde das bedeuten, dass Sie ihm dann vertrauen können?
Könnte es noch andere Erklärungen dafür geben, dass er zu spät kommt?

(4) Gegebenenfalls neuer Definitionsversuch, weitere Konkretisierung oder Umformulierung des betrachteten Themas oder des betrachteten dysfunktionalen Denkmusters

P: Ich kann meinem Partner nur dann vertrauen, wenn ich immer weiß, was er macht.

Achtung: Hier können Therapeut:innen einhaken und wie in Schritt (5) dargestellt den Zusammenhang zwischen »immer wissen, was er tut« und Vertrauen hinterfragen, um zu prüfen, ob Vertrauen dadurch gemessen werden kann. Entweder der Dialog endet dann bereits hier oder der Versuch, neue Definitionen oder Formulierungen zu finden, kann unternommen werden, indem wieder bei Schritt (2) begonnen wird.

(5) Widerlegung in naiv fragender Weise. Es wird eine funktionale und inhaltlich-logische Disputation der aufgestellten Definition oder des dysfunktionalen Denkmusters durchgeführt.

Beispielfragen:

- »Wenn Sie in jeder Minute genau wissen, was Ihr Partner macht, dann könnten Sie ihm also vertrauen? Wieso müssen Sie dann noch vertrauen, Sie wissen es doch dann?«
- »Heißt nicht Vertrauen, das Ergebnis eben noch nicht definitiv zu kennen? Wollen Sie unbedingte Sicherheit, dass er Sie nicht betrügt, oder wollen Sie ihm vertrauen?«
- »Was müssten Sie tun, um wirklich sicher sein zu können? Welche Konsequenzen hätte das für Sie?«
- »Heißt denn jemandem zu vertrauen immer, dass der andere sich dann auch so verhält, wie Sie das wollen?«

[*Weiter bis zum Zustand innerer Verwirrung*]
Achtung: Kam es unter Schritt (4) schlussendlich zu einer zunächst haltbaren Definition, so endet der explikative sokratische Dialog häufig unter Schritt (5) mit der Schlussfolgerung, dass diese Definition einer logischen Überprüfung nicht standhalten kann und es keine allgemeingültige Definition geben kann, sondern diese (a) der individuellen Sichtweise unterliegt und / oder (b) die bisherige Definition nicht länger haltbar ist.

(6) Hinführung. Gemeinsam wird nach alternativen, zielführenden Denkmustern und einem adäquaten, widerspruchsfreien Modell gesucht.

T: Okay, wie würden Sie denn die bisherigen Erkenntnisse zusammenfassen?

P: Vertrauen ist eine Entscheidung, es kann nicht nur bloßes Ergebnis von absoluter Sicherheit sein, dann muss man nicht mehr vertrauen, weil man es dann weiß. Vertrauen birgt immer ein Risiko, dass es schiefgehen kann. Wenn ich jedoch meinem Partner hinterherspioniere und ihn kontrolliere, dann lerne ich nicht, ihm zu vertrauen, und provoziere Streitigkeiten, weil ich ihn nicht seine eigenen Bedürfnisse ausleben lasse.

Achtung: Auch an dieser Stelle kann der explikative sokratische Dialog beendet werden, indem eine zielführendere und weniger rigide Definition entstanden ist.

P: Ich weiß aber noch nicht so richtig, wie ich das konkret im Alltag hinkriegen soll.

T: Dann lassen Sie uns doch schauen, was Sie konkret brauchen, um neben dem Vertrauen-*Wollen* in Ihrer Beziehung auch vertrauen zu *können*.

Optional: **Methode der regressiven Abstraktion** am folgenden Beispiel: Die Kriterien für »Vertrauen-Können« in einer Beziehung erarbeiten.

A1 Sammeln von Eigenschaften:

T: Was sind die Kriterien an Sie und Ihren Partner, um besser vertrauen zu können?

P: Da fällt mir ein: Fragen, was der andere macht; Absprachen über Aktivitäten treffen; Bescheid sagen und sich entschuldigen, wenn man ein Versprechen nicht einhält; nicht kontrollieren; den Partner nach Wünschen fragen; eigene Wünsche äußern; dem anderen Freiräume lassen; keine Tabuthemen in der Beziehung; nachfragen, was der andere mit einer Aussage meint.

A2 Zusammenfassen der gesammelten Eigenschaften:

T: Sehr schön, das ist eine lange Liste. Können bestimmte Dinge, die Sie genannt haben, zu einem Oberbegriff zusammengefasst werden? Überlappen sich Kriterien, die Sie genannt haben?

P: Man könnte zum Beispiel »Fragen, was der andere macht« und »Absprachen über Aktivitäten treffen« und »Freiräume lassen« zusammenfassen. Das ist ja alles ein Aushandeln von gemeinsamen und getrennten Aktivitäten.

T: Okay, dann fassen wir das zusammen zu »Aushandeln von gemeinsamen und getrennten Aktivitäten«.

A3 Frage nach weiteren Eigenschaften:

T: Fällt Ihnen noch etwas ein, was für Sie wichtig ist, um zu vertrauen?

P: Wir könnten noch ergänzen: sich an Versprechen halten.

A4 Trennung von notwendigen und hinreichenden Eigenschaften:

T: Wenn Sie sich die Liste einmal anschauen, gibt es da Eigenschaften, die wir weglassen könnten, ohne dass Sie dann sagen würde, es fehlt etwas?

A5 Erarbeitung von wesentlichen Kriterien:

T: Sehen Sie sich bitte noch einmal unsere bisherige Sammlung an. Was sind denn für Sie die wichtigsten Merkmale, um Vertrauen in Ihrer Beziehung zu beschreiben?

P: Auf jeden Fall das Aushandeln von gemeinsamen und getrennten Aktivitäten. Das würde ich in einer Freundschaft nicht fordern, da habe ich entweder Zeit oder nicht, da gehe ich weniger Kompromisse ein.

(7) Ergebnis des Dialogs formulieren. Entweder als Ergebnis der regressiven Abstraktion oder als direktes Ergebnis aus Schritt (6):

T: Lassen Sie uns noch mal das eben Besprochene zusammenfassen. Wie können Sie denn Ihrem Partner nun vertrauen?

P: Vertrauen kann keine Sicherheit bedeuten. Um vertrauen zu können, möchte ich mit meinem Partner gemeinsame und getrennte Aktivitäten aushandeln, dann aber auch die Entscheidung treffen, ihm vertrauen zu wollen.

Anhand des Beispieldialogs (weiteres Beispiel s. nachfolgender Kasten) sollte deutlich geworden sein, dass die Anwendung des explikativen sokratischen Dialogs kein lineares Abarbeiten von Schritten beinhaltet. Schlussendlich geht es um die Definition von Begrifflichkeiten und darum, diese Definition für Betroffene zu konkretisieren und einen Alltagsbezug herzustellen, um dann mittels geeigneter Fragen unlogische, rigide oder wenig nützliche Aspekte zu hinterfragen. Der Dialog kann an den unterschiedlichsten Stellen enden, nämlich dann, wenn:

(1) eine erste konkrete Definition nicht haltbar ist und es das Ziel des Dialogs war, eine konkrete Definition zu widerlegen,
(2) wenn mehrere Definitionen nicht haltbar waren und es Ziel des Dialogs war, aufzuzeigen, dass es keine allgemeingültige Definition gibt,
(3) wenn eine realistischere und weniger rigide Definition gefunden wurde, entweder durch ein Vorgehen, wie in Schritt (5) oder durch Anwendung der Methode der regressiven Abstraktion.

Nach klinischer Erfahrung verlaufen explikative sokratische Dialoge selten idealtypisch. Patient:innen verlieren sich von Zeit zu Zeit in den Inhalten, entziehen sich der Logik oder fühlen sich überrumpelt (merklich an vielen Verteidigungen oder Ja-aber-Sätzen). Es kann auch passieren, dass Patient:innen generell Schwierigkeiten haben, dem Diskurs kognitiv zu folgen. Umso wichtiger ist es, dass Therapeut:innen das grundlegende Ablaufschema im Diskurs präsent haben, wissen, an welchem Punkt sie stehen und was in jedem Moment das Ziel ist. So können Patient:innen immer wieder geduldig fokussiert werden (»Das verstehe ich nicht«, »Moment, lassen Sie uns noch mal auf diesen Punkt zurückkommen« usw.). Auch gelingt es so leichter, sich zwischenzeitlich die Zeit zu nehmen, alle Argumente des Patienten bzw. der Patientin geduldig aufzunehmen und zu hinterfragen. Es ist nicht ungewöhnlich, dass ein solcher Disput schließlich mehrere Sitzungen umfasst, zwischen denen sich Patient:innen mittels Hausaufgaben weiter mit den Begriffsklärungen und deren Implikationen beschäftigen.

Beispiel • Explikativer sokratischer Dialog – Selbstwertprobleme

In der Behandlung von Selbstwertproblemen im Rahmen einer Sozialen Phobie bestand bei einem Patienten die Annahme, dass er nur als Respektsperson (»ein harter Kerl sein«) von anderen gemocht wird.

Bei dieser Problemstellung kann es sinnvoll sein, mithilfe eines sokratischen (explikativen) Dialogs eine Begriffsbestimmung für »harter Kerl« vorzunehmen und im Rahmen dessen die damit verbundenen Denkfehler der Generalisierung (»Alle müssen mich mögen« und »Nur harte Jungs werden gemocht«) mittels empirischer (Wie realistisch?) und hedonistischer (Wie nützlich?) Disputation aufzulösen. Der Patient kann so zum Schluss kommen, dass seine Definition eines »harten Kerls« mit Widersprüchen verbunden ist. An dieser Stelle könnte prinzipiell bereits die Zielsetzung des explikativen sokratischen Dialogs enden, indem er den Patienten mit der Erkenntnis zurücklässt, dass Definitionen meist individuelle Sichtweisen sind und dass der Versuch, sich wie ein »harter Kerl« zu verhalten, per mangelnder übereinstimmender Definition nicht dazu führen kann, dass ihn dann alle mögen. Gleiches gilt für die unrealistische Annahme, dass es möglich sei und möglich sein muss, von allen gemocht zu werden.

Aber auch wenn der sokratische Dialog bestenfalls zu neuen funktionaleren Erkenntnissen führt, wird es notwendig sein, diese neuen Erkenntnisse durch Erfahrungen nachhaltig zu stabilisieren und im Verhalten zu verankern. Mit Verhaltensexperimenten kann die konkrete Befürchtung (»Wenn ich so bin, wie ich bin, dann werde ich nicht gemocht«) überprüft werden, um so zu korrektiven Erfahrungen (»Ich muss mich nicht verstellen, um gemocht zu werden. Selbst, wenn mich mal jemand nicht mag, so ist das normal und für mich aushaltbar, denn auch ich mag nicht jeden«) zu gelangen.

7.2 Bearbeitung automatischer Gedanken in konkreten Problemsituationen

Für die Bearbeitung automatischer Gedanken liegen unterschiedlichste Techniken vor. Dabei streben alle eine Überprüfung der Gedanken in Bezug auf Logik, Realitätsbezogenheit und / oder Nützlichkeit an. Die Vermittlungsform reicht von schriftlichen Protokollen hin zu verbalen Disputen und sollte möglichst mit verhaltensbezogenen Übungen zur Korrektur von automatischen Gedanken (s. Abschn. 7.4.) kombiniert werden. Dabei gibt es keine spezifische Reihenfolge, die eingehalten werden muss.

Techniken zur Bearbeitung automatischer Gedanken

- Gedankentagebuch (»tought change records«)
- Sammeln alternativer automatischer Gedanken
- Überprüfung der Evidenz
- Entkatastrophisieren
- Reattribution

Gedankentagebuch (»tought change records«)

Das Gedankentagebuch (auch 5-Spalten-Technik) wurde ursprünglich von Beck (1979) für die Arbeit mit depressiven Patient:innen entwickelt. Dafür wird das bisher zur Identifikation automatischer Gedanken verwendete ABC-Schema (s. Abschn. 2.1.2 sowie Abschn. 6.1) um zwei Spalten erweitert. Es umfasst dann zusätzlich die modifizierten Gedanken und das Ergebnis dieser veränderten Gedanken (s. Tab. 7.1). Ziel ist es, dass der Patient bzw. die Patientin automatische Gedanken wahrnimmt und basierend auf anderen Techniken in diesem Kapitel Alternativen erarbeitet und festhält sowie den Erfolg dieser Veränderungen für sich sichtbar macht.

Ein besonders wichtiger Bestandteil des Gedankentagebuchs sind die Ratingskalen, die das Ausmaß subjektiver Richtigkeit von Gedanken sowie das Ausmaß von auftretenden Gefühlen erfassen. Vor allem zu Beginn sollten Patient:innen schon für kleine Veränderungen in die richtige Richtung positiv verstärkt werden. Eine fehlende Veränderung in den Gedanken oder Gefühlen kann dabei ein Hinweis darauf sein, dass stabile Grundannahmen oder andere Verhaltensmuster zur Aufrechterhaltung beitragen, welche dann wiederum zunächst identifiziert und dann modifiziert werden sollten.

Tabelle 7.1 Beispiel für ein Gedankentagebuch (in Anlehnung an Mühlig & Poldrack, 2020)

Situation	Automatischer Gedanke	Gefühle	Rationalerer Gedanke	Ergebnis
Aktuelles Ereignis, auslösende(r) Gedankengang/Erinnerung, Körperwahrnehmung	**Automatischer Gedanke, Ausmaß der subjektiven Richtigkeit (0–100 %)**	**Gefühle und Ausmaß der Gefühle (0–100 %)**	**Rationalerer Gedanke, Ausmaß der subjektiven Richtigkeit (0–100 %)**	**Gefühle und Ausmaß der Gefühle (0–100 %) bzgl. Rationalerer Gedanken**
Erster Besuch bei den Schwiegereltern steht an.	»Die werden mich nicht ausstehen können.« Richtigkeit (90 %)	Angst (60 %) Anspannung (80 %)	»Sie sind wahrscheinlich nett, ihren Sohn mag ich ja auch.« Richtigkeit (70 %)	Angst (30 %) Anspannung (50 %)
Chef runzelt im Gespräch die Stirn, während ich eine Idee vorstelle.	»Er findet die Idee furchtbar, ich habe versagt.« Richtigkeit (95 %)	Traurigkeit (70 %) Hilflosigkeit (80 %)	»Er denkt angestrengt über meinen Vorschlag nach.« Richtigkeit (70 %)	Hilflosigkeit (10 %) Anspannung (50 %)

Es ist empfehlenswert, Patient:innen so oft wie möglich Gedankentagebücher mit nach Hause zu geben, um deren Selbstmanagementfähigkeiten zu fördern. Die ausgefüllten Bögen werden dann in der kommenden Stunde nachbesprochen und daraus Ansatzpunkte für weitere Veränderungen abgeleitet, z. B. bei Schwierigkeiten mit bestimmten Kognitionen, bei denen eine Bearbeitung der stabilen Grundannahmen erfolgen sollte, oder bei der Bearbeitung bestimmter Emotionen, bei denen andere Techniken zur Verbesserung der Emotionsregulation (zum Überblick s.: Lammers, 2015) herangezogen werden können.

Das Gedankentagebuch allein stellt ein gutes Rahmenkonzept dar, um den Prozess der Modifikation automatischer Gedanken, egal mit welcher spezifischen Technik, für Patient:innen nachvollziehbar zu machen. Auch, um z. B. zu zeigen, dass alternative, rationalere Gedanken nicht automatisch bedeuten, dass keine belastenden Emotionen mehr auftreten.

Darüber hinaus sind weitere, im Folgenden vorgestellte Techniken notwendig, um Patient:innen darin zu unterstützen, automatische Gedanken zu hinterfragen und funktionalere Gedanken zu generieren.

Sammeln alternativer automatischer Gedanken

Ein Ziel der Modifikation von automatischen Gedanken ist, dass Patient:innen mehr Flexibilität im Denken erreichen. Dies ist u. a. dadurch zu realisieren, dass verdeutlicht wird, dass es selten nur eine mögliche Interpretation einer Situation gibt, sondern viele gedankliche Optionen möglich sind. Dabei haben Patient:innen die Entscheidungsfreiheit, welchem dieser Gedanken sie folgen möchten. Zu betonen ist auch, dass es nicht darum geht, dass Patient:innen nur positive Gedanken generieren, sondern lediglich die Bandbreite an möglichen automatischen Gedanken realisieren. Hierzu bietet es sich an, Patient:innen Techniken an die Hand zu geben, mit denen sie eine Vielzahl an Gedanken in einer Situation generieren können (in Anlehnung an Wright et al., 2017).

(1) **Brainstorming:** Patient:innen wird zunächst erläutert, dass diese Technik der Ideensammlung dient und in vielen Kontexten sehr erfolgreich eingesetzt wird. Dabei soll eine möglichst lange Liste an Ideen zu möglichen Gedanken, die in einer bestimmten Situation auftreten könnten, aufgelistet werden. Hierbei ist es wichtig, dass Patient:innen verstehen, dass bei der Sammlung von Ideen keine Beurteilung der Gedanken erfolgen darf und keine Grenzen auferlegt werden sollen, also z. B., indem die Umsetzbarkeit, Können oder Vorwissen miteinbezogen werden. Oft haben Patient:innen hier eine »Ja aber«-Tendenz, die unterbunden werden sollte. Es kann helfen, selbst ungewöhnliche, vielleicht auch humorvolle Vorschläge zu machen, um die Kreativität der Patient:innen anzuregen. Patient:innen sollten verstehen, dass beim Brainstorming alles erlaubt ist. Abschließend können sie sich den / die Gedanken, den / die sie als rationalere Gedanken bevorzugen würden, auswählen und in das Gedankentagebuch eintragen.

(2) **Perspektivwechsel:** Um weitere, konstruktive gedankliche Optionen zu generieren, kann der Patient bzw. die Patientin motiviert werden, sich in andere Personen hineinzuversetzen und deren gedanklichen Umgang mit der Situation zu explorieren, z. B. eine Person, der er / sie vertraut; eine erfolgreiche Wissenschaftlerin oder ein Detektiv, der keine Angst vor Schlussfolgerungen und deren Konsequenzen hat bzw. ein Personalcoach, der nur die Stärken des Patienten bzw. der Patientin sieht und diesen / diese positiv unterstützen will.

(3) **Zurückversetzen in das »alte« Selbst:** Hier soll der Patient bzw. die Patientin sich in die Zeit zurückversetzen, in der noch keine psychische Störung vorlag. Am günstigsten sind besonders herausstechende Situationen, in denen der Patient bzw. die Patientin sehr erfolgreich oder glücklich gewesen ist. Die damit einhergehenden Gefühle sind so besser erinnerbar. Dazugehörige Sätze und Fragen können sein:

»Versuchen Sie, sich Ihr ›altes‹ Ich so gut wie möglich vorzustellen. Was hätte Ihr altes Ich in der jetzigen Situation gedacht? Welche Alternativen würde Ihr altes Ich in der aktuell problematischen Situation sehen?«

(4) **Von anderen lernen:** Hintergrund dieser Technik ist, dass Patient:innen mit psychischen Störungen oft dazu neigen, Feedback anderer nicht mehr einzuholen und sich zu sehr auf die eigenen (dysfunktionalen) Wahrnehmungen und Interpretationen zu verlassen. Aufgabe für Patient:innen ist es, andere dazu zu befragen, was diese in einer bestimmten Situation denken würden bzw. wie diese eine Situation für sich bewerten/interpretieren. Natürlich ist die Befragung anderer mit einem gewissen Risiko behaftet. Viele Patient:innen scheuen sich, Rückmeldung von anderen einzuholen. Hier kann es helfen, diese Befürchtungen im Vorfeld aufzugreifen und auch zu disputieren (z. B. »Welche Personen gibt es, denen Sie vertrauen und die Ihnen ein authentisches Feedback geben sowie Sie unterstützen?«, »Welche Risiken kann es für Sie haben, andere um ihre Rückmeldung zu bitten?«, »Wie wahrscheinlich ist es, dass keiner Ihrer Bekannten Ihnen antwortet?«). Abläufe von Gesprächen, in denen Patient:innen Rückmeldungen einholen, lassen sich darüber hinaus auch gut als Rollenspiel in der Therapiesitzung vorbereiten. Ein wichtiges und zu antizipierendes Risiko ist, dass andere Personen die dysfunktionalen Gedanken der Patient:innen bestätigen können. Hier ist es zum einen wichtig, dass Patient:innen möglichst verschiedene Personen mit unterschiedlichen Hintergründen befragen. Zum anderen können Patient:innen antizipierend darauf vorbereitet werden, dass es auch andere Menschen gibt, die in ähnlicher Art und Weise denken wie sie selbst, und darauf, was dies für die zu bearbeitenden Gedanken bedeutet.

Überprüfung der Evidenz

Ziel dieser Strategie ist es, die Evidenz für die automatischen Gedanken sorgfältig zu prüfen und zu disputieren. Daher findet sich für diese Form der Modifikation auch der Begriff des »empirischen Disputierens«. Das Finden der Evidenzen sollte nicht auf die Therapiesitzung beschränkt sein, vielmehr sollten Patient:innen auch zu Hause Belege für bzw. gegen den Gedanken suchen. Verhaltensexperimente verschiedenster Art (s. Abschn. »Exkurs: Verhaltensexperimente« in diesem Kapitel) können das Finden von Belegen untermauern.

Als Beispiel soll hier folgende Situation dienen: Herr Müller hat auf der Arbeit eine wichtige E-Mail an seine Chefin nicht weitergeleitet und daraufhin folgenden automatischen Gedanken wahrgenommen: »Das ist eine Katastrophe, jetzt werde ich gekündigt!« Die Therapeutin schaut daraufhin gemeinsam mit dem Patienten, welche Evidenz für den entsprechenden Gedanken spricht. Im Beispiel könnte der Patient folgende Antworten geben:

(1) »Meine Chefin reagiert häufig sehr impulsiv und emotional, ohne dass ich das immer nachvollziehen kann.«
(2) »Letztes Jahr wurde Frau Meier auch wegen einer Kleinigkeit gefeuert.«
(3) »Durch die Depression bin ich häufiger unkonzentriert und meine Chefin ist deshalb bestimmt schon lange unzufrieden mit mir.«

Es ist von großer Bedeutung, gemeinsam mit Patient:innen die tatsächlichen Fakten von eigenen Wahrnehmungen zu unterscheiden. Bezogen auf Antwort (a) wäre es demnach wichtig, konkrete Situationen zu sammeln, um abzuschätzen, was der Patient unter »impulsiv« und »emotional« versteht, und inwieweit dies das Risiko für eine Kündigung erhöht. Auch bezüglich Antwort (b) ist zu hinterfragen, was im damaligen Fall konkret passiert ist. Für Antwort (c) kann es sinnvoll sein, zu erfassen, welche Fehler Herr Müller im Vorfeld tatsächlich gemacht hat und wie seine Chefin darauf reagiert hat. Anschließend wird gemeinsam erarbeitet, was gegen den Gedanken spricht. Hierbei könnte Herr Müller vielleicht die folgenden Punkte anführen:

(1) »Meine Chefin hat mir noch nie zurückgemeldet, dass sie unzufrieden mit meiner Arbeit ist.«
(2) »So einfach kann sie mich nicht kündigen, wenn überhaupt, dann gäbe es zunächst eine Abmahnung. Und auch bezogen auf diese kann ich mich dann immer noch positionieren.«

Auch bei diesen Antworten ist wieder darauf zu achten, möglichst objektive Belege für die einzelnen Aspekte zu finden, also ggf. auch den Patienten in seinen Arbeitsvertrag oder ins Gesetzbuch schauen zu lassen, um zu klären, wie leicht bzw. schwer jemand gekündigt werden kann. Abschließend wird basierend auf den neuen Erkenntnissen ein rationalerer Gedanke formuliert. Im Fall von Herrn Müller könnte dieser lauten: »Es ist nicht gut, dass ich vergessen habe, die E-Mail weiterzuleiten, es wird wahrscheinlich Ärger geben, aber ich werde das überstehen und werde deshalb nicht gekündigt werden.«

Entkatastrophisieren

Das Katastrophisieren, also das Annehmen des schlimmstmöglichen Ausgangs in einer Situation, ist ein sehr typischer kognitiver Fehler bei verschiedenen psychischen Störungen. Was die meisten Patient:innen dabei nicht tun, ist weiterzudenken und sich mit den möglichen Konsequenzen der »Katastrophe« auseinanderzusetzen. Hintergrund ist zumeist die mit der psychischen Störung einhergehende kognitive Verzerrung, teilweise aber auch eine vermehrte Angst vor Veränderungen oder die Annahme negative Ereignisse nicht bewältigen zu können. Es gibt ebenso Patient:innen, die sagen: »Besser nehme ich immer das Schlimmste an, dann kann ich nur positiv überrascht werden.«

Die Technik des Entkatastrophisierens bezieht sich darauf, sich mit den Folgen einer antizipierten Katastrophe auseinanderzusetzen, also ein Zu-Ende-Denken zu fördern. Dabei kann der Patient bzw. die Patientin gefragt werden, »Was würde im Schlimmsten Fall passieren, wenn X eintritt?« oder »Was wäre so schlimm daran, wenn XY eintritt?«. Hier lohnt es sich, weiter nachzuhaken und ein möglichst plastisches Bild der Situation mit dem Patienten bzw. der Patientin zu zeichnen. Zum Beispiel könnte eine Patientin sagen: »Wenn ich durch diese Prüfung falle, dann werde ich exmatrikuliert, dann ist mein Leben vorbei.« Hier kann der Therapeut bzw. die Therapeutin nachfragen, wie genau das aussieht, wenn »das Leben vorbei ist«. Dann wird sich im Gespräch zumeist zeigen, dass die Situation mit unangenehmen Emotionen einhergeht, dass es aber Menschen gibt, die trotzdem zum Patienten bzw. der Patientin halten, dass es vielleicht Hobbys, Jobs oder andere stabilisierende Aktivitäten gibt. Basierend darauf lässt sich dann ein rationalerer Gedanke formulieren.

Darüber hinaus kann der Patient bzw. die Patientin auch wiederholt gefragt werden, was das Schlimmste an dem jeweiligen Ausgang wäre (z. B. »Ich werde gekündigt« → »Wir verlieren unser Haus, weil wir den Kredit nicht mehr bezahlen können« → »Mein Mann ist mit der Situation so unglücklich, dass er sich von mir scheiden lässt« → …). Im weiteren Verlauf wird dann eingeschätzt, für wie wahrscheinlich Patient:innen die jeweiligen Ausgänge halten und als ergänzende Technik können die Evidenzen der jeweilig antizipierten Ausgänge disputiert werden. Tabelle 7.2 zeigt eine durchgeführte Hausaufgabe zum Entkatastrophisieren.

Tabelle 7.2 Hausaufgabenblatt einer Patientin zum Entkatastrophisieren (in Anlehnung an Fehm & Helbig, 2008)

Situation: Patientin erwischt Partner beim Telefonieren mit einer anderen Frau. Im Vorfeld hat es schon häufig Konflikte wegen der Untreue des Partners gegeben. Sie will sich trennen.		
Befürchteter Ausgang: »Ich werde nie mehr einen Partner finden.«	**Bestmöglicher Ausgang:** »Ich lerne schnell einen Mann kennen, der mich liebt und mir treu ist.«	**Wahrscheinlichster Ausgang:** »Ich bleibe eine Weile allein, komme aber gut damit zurecht.«
Was können Sie tun, um diesen Ausgang zu verhindern? ▶ »Mit Freunden ausgehen.« ▶ »Mir ein Hobby suchen, um jemanden kennenzulernen.« ▶ »An meinem Selbstbewusstsein arbeiten, um mich mit mir wohlzufühlen.«	**Was können Sie tun, um diesen Ausgang zu erreichen?** ▶ »Nicht viel, da ist ja viel Glück dabei.« ▶ »Ich muss schnellstmöglich lernen, mich selbst zu lieben und anderen wieder zu vertrauen.«	**Was können Sie tun, um sich auf diesen Ausgang vorzubereiten?** ▶ »Kontakte zu meinen Freundinnen wieder aufbauen.« ▶ »Mir eine schöne Wohnung suchen und diese gemütlich einrichten.« ▶ »Schauen, was mir sonst noch wichtig ist, z. B. doch die Weiterbildung machen.«

Außerdem ist es in einigen Situationen auch sinnvoll, die Emotionen, die mit einzelnen Ausgängen einhergehen, »auszuhalten« und Patient:innen alternative Copingstrategien zu vermitteln. Hierbei können Patient:innen ähnlich der Exposition in sensu (auch »Sorgenexposition« bei Generalisierter Angststörung; Hoyer & Beesdo-Baum, 2012) mit einem Drehbuchszenario des schlimmsten Ausgangs wiederholt konfrontiert werden. Ziel ist es, die Angst vor diesem Ausgang zu reduzieren, nicht aber die zumeist zugrunde liegende Emotion der Traurigkeit bzw. Hilflosigkeit zu negieren.

Reattribution

Patient:innen mit psychischen Störungen tendieren in Situationen oft dazu, ungünstige Attributionen anzuwenden. Damit ist gemeint, dass Erlebnisse und deren Ausgang in ungünstiger Art und Weise sich und anderen zugeschrieben werden. Dabei ist generell zwischen internaler vs. externaler, allgemeiner vs. spezifischer und stabiler vs. variabler Attribution zu unterscheiden. Depressive Patient:innen neigen beispielsweise dazu, negative Erlebnisse eher auf sich selbst (also internal), allgemein und stabil zu attribuieren (Beesdo-Baum & Wittchen, 2011), z. B. »Ich wurde verlassen. Das ist meine Schuld, mein Leben geht den Bach runter und ich werde nie wieder jemanden finden, der mich liebt«.

Neben dem Hinterfragen dieser Attributionen mittels naiver und offener Fragen und dem Suchen von Evidenzen für die einzelnen Aspekte kann die Technik der Reattribution zum Einsatz kommen. Darunter ist zu verstehen, dass Patient:innen in negativen Situationen flexibler in der Art der Attribution werden. Basierend auf dem Gedankentagebuch kann beispielsweise der im Folgenden beschriebene Einstieg gewählt werden. 7

Beispiel • Einstieg in die Reattributionstechnik

»Mir fällt auf, dass Sie sich bei Problemen oft selbst die Schuld geben bzw. die Ursache nur in Ihrem eigenen Verhalten suchen. Wir nennen diese gedankliche Verzerrung ›internale Attribution‹. Ich würde gern anhand der letzten Situation mit Ihnen schauen, wie viel Verantwortung Sie sich in der Situation selbst zuschreiben und welche Konsequenzen diese Situation aktuell hat und in Zukunft haben wird. Die Situation war, dass Ihr Mann Ihnen gestanden hat, dass er seit einem halben Jahr eine außereheliche Beziehung hat. Können Sie sich bitte zunächst einmal auf folgenden Skalen einordnen …«

Wright et al. (2017) empfehlen drei Skalen als Grundlage der Reattributionstechnik, auf denen sich der Patient bzw. die Patientin einordnen soll.

Skalen als Grundlage der Reattributionstechnik (in Anlehnung an Wright et al., 2017)

Mein Level an Verantwortung / Zuständigkeit für die Situation

gar nicht |————————————————————| maximal

Wie stark sind die Auswirkungen auf mein aktuelles Leben?

gar nicht |————————————————————| maximal

Wie stark sind die Auswirkungen auf mein zukünftiges Leben?

gar nicht |————————————————————| maximal

Daran anschließend können andere Techniken genutzt werden, um die Richtung der Attribution zu flexibilisieren. Hier können auch Visualisierungen, wie z. B. das »Tortendiagramm«, eingesetzt werden. Patient:innen werden beispielsweise gefragt, welche anderen Personen noch Verantwortung in der beschrieben Situation haben. Außerdem sollten Umstände berücksichtigt werden, wie beruflicher Stress oder finanzielle Möglichkeiten. Des Weiteren sollten Konzepte wie »Glück / Pech«, »Zufall«, »Schicksal« oder »genetische Faktoren« angeboten werden. Für alle Aspekte wird dann in einem »Tortendiagramm« eingetragen, wie viel Verantwortung der jeweilige Aspekt für die entsprechende Situation hat. Am Ende kann zusammenfassend besprochen werden, ob sich die Einteilung des Patienten bzw. der Patientin auf den drei Attributionsskalen in die gewünschte Richtung verändert hat.

7.3 Bearbeitung stabiler Grundannahmen

Besonders bei der Bearbeitung stabiler Grundannahmen sollten sich Therapeut:innen bewusst sein, dass möglicherweise das grundlegende Selbstkonzept von Patient:innen und deren Art, über sich und das Leben zu denken, infrage gestellt wird. Diese Grundannahmen haben sich meist über Jahre hinweg entwickelt und wurden durch verschiedene Erfahrungen stabilisiert. Daher braucht es für die Veränderung dieser Annahmen Geduld, Übung, Fingerspitzengefühl und geeignete Techniken, die im Folgenden beschrieben werden. Auch hier gibt es keine festgelegte Reihenfolge, in der die Techniken angewandt werden müssen.

Techniken zur Bearbeitung stabiler Grundannahmen

- Anwendung sokratischer Gesprächstechniken
- Sammeln alternativer Grundannahmen
- Modifikation der Sprache der Grundannahme
- Überprüfung der Evidenz einer Grundannahme
- Gegenüberstellung der Vor- und Nachteile einer Grundannahme
- Skalierung
- Normativer sokratischer Dialog

Anwendung sokratischer Gesprächstechniken

Zunächst kann eine Bearbeitung stabiler Grundannahmen allein durch die Anwendung sokratischer Gesprächstechniken erreicht werden. Insbesondere bei der Bearbeitung stabiler Grundannahmen sollte darauf geachtet werden, eine wenig direktive, eher fragende und bezogen auf das Ergebnis offene Gesprächsführung einzusetzen. Ein solcher Gesprächsstil erleichtert es Patient:innen, das Infragestellen der Grundannahmen bezogen auf die eigene Person und die Sicht auf die Welt annehmen zu können. Dabei geht es darum, Patient:innen dahingehend zu stimulieren, einen flexiblen, wissbegierigen und wachstumsförderlichen Blick auf sich, ihre Umwelt und Vergangenheit zu richten. Wright et al. (2017) empfehlen folgende Gesprächsführungsstrategien generell beim Infragestellen stabiler Grundannahmen:

- **Achten Sie beim Fragen auf den roten Faden! Seien Sie auf verschiedene Wege vorbereitet!** Bevor die Bearbeitung einer Grundannahme beginnt, wird eine spezifische Strategie zur Veränderung ausgewählt. Hierbei empfiehlt es sich, sich auf mehrere Strategien vorzubereiten, die sich allerdings alle auf die Bearbeitung einer Grundannahme beziehen. Bestenfalls hat der Therapeut bzw. die Therapeutin bereits Pläne dafür vorliegen, wie mit unterschiedlichen Reaktionen von Patient:innen umgegangen werden kann. Diese können im Vorfeld in Inter- oder Supervision vorbereitet und geübt werden. Zu achten ist darauf, dass trotz des eigenen Plans (»roter Faden«) die Fragetechnik weiterhin nicht in Belehrung oder Konkurrenz abgleitet.
- **Verwenden Sie Fragen, die Patient:innen darin unterstützen, die Widersprüche ihres Denkens zu erkennen!** Oft tendieren Patient:innen dazu, sich durch verschiedene Grundannahmen selbst zu widersprechen. Diese Widersprüche sollten wertfrei aufgezeigt werden, indem der Patient bzw. die Patientin im Gespräch auf einen Widerspruch oder Konflikt im Denken hingewiesen wird. An einem Beispiel könnte das so aussehen, dass der Therapeut bzw. die Therapeutin Folgendes zurückmeldet: »Sie haben mir eben berichtet, dass Sie zu 100 Prozent für Ihre Frau da sind, sie in allem unterstützen und ein harmonisches Leben führen wollen. Auf der anderen Seite haben Sie berichtet, wie wichtig es Ihnen ist, sich frei und ungebunden zu fühlen. Wie lässt sich dies aus Ihrer Sicht vereinbaren?«
- **Nutzen Sie Fragen, die Patient:innen von sich aus darauf bringen, adaptive Gedanken zu äußern!** Die Erfahrung zeigt, dass Patient:innen eher dazu neigen, adaptive Grundannahmen zu entwickeln, wenn sie sich diese selbst erarbeiten bzw. konstruieren. Das bedeutet, dass Therapeut:innen eher Fragen stellen sollten, als adaptive Gedanken vorzugeben oder Patient:innen zurückzumelden, dass sie die Fähigkeiten zur Problemlösung aufweisen. Außerdem muss berücksichtigt werden, dass Lernen im emotionalen Kontext besser gelingt. Eine gewisse emotionale Beteiligung von Patient:innen ist also wünschenswert, ohne dass der Patient bzw. die Patientin jedoch in den Emotionen untergeht und von diesen vollständig eingenommen wird.

Im folgenden Kasten ist ein Dialog dargestellt, der die Art der sokratischen Gesprächsführung durch gezieltes Fragen beispielhaft untermalt. Hierbei zeigt sich auch, dass es sich im Gespräch anbietet, Grundannahmen und vor allem dabei aufkommende Widersprüche für Patient:innen grafisch zu veranschaulichen.

Fallbeispiel • »Sokratische« Gesprächsführung zur Bearbeitung dysfunktionaler Grundannahmen

Der 68-jährige Patient hat Schwierigkeiten beim Geschlechtsverkehr mit seiner Frau, da ihm immer wieder störende (automatische) Gedanken durch den Kopf gehen. Über den lebensgeschichtlichen Hintergrund berichtet der Patient, dass es ihm immer wichtig war, etwas darzustellen und sich als Mann zu fühlen. Aufgrund des Wegfalls der beruflichen Bestätigung mit dem Renteneintritt falle es ihm schwer, Dinge zu finden, die seinen Selbstwert stabilisieren. Die Frau zeigt nun schon seit einigen Monaten hormonell bedingt kein Interesse an Sex, sie hat für sich als Problemlösung entwickelt, dass ihr Mann jederzeit Sex mit ihr haben kann, wann immer er möchte, er dürfe sie aber auf keinen Fall animieren (z. B. sexuell massieren), um bei ihr sexuelle Erregungen hervorzurufen, da sie das zu sehr unter Druck setze. Darauf reagiert der Patient mit einer Erektionsstörung. Bei der Identifikation dysfunktionaler Kognitionen in diesem Zusammenhang zeigt sich folgende ungünstige bedingte Annahme: »Nur, wenn ich beim Sex auch meine Frau glücklich mache, dann bin ich ein Mann.«

T: Ich versuche mal zusammenzufassen, was bei Ihnen passiert: Ihre Frau macht Sie durch Ihr Verhalten sexuell glücklich, gibt Ihnen aber nicht die Möglichkeit, dass Sie ihr das in gleicher Art und Weise zurückgeben und sie auch sexuell befriedigen können, ist das richtig?

P: Ja, das stimmt, das macht mich unglücklich. Ich denke dann, dass ich als Mann nichts wert bin, da meine Frau nicht das von mir bekommt, was ich ihr geben müsste, damit auch sie glücklich ist.

T: Ihre Frau lässt Sie da aber auch ganz schön im Stich. Sie sagt Ihnen, dass sie für Sie alle Ihre sexuellen Wünsche erfüllt und glücklich ist, wenn Sie glücklich sind; gibt Ihnen aber gar nicht die Möglichkeit, ja verbietet es Ihnen sogar, sie andersherum auch durch das gleiche Verhalten glücklich zu machen. Ist das richtig so?

P: Ja, das stimmt. Ich fühle mich dann wertlos, so als würde ich nichts auf die Reihe bekommen und dann geht das Grübeln los.

T: Mmh, auf der anderen Seite haben Sie mir berichtet, dass Ihre Frau das ja aber nicht mit Absicht macht, sondern körperlich bedingt keine sexuelle Erregung mehr erfahren kann. Es also diesen Weg des Glücklich-Machens für Sie beide einfach nicht mehr gibt. Was würde Ihre Frau denn sagen, welchen anderen Weg es gibt, damit Sie sie glücklich machen können?

P: Meine Frau ist einfach glücklich, wenn es mir gut geht. Wenn ich früh schon gute Laune habe, dann geht es auch ihr gut, dann weiß sie, dass es ein guter Tag wird.

T: Mmh, das ist natürlich ein Problem. Sie haben ja den Eindruck, dass Ihre Frau für Sie eine Art Leistung erbringt und Sie möchten ihr im Sinne einer gleichberechtigten Partnerschaft auch eine Art Leistung zurückgeben. Das ist mit der Stimmung natürlich schwer zu erreichen, da jeder von uns ja auch mal einen schlechten Tag hat und das keine Leistung ist, bei der Sie sich als Mann fühlen können, oder?

P: Das ist richtig. Ich brauche das Gefühl, als Mann etwas wert zu sein und etwas leisten zu können, und bisher konnte ich das meiner Frau und mir immer durch die sexuelle Befriedigung zeigen und beweisen.

T: … das heißt, Ihre Frau muss Ihnen jetzt sagen, wie Sie stattdessen Ihre Leistung als Mann erbringen können, damit sie weiterhin glücklich ist …?

P: Naja, genau genommen mache ich das ja schon. Ich kümmere mich um alle handwerklichen Sachen im Haus, ganz akkurat, organisiere alle Termine. Fahre die Schwiegermutter, wann immer nötig, kümmere mich um die gesamten Finanzen.

T: Macht Ihre Frau das glücklich?

P: Ja, sie zeigt es halt nicht so, aber ich bin mir sicher, dass sie das sehr zu schätzen weiß.

T: Das heißt dann, Ihre Frau müsste diese Leistung, die Sie hier erbringen, mehr anerkennen, damit Sie das Gefühl haben, auch Ihren Teil zu einer glücklichen Partnerschaft beizutragen?

P: Mmh [*etwas längere Pause, nachdenklich*] … und ich müsste mir bewusst machen, dass ich meiner Frau einfach nur etwas anderes gebe, um glücklich zu sein, und es daher nur ›rechtens‹ ist, dass sie mich durch Sex glücklich macht … sozusagen als ihre Leistung zu einer glücklichen Partnerschaft … na, darüber muss ich jetzt aber noch mal nachdenken …

7

Sammeln alternativer Grundannahmen

Auch in Bezug auf stabile Grundannahmen ist eine Flexibilisierung des Denkens das Hauptziel der kognitiven Umstrukturierung. Eine Möglichkeit, wie Patient:innen angeregt werden können, Alternativen zu ihren bisherigen Grundannahmen zu generieren, sind die oben beschriebenen Strategien zum Finden rationalerer Erklärungen bei automatischen Gedanken (in Anlehnung an Wright et al., 2017):

- Brainstorming
- Perspektivwechsel
- Zurückversetzen in das »alte« Selbst
- von anderen lernen

Dabei lädt der Therapeut bzw. die Therapeutin Patient:innen spielerisch bzw. experimentell ein, eine größere Bandbreite an Grundannahmen kennenzulernen, um die eigenen, festgefahrenen Grundannahmen zu modifizieren. Um alternative Grundannahmen zu finden, können auch die Meinungen und Einstellungen anderer Menschen herangezogen werden. Dies kann unter anderem gefördert werden durch Lesen (z. B. von Biografien oder anderen historischen Büchern) oder den Besuch von entsprechenden Veranstaltungen sowie durch die Auseinandersetzung mit Kultur und Spiritualität. Hierbei sollten Therapeut:innen vorbereitet sein, dass Themen wie Lebenssinn bzw. Endlichkeit des Lebens Gegenstand in der Therapie werden können, wobei ein offener Umgang mit diesen Themen vonseiten des Therapeuten bzw. der Therapeutin von vielen Patient:innen als sehr hilfreich wahrgenommen wird.

Modifikation der Sprache der Grundannahme

Eine wichtige Möglichkeit zur Modifikation, v. a. bei sehr absolut formulierten Grundannahmen, ist die Modifikation über die Sprache der Grundannahme (s. a. Wright et al., 2017). Dabei kann der Patient bzw. die Patientin beispielsweise auf absolute Formulierungen hingewiesen werden, um diese weniger extrem zu formulieren (z. B. statt »Ich bin ein Versager« besser »Ich habe zwar meinen Job verloren, aber ich bin ein liebevoller Vater«). Auch können Patient:innen motiviert werden, zunächst einzelne Wörter der Grundannahme zu ändern, also z. B. statt »Ich muss immer alles perfekt machen« besser »Ich will immer alles perfekt machen« oder auch »Ich kann immer alles perfekt machen«. Dabei werden die dadurch entstehenden Veränderungen des Erlebens beim wiederholten Aussprechen disputiert. Des Weiteren kann der Patient bzw. die Patientin mittels Psychoedukation auf die negativen Auswirkungen rigider Wenn-dann-Regeln (z. B. »Wenn ich niemals widerspreche, werde ich von allen geliebt«) hingewiesen werden, um daraus flexiblere Regeln abzuleiten (z. B. »Wenn ich jemandem widerspreche, hat das zwar das Risiko, dass mich jemand nicht mag, aber andere werden mich umso mehr schätzen«).

Überprüfung der Evidenz einer Grundannahme

Das Vorgehen zur Überprüfung der Evidenz von Grundannahmen ist ähnlich dem bei automatischen Gedanken (s. Abschn. 7.1). Allerdings ist zu berücksichtigen, dass Grundannahmen zumeist stabiler sind und durch z. B. negative aktuelle Erfahrungen, Kritik und dysfunktionale Beziehungen immer wieder aktualisiert und bestätigt werden. Eine therapeutische Veränderung dieser Schemata kann deshalb erschwert sein. Aus diesem Grund ist es insbesondere bei der Bearbeitung von Grundannahmen wichtig, die Aspekte zu würdigen, die für das Bestehen des Schemas sprechen, und damit die Lebenserfahrungen des Patienten bzw. der Patientin ernst zu nehmen.

Zur Prüfung der Evidenz einer Grundannahme kann das im Kasten dargestellte Arbeitsblatt (nach Wright et al. 2017; s. auch **AB 4** »Überprüfung der Evidenz einer Grundannahme«) verwendet werden. Dabei sollte zunächst gemeinsam geklärt werden, welche Grundannahme besprochen bzw. geprüft werden soll. Patient:innen sollten eingeladen werden, einen experimentellen und ehrlichen Blick auf die Evidenz der Überzeugungen zu richten. Anschließend wird der Patient bzw. die Patientin ermutigt, alle Aspekte zu benennen, die für und gegen die zu prüfende Grundannahme sprechen. Dabei empfiehlt es sich, wenn zunächst der Therapeut bzw. die Therapeutin die Punkte aufschreibt, diese Aufgabe aber sobald als möglich an den Patienten bzw. die Patientin übergibt. Bei der Besprechung der Evidenz sollte geprüft werden, inwieweit der Patient bzw. die Patientin beim Finden der Argumente für das Schema kognitiven Fehlern unterliegt. Dies sollte mit dem Patienten bzw. der Patientin erarbeitet und mittels sokratischer Fragen hinterfragt werden. Darüber hinaus kann es hilfreich sein, andere Strategien, z. B. Verhaltensexperimente (s. Abschn. 7.4), akzeptanzbasierte Techniken oder ein soziales Kompetenztraining in die Bearbeitung einzubauen, um Gegenevidenz zu finden. Aufgabe des Therapeuten bzw. der Therapeutin bei der Bearbeitung ist es, Patient:innen trotz der negativen Sicht auf das Thema immer wieder zu motivieren, sich mit möglichen Veränderungen der Grundannahme zu beschäftigen, ohne Druck auszulösen und Patient:innen zu überreden. Nachdem möglichst viele Argumente gesammelt wurden, wird der Patient bzw. die Patientin gefragt, ob Ansatzpunkte zur Veränderung der Grundannahme erkennbar sind, die mit weniger unangenehmen Emotionen und einer funktionaleren Sicht auf sich und die Welt einhergehen. Diese sollten auch schriftlich fixiert und weitergehend bearbeitet werden, ggf. unter Zuhilfenahme anderer Techniken. In den seltensten Fällen wird die Bearbeitung einer Grundannahme innerhalb einer Sitzung abgeschlossen. In Abhängigkeit davon, an welcher Stelle der Bearbeitung sich der Patient bzw. die Patientin befindet, sollten auf jeden Fall passende Hausaufgaben abgeleitet werden, z. B. zum Finden weiterer Pro- und Kontra-Argumente, zur Beobachtung kognitiver Fehler bzw. zur Modifizierung der dysfunktionalen Grundannahme.

Überprüfung der Evidenz einer Grundannahme (nach Wright et al., 2017)

Zu überprüfende Grundannahme: »*Wer Fehler macht, wird von allen abgelehnt.*«
Grad der Überzeugung (0–100 %): *90 %*

Für dieses Schema spricht:	**Gegen dieses Schema spricht:**
▶ frühere Erfahrung mit Eltern ▶ Ich denke so, also tun andere das auch und lehnen mich ab.	▶ Kollegin geht immer noch mit mir Mittagessen, obwohl ich ihr neulich eine falsche Information gegeben habe. ▶ In meiner Einarbeitungsphase habe ich viele Fehler gemacht und trotzdem guten Kontakt zu Kollegen gefunden.

Dazugehöriger kognitiver Fehler: *Generalisierung*

Grad der Überzeugung bezogen auf die zu modifizierende Grundannahme (nach Klärung der Evidenz) (0–100 %): *60 %*

Überarbeitete, funktionale Grundannahme(n):
»*Wer Fehler macht, kann abgelehnt werden.*«

Verhaltensweisen / Dinge, die zur Veränderung des Schemas getan werden:
Absichtlich einen Fehler machen und beobachten, wie andere reagieren

Gegenüberstellung der Vor- und Nachteile einer Grundannahme

Neben der Modifikation der Grundannahme über die Prüfung der Evidenz kann auch die Nützlichkeit der Grundannahme über das Erheben der Vor- und Nachteile einer Grundannahme geprüft werden. Dabei sollte zunächst auch wieder das Vorgehen erklärt und sich auf eine zu bearbeitende Grundannahme geeinigt werden. Anschließend wird der Patient bzw. die Patientin mittels Fragen motiviert, alle Vor- und Nachteile der Grundannahme zu benennen und aufzuschreiben. Aus diesem Vergleich der Vor- und Nachteile lassen sich kreative Ansatzpunkte für Modifikationen ableiten. Das Auflisten der Vorteile kann zunächst auch noch einmal die Grundannahme bestätigen, dieser Teil ist aber notwendig, um zu wissen, welche Aspekte bei der Modifikation der Grundannahme zu beachten sind. Da Grundannahmen meist mit der Sicherung von Grundbedürfnissen assoziiert sind und sich dafür als nützlich erwiesen haben, ist das Verstehen der Funktionalität der Grundannahme vor einer Veränderung bedeutsam, um die anderweitige Erfüllung der zugrunde liegenden Bedürfnisse zu gewährleisten. Auch hier empfiehlt es sich, Patient:innen selbst das Arbeitsblatt (s. **AB 5** »Überprüfung der Vor- und Nachteile einer Grundannahme«) ausfüllen zu lassen, auch wenn sie sicherlich am Anfang therapeutische Unterstützung benötigen. Abschließend wird der Patient bzw. die Patientin angehalten, die Grundannahme so zu modifizieren, dass diese sich weniger negativ auf sein bzw. ihr Leben auswirkt und gleichzeitig aber zumindest einige positive Aspekte weiterhin bestehen bleiben. Daraus sollten auch Verhaltensweisen abgeleitet werden, die Patient:innen als Hausaufgabe experimentell ausprobieren und die dann in der nächsten Therapiestunde nachbesprochen werden.

Überprüfung der Vor- und Nachteile einer Grundannahme (in Anlehnung an Wright et al., 2017)

Zu überprüfende Grundannahme: *»Immer Kontrolle über sich zu haben, ist wichtig.«*
Grad der Überzeugung (0–100 %): *95 %*

Vorteile der Grundannahme:	Nachteile der Grundannahme:
▶ verhindert Kritik und Ablehnung	▶ ist anstrengend
▶ Gefühl von Sicherheit	▶ Was, wenn mal keine Kontrolle möglich ist?

Grad der Überzeugung (0–100 %): *75 %*
Überarbeitete, funktionale Grundannahme(n): *»Zu viel Kontrolle schadet mir.«*

Verhaltensweisen / Dinge, die zur Veränderung der Grundannahme getan werden:
Kontrolle loslassen und beobachten, was dann passiert

Skalierung

Vor allem bei sehr absolutistischen, schwarz-weißen Grundannahmen (z. B. »Ich bin total allein«) empfiehlt sich der Einsatz von Skalierungen, um das Denken von Patient:innen zu flexibilisieren und »aufzuweichen«. Dabei wird der Patient bzw. die Patientin gebeten, sich auf einer Skala von 0 bis 100 bezogen auf das der Grundannahme zugrunde liegende Konstrukt einzuschätzen. In dem genannten Beispiel könnte der Patient bzw. die Patientin gebeten werden, sich selbst auf einer Skala von 100 (die absolut einsamste Person aller Zeiten) über 50 (ein moderates Ausmaß an Einsamkeit) bis hin zu 0 (die am allerwenigsten einsame Person aller Zeiten) einzuordnen. Selbst wenn die Patientin sich bei einem Wert von 99 einordnet, können mit ihr mittels naiv-fragender Gesprächsführung verschiedene Aspekte zur Modifikation der Grundannahme abgeleitet werden, z. B.:

- »Was unterscheidet Sie von der Person mit einem Wert von 100?«
- »Kennen Sie eine Person oder können sich eine vorstellen, die den Wert 100 schon einmal erreicht hat? Wodurch ist diese gekennzeichnet?«
- »Wie sieht eine Person aus, die den Wert 0 erreicht? Kennen Sie so eine Person?«

Nach der Auseinandersetzung mit der Skala werden Patient:innen erneut gebeten, sich auf der Skala von 0 bis 100 einzuordnen. Dabei kann der Patient bzw. die Patientin auch gebeten werden, andere Leute auf der Skala einzuordnen und zu schauen, was ihn bzw. sie von diesen Personen unterscheidet, um daraus eventuell Verhaltensmodifikationen bzw. Modifikationen der Grundannahme abzuleiten.

Normativer sokratischer Dialog

Der normative sokratische Dialog dient dazu, Entscheidungen und Verhaltensweisen auf ihre Nützlichkeit, Zielführung und Übereinstimmung mit eigenen Werten und Normen hin zu überprüfen. Ziel ist es also, zu einer konkreten Entscheidung zu gelangen. Im Rahmen der Behandlung verschiedener Störungen können anstehende Entscheidungen und Konflikte (z. B. »Darf ich ›Nein‹ sagen?«) oder auch vergangene getroffene Entscheidungen (z. B. »Hatte ich das Recht, meine Mutter ins Altenheim zur Pflege zu geben?«) aufgrund der damit einhergehenden Anspannung einen bemerkenswerten Anteil an der Symptomatik ausmachen. Oft liegt diesen Konflikten eine Diskrepanz zwischen mind. zwei wichtigen Grundannahmen zugrunde, was eine Entscheidung erschwert. 7

Bei der sokratischen Klärung dieser Fragen spielen die Wertvorstellungen der Patient:innen eine große Rolle. Eine Patientin mit schuldhafter Verarbeitung einer zurückliegenden Entscheidung, nämlich die Mutter zur Pflege ins Altersheim gegeben zu haben, könnte günstigstenfalls (aber das ist nicht unbedingt Zielsetzung!) zu einer ausgewogeneren Sicht auf die Entscheidungsgründe gelangen und auch ihre eigenen (guten) Gründe einbeziehen.

Im Folgenden ist ein detailliertes Ablaufschema für den normativen sokratischen Dialog (in Anlehnung an Stavemann, 2015) dargestellt, das durch eigene Beispielsequenzen veranschaulicht wird.

Phasen des normativen sokratischen Dialogs zur Klärung von moralischen Konflikten

(1) Auswahl des Themas. Das Thema sollte sich aus der bisherigen Therapie ergeben durch Identifikation von Grundannahmen oder bedingten Annahmen, aktuellen oder vergangenen Konflikten.

Beispielthema: »Darf ich in einer Beziehung auch Dinge allein unternehmen?«

(2) Konkretisierung der Fragestellung und Herstellung des Alltagsbezugs. Anhand von Alltagsbeispielen soll der genannte Konflikt verdeutlicht werden.

T: Wie sieht das bei Ihnen konkret aus?

P: Naja, mein Mann ist seit einigen Jahren herzkrank und bleibt nur noch zu Hause, mir fehlen die Unternehmungen. Aber irgendwie würde ich mich schuldig fühlen, allein wegzugehen, er kann ja nicht mit, wenn ich mal ins Theater gehen würde.

(3) Sammlung der Gründe für oder gegen die Entscheidung, der Konsequenzen daraus oder der positiven und negativen Aspekte der Optionen

T: Lassen Sie uns doch mal anschauen, welche Gründe es für Sie gibt, die dafür sprechen würden, mehr alleine zu unternehmen, und welche dagegen.

P: Dagegen spricht, dass ich es gemein finde und dann im Theater sitze und ein schlechtes Gewissen hätte. Dafür sprechen würde, dass es mir halt schon irgendwie fehlt. [*Weitere Gründe oder Aspekte sammeln*]

(4) Zusammenfassung der Gründe/Konsequenzen oder Aspekte aus Punkt (3)

T: Gut, dann lassen Sie uns mal zusammenfassen, was nun auf jeder Seite steht. Mit welcher Seite wollen Sie anfangen?
Gibt es Dinge auf der Liste die Sie unter einem Oberbegriff zusammenfassen können?

(5) Suche nach weiteren Gründen, Aspekten oder Konsequenzen des Konflikts. wenn ja, dann zurück zu Punkt (4) unter Beachtung der neuen Aspekte.

T: Fehlt noch etwas auf der einen oder anderen Seite?

(6) Suche nach moralischen Grundsätzen, Lebenszielen und Werten, die in Zusammenhang mit dem anstehenden Konflikt stehen

T: Als Nächstes würde ich gerne mit Ihnen einen Blick auf Ihre Normen, Werte und Ziele werfen, die mit diesem Thema zu tun haben. Haben Sie vielleicht eine Idee, wieso das wichtig sein könnte?

P: Damit ich mich besser entscheiden kann?

T: Ja, schlussendlich schon, und solche Entscheidungen, wie Sie sie vorgebracht haben, hängen ja auch immer stark davon ab, was man selbst, ganz persönlich, im Leben als wichtig und richtig erachtet.

P: Naja, zum Beispiel habe ich meinem Mann ja mit der Heirat geschworen, dass wir zusammenhalten, in guten und auch in schlechten Tagen. Wenn ich jetzt plötzlich mein eigenes Ding mache, dann fühlt es sich an, als würde ich ihn dahingehend betrügen.

(7) Zusammenfassung und Gewichtung der mit dem anstehenden Konflikt in Zusammenhang stehenden moralischen Grundsätze, Lebensziele und Werte

T: Lassen Sie uns auch hier Ihre genannten Normen und Werte einmal zusammenfassen, die auf jeder Seite stehen. Gibt es denn einige Normen oder Werte, die man zu einem Oberbegriff zusammenfassen könnte? Mit welcher Seite wollen Sie anfangen

P: Mmh, man könnte vielleicht diesen Punkt und diesen zusammenfassen.

T: Wie würden Sie das denn nennen?

P: Vielleicht, wenn es meinem Partner schlecht geht, muss ich an seiner Seite stehen.

T: Könnten Sie noch mal alle Aspekte, die nun dafür und dagegen sprechen, vorlesen?

(8) Abwägen des Für und Wider auf Basis der zusammengefassten Grundsätze, Ziele und Werte

T: Gut, lassen Sie uns nun mal die Bedeutsamkeit der genannten Aspekte, die dafür und dagegen sprechen, anschauen. Bitte gewichten Sie alle Aspekte zunächst auf der einen Seite mit einer Zahl von 0–100 und machen Sie dann das gleiche auf der anderen Seite, sodass jeweils eine Rangfolge entsteht. 100 bedeutet, dass es das wichtigste Argument ist, 0 bedeutet, dass das Argument gar nicht wichtig ist.

P: Auf dieser Seite, ist am wichtigsten für mich »Ich muss an der Seite meines Partners stehen, wenn es ihm schlecht geht«. Das bekommt die 100. Auf der anderen Seite steht »Jeder hat das Recht, Dinge zu tun, die ihm Freude machen«, das bekommt auch die 100.

T: Okay, auf der einen Seite, also was dagegen spricht, alleine Dinge zu unternehmen, haben Sie als wichtigstes Argument gewertet, dass Sie Ihrem Partner, wenn es ihm schlecht geht, zur Seite stehen. Auf der anderen Seite, also was dafür spricht, haben Sie »Jeder hat das Recht darauf, Dinge zu tun, die ihm Freude machen«. Lassen Sie uns die beiden doch einmal vergleichen.

7

Achtung: Ziel ist es hier, die jeweils wichtigsten, zweitwichtigsten (usw.) Argumente von beiden Seiten sowohl einzeln zu disputieren (falls notwendig) und miteinander in direkten Vergleich zu setzen. Dies soll den Regeln der allgemeinen Logik, Erfahrung und Nützlichkeit folgen.

T: Beginnen wir mit dem Argument »Dem Partner zur Seite stehen«.
Was heißt das genau?
Wieviel Zeit umfasst denn pro Tag »An der Seite des Mannes stehen«?
Was machen Sie, wenn Sie mal einkaufen gehen und Ihren Mann alleine lassen müssen?
Wie lange kann Ihr Mann denn ohne Betreuung sein?
Möchten Sie das Argument so beibehalten?
Möchten Sie es umformulieren?
Möchten Sie dem Argument eine andere Gewichtung geben?

Achtung: Einzelargumente können nach einem Disput bestehen bleiben, in einzelnen Aspekten oder ihrer Wertigkeit korrigiert oder gestrichen werden, falls sie nicht länger haltbar sind.

T: Gut, dann bleibt von den Argumenten noch … übrig.
Können Sie auf dieser Grundlage zu einer Entscheidung kommen?

(9) Entscheidung

P: Ja, mir ist klar geworden, dass ich immer zu viel Verantwortung für meinen Mann getragen habe. Es ist schlimm, dass er nicht mehr ins Theater oder woanders hin kann. Deshalb muss ich aber nicht auf alles verzichten. Ich habe mich entschieden, ihm das zu erklären und mir nächste Woche ein Theaterabo zu kaufen. Ich kann meinem Mann dann immer von den Stücken erzählen und ihm ein Programmheft mitbringen. Aber vermutlich werde ich mich immer auch ein bisschen schlecht dabei fühlen, aber das ist in Ordnung, da es meine enge Verbindung zu meinem Mann zeigt.

Der normative sokratische Dialog hat prinzipiell das Ziel, zu einer konkreten Entscheidung bezüglich einer gestellten Frage zu führen. Im Gegensatz zum explikativen sokratischen Dialog endet also der Diskurs nicht vorzeitig, sondern erst mit einer getroffenen Entscheidung. In jedem Fall endet er nicht, bevor nicht alle Aspekte des Für und Wider unter Bezugnahme der moralischen Auffassungen gesammelt und besprochen wurden. Hier verspüren Patient:innen vielleicht schon eine Entscheidungstendenz, können oder wollen diese aber noch nicht festlegen. Nicht selten verläuft auch der normative sokratische Dialog wenig idealtypisch. Während es meist gut gelingt, die positiven und negativen Aspekte plastisch herauszuarbeiten, ist es erfahrungsgemäß herausfordernder, die dahinterstehenden moralischen Werte und Konflikte zu identifizieren und zu benennen. Auch hier gilt es, sich auf geduldige und wertschätzende Weise mit dem Patienten bzw. der Patientin auf die Suche nach diesen Punkten zu begeben. Dies kann einige Zeit dauern, was insofern unproblematisch ist, als Therapeut:innen auch hier die Struktur des Dialogs präsent haben, ebenso wie den aktuellen Stand des Dialogs. Üblicherweise dauert der normative Disput mehrere Sitzungen bis hin zu einer kompletten Psychotherapie oder Beratungseinheit. In der Zwischenzeit können Sammlungen von positiven und negativen Aspekten, ethischen Werten oder deren Gewichtung als Hausaufgabe aufgegeben werden.

7.4 Verhaltensexperimente

Verhaltensexperimente können im Rahmen der kognitiven Umstrukturierung zweierlei Zielen dienen. Zum einen können Verhaltensexperimente eingesetzt werden um zuvor umstrukturierte Gedankeninhalte (z. B. »Ich bin nicht liebenswert«) im Alltag verhaltensbezogen zu überprüfen und damit das Gelernte weiter zu stabilisieren (s. dazu Kap. 8). Zum anderen können Verhaltensexperimente allerdings auch in einem ersten Schritt als verhaltensbezogene Technik zur kognitiven Umstrukturierung eingesetzt werden. Gerade weil die meisten kognitiven Umstrukturierungstechniken verbale Techniken sind, die auf Veränderung durch Erkenntnisgewinn setzen, kann es therapeutisch sinnvoll sein, daneben auch verhaltensbezogene Techniken in relevanten Alltagssituationen zur kognitiven Umstrukturierung einzusetzen. Dem liegt die Idee zugrunde, dass das Erleben in der Realität eine Veränderung von Gedächtnisprozessen und somit den Therapieerfolg unterstützt (u. a. Grawe, 2004).

Im Rahmen der kognitiven Umstrukturierung dienen Verhaltensexperimente unter anderem dazu, dysfunktionale Gedanken aufzudecken, aber insbesondere auch dazu, erarbeitete alternative Gedanken hinsichtlich deren empirischer Fundierung zu überprüfen. In der folgenden Tabelle 7.4 sind verschiedene Arten von Verhaltensexperimenten beschrieben.

Tabelle 7.4 Arten von Verhaltensexperimenten (nach Bennett-Levy, 2008)

Kategorie	Art des Experiments	Beispiele
Design	Hypothesentestend	»Wenn ich mich nicht bis zum Schluss vorbereite, werde ich nicht wissen, was ich sagen soll, und die anderen halten mich für inkompetent.« (Test von Hypothese A) »Wenn ich mich nicht bis zum Schluss vorbereite, kann es sein, dass mir nichts einfällt und mich die anderen für inkompetent halten, oder es läuft alles gut und die anderen merken nichts.« (Test von Hypothese A und B)
	Entdeckend	»Ich weiß noch nicht, was passiert, wenn ich mit nur siebzigprozentiger Vorbereitung in die Situation gehe.« (Eine Hypothese fehlt bzw. ist vage; kann basierend auf den Erfahrungen präzisiert werden.)
Typ	Aktiv	»Wie reagiere ich bzw. wie reagieren andere, wenn ich zu spät komme?« (Patient:in agiert in einer realen Situation oder einer Simulation.)
	Beobachtend	»Wie reagieren andere, wenn jemandem nicht gleich etwas einfällt?« (Patient:in beobachtet direkt ein bestimmtes Verhalten, ohne selbst einzugreifen.) »Wie geht es dir, wenn du einen Fehler machst? Was denkst du, was tust du?« (Patient:in befragt andere.) »Was kennzeichnet ein sinnvolles Leben?« oder »Welche Erklärungen gibt es für Schwindelsymptome?« (Patient:in nutzt andere Quellen, z. B. Zeitschriften, Bücher, Internet.)

Nach Wells (1997) besteht ein Verhaltensexperiment bei Patient:innen mit Angststörungen aus fünf Schritten, wobei sich das Vorgehen auch auf andere psychische Störungen übertragen lässt. Bei der Planung ist es wichtig, zu berücksichtigen, dass eine Alltagssituation ausgewählt wird, die der Patient bzw. die Patientin selbst herstellen kann oder die ohne Zutun mit hoher Wahrscheinlichkeit auftritt. Des Weiteren benötigen Patient:innen eine genaue Instruktion darüber, wie sie sich konkret verhalten soll, um dysfunktionale Kognitionen zu überprüfen.

Prepare-Expose-Test-Summarize-Technik nach Wells (1997, in Anlehnung an Mühlig & Poldrack, 2011)

- **Prepare:** Zunächst liegt der Fokus auf der Identifikation der zu bearbeitenden Kognition (z. B. »Ich werde zittern und die anderen werden mich auslachen«) und der Exploration der dazugehörigen Evidenzen (»Was spricht für diese Annahme?«). Des Weiteren wird eine typische Problemsituation (z. B. Essen gehen) sowie damit einhergehende aufrechterhaltende Bedingungen (z. B. Hände krampfhaft festhalten als Sicherheitsverhalten) identifiziert. Anschließend erfolgt die Vermittlung des Grundprinzips des Verhaltensexperiments, also des Rationals des geplanten Vorgehens (»Welches Ziel verfolgen wir mit dem Experiment?«). Dabei soll auch darauf eingegangen werden, welche Bedeutung Gewohnheiten (z. B. der Einsatz von Sicherheitsverhalten) für die Aufrechterhaltung von Gedanken und Gefühlen haben.
- **Expose and Test:** Daraufhin erfolgt das Aufsuchen der Situation (z. B. dem Restaurant) mit dem Ziel, die dysfunktionalen Gedanken zu überprüfen bzw. eine neue Verhaltensweise auszuprobieren und die negativen Erwartungen zu überprüfen.
- **Summarize:** Die gemachten Erfahrungen werden abschließend mit dem Patienten bzw. der Patientin diskutiert und daraus Schritte für das weitere Vorgehen, z. B. Wiederholung des Experiments in anderer Konstellation, abgeleitet.

Durchführung. Die Durchführung der Verhaltensexperimente – sowohl in der Therapie als auch als Hausaufgabe – sollte in entsprechenden Protokollen dokumentiert werden (s. Tab. 7.5), um den Lernerfolg nachverfolgen zu können. Zu beachten ist, dass der Patient bzw. die Patientin vor dem Experiment die Erwartungen aufschreibt, um die Lernerfahrung wahrheitsgemäß abzubilden.

Tabelle 7.5 Dokumentation eines Verhaltensexperiments anhand eines Patientenbeispiels (mod. nach Stangier et al., 2009)

Experiment, dem ich mich stellen will:	»Ich will prüfen, wie meine Familie reagiert, wenn ich nicht täglich die Wohnung aufräume und staubwische.«
Situation (»Wo und wann findet das Ganze statt?«):	»Am Freitag werde ich nach Hause kommen und mir eine Tasse Tee machen und nicht alles sofort aufräumen und putzen.«
Vorhersage (»Was denke ich, wird passieren?«):	»Mein Mann und meine Kinder werden spätestens nach einer halben Stunde ärgerlich werden und mich fragen, wann ich endlich aufräume.«
Ergebnis (»Was ist tatsächlich passiert?«):	»Keiner hat zunächst gemerkt, was los war. Meine Kinder haben ein richtiges Chaos im Kinderzimmer gemacht, weshalb ich sehr unruhig war. Erst abends hat mein Mann mich angesprochen, dass ich nach außen so entspannt war, was er sehr genossen hat. Er hat mir dann sogar geholfen, das Kinderzimmer wieder herzurichten, geputzt habe ich nicht und es hat sich gut angefühlt, in Ruhe mit den Kindern zu spielen.«
Schlussfolgerung (»Was lerne ich daraus?«):	»Ich kann es aushalten, wenn ich mal nicht gleich aufräume und putze. Meine Familie genießt es sogar, wenn ich nicht alles aufräume und immer putze. Ich habe mehr Zeit mit meinen Kindern und wirke entspannter. Diese Erfahrung hat mir den Schrecken vor einer chaotischen und unsauberen Wohnung ein wenig genommen.«

Stolperfallen. Bei der Durchführung von Verhaltensexperimenten gibt es typische Stolperfallen, die durch eine gute Vorbereitung reduziert werden können. Dazu gehören:

- Therapeut:innen sollten den richtigen Zeitpunkt finden, um Patient:innen über Verhaltensexperimente zu informieren. Dabei gehen Verhaltensexperimente oft mit einer gewissen Erwartungsangst bzw. Anspannung einher, die größer wird, je länger der Zeitraum zwischen der Information / Planung und der Durchführung des Experiments ist.
- Therapeut:innen sollten flexibel sein, um spontan auf unvorhergesehene Ereignisse reagieren zu können.
- Therapeut:innen sollten Experimente so planen, dass Patient:innen im Prinzip nicht verlieren können, d. h., die Planung sollte so erfolgen, dass der Patient bzw. die Patientin die Situation meistert. Hierbei hilft auch die therapeutische Überzeugung, dass jede gemachte Erfahrung hilft, um die Problematik zu verstehen; ggf. haben Patient:in und Therapeut:in mehr über die aufrechterhaltenden Bedingungen gelernt.

- Therapeut:innen sollten bei der Planung beachten, dass die Ziele des Experiments herausfordernd, aber auch realistisch und erreichbar, also nicht zu hoch bzw. zu niedrig, sind. Dabei sollten auch die physischen und psychischen Möglichkeiten des Patienten bzw. der Patientin beachtet werden.
- Therapeut:innen sollten berücksichtigen, ob die hypothetischen Ausgänge überhaupt zu testen sind, z. B. ist dies bezogen auf »Dann werde ich von Gott verdammt« schwierig zu validieren.

Zusammenfassend lässt sich feststellen, dass Verhaltensexperimente eine notwendige Ergänzung zum reinen kognitiven Arbeiten darstellen, um langfristig korrigierende Erfahrungen machen zu können. Dabei konnte an dieser Stelle nur ein grober Einblick in die Arbeit mit Verhaltensexperimenten gegeben werden. Zur weiteren Vertiefung in dieses Thema sei verwiesen auf Teismann und Ertle (2011).

8 Stabilisierung funktionaler Kognitionen

Um die bisher erreichten Veränderungen der automatischen Gedanken wie auch der Grundannahmen zu stabilisieren und in den Alltag zu übertragen, empfiehlt es sich, dem Einüben neuer Gedanken in der Therapie Raum zu geben. Auch hierfür stehen verschiedene Techniken zur Verfügung.

Techniken zur Stabilisierung funktionaler Kognitionen

- Bewältigungskarten (Coping Cards)
- Kognitives Probehandeln (Cognitive Rehearsal)
- Verhaltensexperimente

8

Bewältigungskarten

Wright et al. (2017) empfehlen zur Stabilisierung des Therapieerfolgs einer kognitiven Umstrukturierung die Verwendung sogenannter »Bewältigungskarten« (engl. coping cards). Dabei wählen Patient:in und Therapeut:in zunächst eine bedeutsame, aber zu bewältigende Situation aus. Anschließend werden alle erarbeiteten funktionalen Gedanken, die notwendig sind, um die Situation zu bewältigen (s. Kap. 7), knapp und gut erinnerbar aufgeschrieben.

Beispiel • Bewältigungskarte eines depressiven Patienten

Situation:
Mein Chef kritisiert, dass ich eine zusätzliche Arbeit noch nicht erledigt habe.

Funktionale Bewältigungsgedanken:
Ich achte darauf, was ich in diesem Moment denke, insbesondere auf Sätze mit »muss« und »immer«. Bevor ich reagiere, atme ich tief durch und distanziere mich erst einmal von der Situation. Ich erinnere mich daran, was meine Hauptaufgaben sind und wie gut ich diese bewältige. Ich sage mir, dass mein Chef »nur« eine Aufgabe, aber nicht mich als Person kritisiert.

Nach Erarbeitung der Bewältigungskarte erhält der Patient bzw. die Patientin die Hausaufgabe, diese im Alltag anzuwenden. Dabei soll die Karte an einer prominenten Stelle platziert werden, damit sich der Patient bzw. die Patientin im Problemfall daran erinnern kann. Typischerweise legen Patient:innen die Karten in den Terminkalender oder ins Portemonnaie. In der nachfolgenden Sitzung wird die Anwendbarkeit nachbesprochen und falls notwendig, werden Sätze modifiziert oder ergänzt. Auch die Abrufbarkeit des Erarbeiteten kann besprochen werden. Manchen Patient:innen hilft auch eine Erinnerungsfunktion am Handy. Hier können auch Diktierfunktionen genutzt werden, um die eigenen Worte von sich selbst gesprochen zu hören.

Kognitives Probehandeln

Grundgedanke des Verfahrens. Bevor Patient:innen die in der Therapie erarbeiteten rationaleren bzw. funktionaleren Gedanken im täglichen Leben einsetzen, kann es sinnvoll sein, diese Gedanken in einer Vorstellungsübung innerhalb der Therapiesitzung zu trainieren. Die dahinter stehende Logik kann Patient:innen mit einem Beispiel aus dem Profisport näher gebracht werden. So gehen Rennfahrer vor dem Start mehrmals den Kurs in Gedanken durch und visualisieren, was sie selbst wann tun müssen, um die Strecke gut zu bewältigen. Analog dazu wird der Patient bzw. die Patientin angehalten, sich auf möglichst verschiedene Aspekte einer belastenden Situation gedanklich vorzubereiten.

Vorgehen nach der Modifikation automatischer Gedanken. Voraussetzung für diese Methode ist, dass basierend auf den in Kapitel 7 genannten Umstrukturierungstechniken bereits eine Modifikation der automatischen Gedanken (oder auch der dazugehörigen stabilen Grundannahmen) erfolgt ist. Anschließend suchen sich Patient:in und Therapeut:in eine geeignete Situation aus, die sich der Patient bzw. die Patientin zunächst möglichst bildhaft vorstellen soll (Was sieht er / sie, was hört er / sie, wer ist dabei? etc.). Hier kann der Therapeut bzw. die Therapeutin über Fragen den Patienten bzw. die Patientin in der Situation leiten. Wenn der Patient bzw. die Patientin sich die Situation gut vorstellen kann, dann wird er / sie gebeten, die neu erarbeiteten Gedanken auszuprobieren. Hier ist es wichtig, wortwörtlich die Sätze zu nutzen, die mit dem Patienten bzw. der Patientin vorher abgestimmt wurden. Es ist auch wichtig, diese mehrfach zu wiederholen. Der Patient bzw. die Patientin soll dann, basierend auf den funktionaleren Gedanken, die eigene Reaktion in der Situation beobachten (Wie fühlt er / sie sich, was tut er / sie, was denkt er / sie jetzt, wie reagiert ggf. das Gegenüber? etc.). Anschließend wird die Wahrnehmungsübung mit dem Patienten bzw. die Patientin nachbesprochen. Hierbei sollte darauf geachtet werden, dass Probleme bei der Übung vorweggenommen werden. Es kann sein, dass sich Patient:innen nicht gut in die Situation einfühlen können. Hier sollten die Ursachen dafür besprochen werden. Zumeist brauchen Patient:innen noch einen typischen Schlüsselreiz, um sich die Situation besser vorstellen zu können. Besonders gut gelingt dies über das Ansprechen der zugrunde liegenden Emotion. Es ist auch möglich, dass die generelle Vorstellungsfähigkeit trainiert werden muss. Hierbei kann es helfen, Patient:innen eine alltägliche Situation (z. B. in die Küche gehen und sich eine Tasse Kaffee / Tee kochen) zunächst durchführen zu lassen und sich selbst mit allen Sinnen dabei beobachten zu lassen. Anschließend sollen sie die Situation so oft wie möglich in der Vorstellung wiederholen.

Vorgehen nach der Modifikation stabiler Grundannahmen. Das imaginative Vorgehen hat sich auch für das Ausprobieren neuer Grundannahmen bewährt. Hierbei empfehlen Wright et al. (2017) zunächst, die modifizierten Grundannahmen und dazugehörige neue Verhaltensweisen aufzuschreiben. Im Rahmen der Imagination wird dann insbesondere auf Verhaltensweisen geachtet, die einer Umsetzung des Plans im Weg stehen, v. a. automatische Gedanken, andere auftretende Grundannahmen, aber auch ungünstige motorische Verhaltensweisen. Hierbei sollte dann besprochen werden, wie mit diesen Störfaktoren umzugehen ist. Dieses Vorgehen kann dann auf einer Bewältigungskarte festgehalten und anschließend als Hausaufgabe in realen Situationen ausprobiert werden. Der Therapeut bzw. die Therapeutin sollte darauf achten, dass Patient:innen unabhängig vom Ergebnis diese Hausaufgabe als wertvolle Erfahrung betrachten, die ihnen in der Bearbeitung der Grundannahme weiterhilft. Anschließend geht es darum, das Vorgehen so oft wie möglich und in möglichst verschiedenen Situationen anzuwenden.

Verhaltensexperimente

Zum praktischen Umsetzen erarbeiteter funktionaler Kognitionen auf Verhaltensebene eignen sich auch Verhaltensexperimente (s. auch Abschn. 7.4). Verhaltensexperimente können beispielsweise unterstützen, um nach einem umstrukturierten Gedanken »Ich darf um 16:15 Uhr Feierabend machen wie andere auch« aufkommende, befürchtete Konsequenzen (z. B. »Meine Kolleg:innen schauen mich am Tag darauf nicht an, wenn ich ins Büro komme und fragen mich nicht, ob ich zusammen mit ihnen Mittagspause mache«) zu überprüfen. Wichtig ist hierbei, dass nach erfolgter Umstrukturierung eine Übung geplant wird, bei der der Patient bzw. die Patientin vorher seine / ihre Befürchtungen so konkret wie möglich formuliert, um sie dann in der Realität zu überprüfen. Außerdem ist zu beachten, dass die befürchteten Konsequenzen so konkret und verhaltensnah wie möglich formuliert sind, da nur dann überprüft werden kann, ob und in welchem Ausmaß die Befürchtungen eingetreten sind. Eine vage und wenig konkrete Operationalisierung der Befürchtung, wie beispielweise »die Kolleg:innen lästern dann über mich«, eignet sich daher nur begrenzt.

9 Umgang mit besonderen Herausforderungen

Im Rahmen der kognitiven Umstrukturierung kann es zu einer Reihe von Schwierigkeiten und Herausforderungen kommen (s. auch Probleme in Abschn. 5.2). Wir möchten im Folgenden auf einige dieser Schwierigkeiten und Herausforderungen eingehen, auf die wir in unseren Therapieprozessen immer wieder gestoßen sind, und Lösungsmöglichkeiten dafür vorstellen.

9.1 Der Prozess der Umstrukturierung kommt ins Stocken

Es ist vermutlich eher die Ausnahme als die Regel, dass der Prozess der kognitiven Umstrukturierung gradlinig verläuft. Unserer Erfahrung nach kommt es beim Hinterfragen gedanklicher Muster auch immer wieder zu Irritationen, Rückfragen, innerlichem Widerstand und Trotz oder eben auch zu Rückfällen in alte Gedankenmuster. Hier gilt es aufseiten der Therapeut:innen, innerlich »einen Schritt zurückzutreten« und zu prüfen, welche Ursachen hinter diesen Phänomenen liegen.

Eine der häufigsten Ursachen ist unserer Erfahrung nach, dass Therapeut:innen ungeduldig werden und zu schnell Veränderungsprozesse erwarten. Dabei besteht ein besonders großes Risiko, Patient:innen von der eigenen Einstellung zu überzeugen und zu »missionieren«. Hier hilft, sich vor Augen zu halten, dass Patient:innen schon seit vielen Jahren in den gedanklichen Mustern festhängen und eine Veränderung v. a. die Geduld aller Beteiligten bedarf (»Gras wächst nicht schneller, wenn man dran zieht« – Afrikanisches Sprichwort). Wenn diese therapeutische »Ungeduld« einem sehr häufig begegnet, hilft es auch, sich supervisorische Unterstützung zu eigenen Anteilen und eigenen dysfunktionalen Einstellungen zu holen. Andernfalls kann ein innerer Antreiber, wie »Ich kann als Therapeut:in nur nützlich sein, wenn ich Patient:innen zu neuen Denkmustern motiviere«, kontraproduktiv für therapeutisches Arbeiten sein.

Eine weitere mögliche Ursache für Schwierigkeiten im Prozess der kognitiven Umstrukturierung liegt darin begründet, dass die Reflexionsfähigkeit des Patienten bzw. der Patientin eingeschränkt ist bzw. individuelle Vorerfahrungen zur Auseinandersetzung mit eigenen Gedanken sehr unterschiedlich sein können. Patient:innen haben dabei ein sehr unterschiedliches Vorwissen bzw. setzen sich auf sehr unterschiedlichen Ebenen mit Gedanken auseinander. Während Therapeut:innen sich auf der einen Seite Gedanken wie »In meinen Kopf lasse ich keinen reingucken« oder »Gedanken sind einfach da und nicht veränderbar/kontrollierbar« gegenübersehen, konfrontieren andere Patient:innen sie mit Gedanken wie »Meine Gedanken sollen im Einklang sein mit dem kollegialen Gedächtnis« oder »meine Gedanken sind ein Magnet, sie saugen mein ganzes Erleben an, da komme ich nicht von los«. Hier ist es wichtig, sich als Therapeut bzw. Therapeutin – auch wenn es mühsam erscheint – in die gedankliche (und sprachliche) Welt der Patient:innen zu begeben und zu prüfen, wie sich unsere Vorstellungen zu Gedanken (s. Kap. 1) an die Vorstellungen der Patient:innen anpassen lassen.

In einigen Fällen treten Schwierigkeiten im Prozess der kognitiven Umstrukturierung auch dadurch auf, dass sich wiederstrebende motivationale Tendenzen im Patienten bzw. in der Patientin zeigen. Hierzu zählt insbesondere auch, dass bestimmte Denkweisen und damit verbundene Symptome eine gewisse Funktionalität haben. Hier hilft zumeist die therapeutische Frage »Was hat der Patient bzw. die Patientin davon, wenn alles so bleibt, wie es ist?«. Zum Beispiel könnte deutlich werden, dass ein Patient durch ein verändertes Denken und Handeln mehr Verantwortung innerhalb der Familie übernehmen »müsste« oder eine Patientin sich bei Verlust der bisherigen Krankschreibung wieder um eine berufliche Perspektive kümmern müsste, was ihr große Angst bereitet. Diese Beispiele verdeutlichen, dass bestimmte Denk- und Verhaltensmuster vor dem Hintergrund verschiedener Motive eine starke Funktionalität erhalten und einen Einfluss auf die Veränderungsmotivation haben können. Diese Prozesse sind vielen Patient:innen und Therapeut:innen zu Beginn des therapeutischen Arbeitens nicht immer klar. Unserer Erfahrung nach sollte in diesen Fällen der Prozess der kognitiven Umstrukturierung pausiert und Methoden der Motivationsklärung angewendet werden (z. B. Noack & Beiling, 2019).

Ein ebenfalls nicht ganz seltenes Phänomen im Rahmen kognitiver Umstrukturierung ist, dass Patient:innen zu dem Ergebnis kommen, dass ihnen theoretisch alles klar ist und sie auch um die dysfunktionalen und funktionaleren Gedanken wissen, dass dies sich aber nicht in ihrem Fühlen und Handeln niederschlägt. Hierbei besteht oft das Problem, dass der Schritt der neuen Erfahrungen im Rahmen von Verhaltensexperimenten nicht gegangen wurde, oft weil die damit einhergehenden Veränderungen Befürchtungen hervorrufen, die dann zu einer Vermeidung führen. Ein Patient mit der Grundannahme »Ich darf niemanden enttäuschen« kann sich innerhalb der kognitiven Umstrukturierung den funktionaleren Satz erarbeiten »Ich halte es aus, andere zu enttäuschen, ich kann meinen Selbstwert auch durch meine Hobbys stabilisieren«. Ohne die Erfahrung, es tatsächlich auszuhalten, andere auch mal zu enttäuschen, indem dieser Patient z. B. seiner Schwiegermutter mal nicht beim Einkaufen-Gehen hilft und diese sich zumindest kurzfristig enttäuscht zurückzieht, wird langfristig keine Veränderung seines Fühlens und Handelns erleben. Somit reicht häufig die bloße Einsicht in dysfunktionales Denken für eine langfristige Stabilisierung der psychischen Gesundheit nicht aus. Grundsätzlich sind wir der Überzeugung, dass Erkenntnisse im Rahmen der kognitiven Umstrukturierung immer zusätzlich durch verhaltensbezogene Interventionen erprobt werden sollten, um neue theoretische Erkenntnisse in der Realität erfahrbar zu machen.

9.2 »Überzeugungskämpfe« und Abwehr

Besonders bei der Umsetzung klassischer Disputationstechniken, wie der logischen oder empirischen Disputation, besteht das Risiko, dass Therapeut:innen und Patient:innen in eine Art Argumentationskampf geraten. Patient:innen können sich überrumpelt fühlen, sollte zu schnell bzw. zu intensiv gegen ihre bisherige Denk-, Erlebens- und Verhaltensweise argumentiert werden. Diese Gefahr besteht unserer Erfahrung nach insbesondere dann, wenn der Prozess des Hinterfragens zu schnell und zu rezeptartig durchgeführt wird, weil zum Beispiel der Wunsch besteht, den / die Patient:in schnell zu überzeugen oder Therapeuti:innen eigene Unsicherheiten schlecht aushalten können und zu ungeduldig werden. Hilfreich ist an dieser Stelle eine Überprüfung der inneren Einstellung zum Patienten bzw. zur Patientin. Dabei sollte eine Haltung des Nicht-Überzeugen-Wollens und des gemeinsamen neugierigen Hinterfragens realisiert werden und somit eine Grundhaltung, dass sämtliche Denk- und Verhaltensweisen erlaubt und nachvollziehbar sind. Anstatt also Fragen zu stellen, die direkt darauf abzielen zu zeigen, wie ungünstig eine Denkweise ist, könnte diese mit all ihren Konsequenzen zunächst sachlich erfragt werden. Bestenfalls gelingt es Patient:innen dann mit etwas Zeit und Geduld selbst, Schlüsse abzuleiten, wie ungünstig, anstrengend oder inkonsistent diese Denkweise ist.

Systemimmanente Gesprächsführungstechniken

Besonders geeignet für ein solches Vorgehen sind systemimmanente Gesprächsführungstechniken innerhalb der systemimmanenten kognitiven Therapie (Tuschen & Fiegenbaum, 2000). Während es bei der Anwendung klassischer Disputationstechniken um ein direktes Infragestellen von dysfunktionalen Annahmen geht, nehmen systemimmanente Techniken den indirekten Weg. Therapeut:innen argumentieren nicht direkt gegen dysfunktionale Muster, auch nicht mittels geleiteten Entdeckens, sondern argumentieren aus dem Denk- und Wertesystem der Patient:innen heraus. Auf diesem »Umweg« werden so die ungünstigen Folgen bisheriger Annahmen und Verhaltensmuster herausgestellt. Dies wiederum erlaubt den Patient:innen, wichtige Schlussfolgerungen über eigene Annahmen oder Verhaltensweisen selbstständig zu ziehen und innerhalb eines offen belassenen Entscheidungsspielraums bedeutende Entscheidungen über Veränderungen in Denken und Handeln zu treffen. Systemimmanenz bedeutet, dass sich der oder die Therapeut:in in das Denk- und Wertesystem sowie in die Gefühlswelt der Patient:innen hineinversetzt und die Gedanken und Gefühle vorwegnimmt (Fiegenbaum et al., 1992; Tuschen & Fiegenbaum, 2000). Dafür stehen eine Reihe von Gesprächsführungstechniken zur Verfügung (in Anlehnung an Fiegenbaum & Tuschen-Caffier, 2000; Tuschen & Fiegenbaum, 2000).

Entpathologisieren. Der Therapeut bzw. die Therapeutin fühlt und denkt sich in das vom Patienten bzw. der Patientin präsentierte Problem hinein und formuliert daraus abgeleitete Gedanken, Gefühle und Verhaltensweisen. Er bzw. sie normalisiert anschließend Empfindungen der Patient:innen und signalisiert Verständnis.

T: Ich kann mir gut vorstellen, dass es Ihnen sehr schwerfallen muss, in die Therapie zu kommen. Da wenden Sie sich an Ihren Hausarzt, wegen Ihrer körperlichen Schmerzen, und dann sollen Sie zur Psychotherapie gehen. Das würde sich sicher für die meisten erst mal so anfühlen, als würde man sie nicht ernst nehmen.

Gedanken vorwegnehmen und zu Ende denken. Der Therapeut bzw. die Therapeutin begibt sich in das Denksystem der Patient:innen, um zunächst Annahmen und Befürchtungen aufzugreifen und deren Konsequenzen zu Ende zu denken.

T: Sie meinen also, dass alle Menschen Sie ablehnen, und ziehen sich deshalb immer mehr zurück?

P: Ja, zum Beispiel mein Partner, der sagt zwar immer, dass er mich liebt, aber ich merke doch, dass ich nur eine Last für ihn bin und er mich am liebsten verlassen würde.

T: Woher wissen Sie denn so sicher, dass Sie eine Last für ihn sind und er Sie verlassen möchte, wenn er doch das Gegenteil sagt?

P: Naja, ich spüre das halt, vielleicht sagt er ja einfach auch nur aus Mitleid, dass er mich liebt.

T: Oh ja, das verstehe ich sehr gut, klingt so, als könnten Sie sich gar nicht mehr sicher sein, ob er Sie liebt oder nur so tut als ob.
Was wäre denn die Konsequenz, wenn er nur aus Mitleid sagt, dass er Sie liebt?

P: Dann sind mein Misstrauen und mein Rückzug vielleicht sogar berechtigt.

T: Was wäre denn, wenn er Sie wirklich liebt, wie er sagt?

P: Das wäre schlecht, dann würde ich ihm ja großes Unrecht tun und alles wäre umsonst.

Kognitive Fallen verdeutlichen. Ziel dieser Technik ist es, durch Argumentation aus dem Denksystem des Patienten bzw. der Patientin heraus auf nicht-lösbare kognitive Schleifen hinzuweisen. Im folgenden Beispiel veranschaulicht der Therapeut mittels systemimmanenter Fragen die Diskrepanz zwischen dem erwünschten Gefühl (Vertrauen) und dem derzeitigen Verhalten (Misstrauen »unterstellen« und absolute Sicherheit verlangen). Ziel wäre es herauszuarbeiten, dass vertrauen können mit einer bewussten Entscheidung, vertrauen zu wollen, beginnt. Solange Patient:innen also nicht vertrauen wollen und bereit sind, Unsicherheiten in Kauf zu nehmen, werden sie vermutlich in einer Sackgasse bleiben.

P: Immer, wenn mein Mann später nach Hause kommt oder lange am Computer sitzt, dann denke ich, dass er sich mit einer anderen Frau trifft. Mit meinem Ex-Mann war das auch so, der hatte immer sehr einleuchtende Erklärungen parat, genau wie mein Mann heute. Ich weiß einfach nicht, ob ich ihm vertrauen kann, und deshalb kontrolliere ich alles, was ich kann.

T: Mmh, dann gehen Sie aufgrund Ihrer Erfahrungen natürlich erst einmal davon aus, dass Ihr Mann zwar sagt, er hat keine andere Frau, aber auch, dass dies nicht stimmt. Aufgrund der Erfahrungen verhalten Sie sich dann nachvollziehbarer Weise auch misstrauisch gegenüber Ihrem Mann. Was sagt dieses Verhalten denn über das Vertrauen aus, dass Sie Ihrem Mann entgegenbringen wollen?

P: Ich kann ihm überhaupt nicht mehr vertrauen. Ich bin aufgrund meiner Erfahrungen so misstrauisch, dass ich ihm gar nicht vertrauen kann, obwohl ich es will.

T: Was müsste Ihr Mann denn tun, damit Sie ihm überhaupt ansatzweise vertrauen könnten?

P: Dass mein Mann eben immer pünktlich nach Hause kommt und nicht nachts noch seine E-Mails checkt! Und dass er mir immer sagt, wo er ist oder was er gerade macht …

T: Sprechen Sie hier von Sicherheit haben wollen, also hundertprozentig sicher sein zu können, oder von Vertrauen wollen?

P: Ich kann doch nur Vertrauen haben, wenn ich mir hundertprozentig sicher bin!

T: Das finde ich einen absolut nachvollziehbaren Gedanken. Aber lassen Sie uns das mal unterscheiden. Sprechen Sie nun davon, absolute Sicherheit haben zu wollen, oder davon, Ihrem Mann vertrauen zu wollen?

P: Na, ich will mir sicher sein können, ich will nicht noch mal betrogen werden.

T: Kann ich sehr gut verstehen. Wenn Sie absolute Sicherheit wollen, machen Sie dann nicht momentan alles richtig? Sie kontrollieren Ihren Mann und fordern bestimmte Dinge ein, um sich wirklich sicher sein zu können.

P: Ja stimmt, wir sehen ja aber, was das bewirkt. Vertrauen hat es nicht gebracht.

T: Mal rein hypothetisch gedacht, wie müssten Sie sich denn verhalten, wenn Sie sich für das Vertrauen entscheiden würden?

P: Naja, ich weiß nicht … vielleicht nicht ständig alles kontrollieren? Aber das würde ja bedeuten, ihn einfach machen zu lassen, und ich bleibe mit meinen Zweifeln zurück.

T: Sie haben recht, vermutlich wissen Sie dann nicht genau, was passiert. Sie wissen jedoch in jedem Fall, dass all Ihre Bestrebungen und all die Kraft, die Sie bisher eingesetzt haben, um sich sicher sein zu können, nicht dazu geführt haben, dass sich Vertrauen eingestellt hat. Richtig?
Ich kann mir gut vorstellen, dass sich das jetzt unbefriedigend anfühlt, denn eigentlich wollen Sie ja etwas anderes. Ich fürchte nur, dass das dann mit Vertrauen nicht mehr viel zu tun hat.

Dilemmata des Problemverhaltens aufzeigen. Bei dieser Technik versucht der Therapeut bzw. die Therapeutin, die ungünstigen Konsequenzen eines störungsbezogenen funktionalen Verhaltens herauszustellen. Therapeut:innen begeben sich dafür in die Perspektive der Patient:innen, indem sie deren Befürchtungen aufgreifen und weiterdenken. Gleichzeitig eröffnen sie eine alternative Perspektive und geben dem Patienten bzw. der Patientin die Möglichkeit, aus beiden Perspektiven Konsequenzen abzuleiten und eigene Schlussfolgerungen zu ziehen.

T: Ich kann in Ihrem Fall sehr gut verstehen, dass Sie die Straßenbahn nicht mehr benutzen. Wenn ich davon ausgehen würde, dass ich dort eine Panikattacke erlebe und einen Herzinfarkt bekomme, dann würde ich das auch nicht machen. Wenn Sie sich also sicher sein können, dass Ihre Befürchtung eintritt, dann machen Sie ja gerade alles richtig.

P: Es fühlt sich wirklich so an, als würde ich sterben, sobald ich einsteige, aber ich weiß nicht, ob ich mir sicher sein kann.

T: Gäbe es denn eine Möglichkeit, wie Sie das rausfinden können?

P: Indem ich in die Bahn gehe.

T: Aber dann gehen Sie natürlich das gefühlte Risiko ein, dass Sie sterben könnten, oder?

P: Was soll ich denn machen? Wenn ich nicht reingehe, denke ich weiterhin, ich werde sterben, und die Angst wird bleiben. Wenn ich reingehe, dann passiert das ja vielleicht wirklich!

T: Sie haben recht und das würde ich mir an Ihrer Stelle gut überlegen. Ich kenne zwar niemanden, der an Angst gestorben ist und es macht auch wenig Sinn, da die Angst uns ja schützen will, aber ich würde dafür auch nicht meine Hand ins Feuer legen.

Kognitiv-affektive Reaktanz auflösen. Spürt der Therapeut bzw. die Therapeutin vonseiten der Patient:innen Widerstand, so kann davon ausgegangen werden (insofern sichergestellt ist, dass genügend psychoedukative Information gegeben wurde), dass Patient:innen sich zu sehr zu einer Änderung gedrängt fühlen. Der dahinterstehende Ambivalenzkonflikt kann konstruktiv aufgenommen werden, indem Therapeut:innen der Perspektive des Patienten bzw. der Patientin Raum lassen, diese ernst nehmen und Informationen relativiert bzw. eher beiläufig vermitteln.

P: Wenn ich so niedergeschlagen und antriebslos bin, dann will ich einfach nur auf der Couch liegen und gar nichts machen. Was soll denn das für einen Sinn machen, dass ich mich dann aufraffe, ich muss mich dann ja wohl einfach erholen!

T: Ich kann gut verstehen, dass Sie liegenbleiben möchten, wenn Sie sich so fühlen. Wenn Sie sich damit danach besser fühlen, ist das doch eine tolle Strategie im Umgang mit Ihrer Niedergeschlagenheit. Dann würde ich an Ihrer Stelle auch dabei bleiben. Den meisten meiner Patient:innen hilft das langfristig nicht, weil sie das noch tiefer in die Depressionsspirale bringt. Aber gut, dass Sie da offensichtlich eine funktionierende Methode für sich gefunden haben.

Aber, es ist auch hier wichtig, darauf hinzuweisen, dass eine sture und technisierte Anwendung der beschriebenen Gesprächsführungsstrategien die Gefahr birgt, dass therapeutische Äußerungen als Zynismus, Trotz oder Ironie wahrgenommen werden. Eine besonders hohe Gefahr besteht darin, dass Therapeut:innen in ihrer »allwissenden Expertenrolle« verharren und eine direkte Disputation in neuem Gewand betreiben. Um dies zu vermeiden, ist es notwendig, ein systemimmanentes Vorgehen nicht nur durch die Anwendung der beschriebenen Techniken zu begründen, sondern diese auf eine breite Basis zu stellen, die eine »systemimmanente therapeutischen Haltung« umfasst.

Konkret ist damit gemeint, dass der Therapeut bzw. die Therapeutin (1) die Bereitwilligkeit zeigt, in die Lebens- und Denkrealität des Patienten bzw. der Patientin einzutauchen, und (2) die interaktionellen, verhaltens-, denk- und emotionsbezogenen Besonderheiten vor dem Hintergrund der individuellen Lebenserfahrungen berücksichtigt und anerkennt.

Dies mag angesichts des grundlegenden Wissens um die Wichtigkeit des Aufbaus einer therapeutischen Beziehung trivial klingen. Erfahrungsgemäß ist es jedoch eben diese therapeutische Haltung, die aufseiten von Behandelnden wie auch aufseiten von Patient:innen Schwierigkeiten bereitet, vor allem, wenn der Wunsch nach schneller Veränderung stark ist.

9.3 Repetitive negative Denkprozesse

Hintergrund und Definitionen. Repetitives negatives Denken (RNT) meint ein prozesshaftes Denkmuster, das als repetitive, passiv, schwierig zu kontrollieren und auf negative Inhalte fokussierend verstanden werden kann (Ehring & Watkins, 2008). Es umfasst dabei störungsspezifische Phänomene wie Sorgen, die vor allem mit Angststörungen in Verbindung gebracht werden, oder Grübeln, was vor allem mit depressiven Störungen in Verbindung gebracht wird. RNT als transdiagnostisches Konstrukt fasst die Prozesscharakteristiken all dieser Phänomene zusammen und wurde entwickelt, nachdem gezeigt werden konnte, dass Sorgen und Grübeln mehr Gemeinsamkeiten teilen, als dass Unterschiede beobachtbar wären (Spinhoven et al., 2015). Sorgen und Grübeln unterscheiden sich zwar in konkreten Inhalten und auch in ihrem zeitlichen Bezug (Sorgen meist zukunftsgerichtet, Grübeln in die Vergangenheit gerichtet), teilen jedoch zentrale Prozesse, dass sie schwer kontrollierbar, sich wiederholend sind und Aufmerksamkeit bündeln. Auch wenn die Grübel- und Sorgeninhalte selbst unlogisch, unrealistisch oder unausgewogen sein mögen, so geht der ungünstige Effekt von RNT vor allem von seinen ungünstigen Prozesscharakteristiken aus. Schlussendlich findet RNT meist auf einem abstrakten-verbalen Level statt, ist nicht zielführend bzw. lösungsorientiert und trägt damit zur eigenen Aufrechterhaltung bei. Es wird angenommen, dass ein sehr visueller, konkreter, ziel- und lösungsorientierter Denkstil funktionaler im Sinne der psychischen Gesundheit ist. Während es also bei ungünstigen automatischen Gedanken und Annahmen darum ging, dass der Inhalt der Gedanken selbst problematisch ist, so ist es bei RNT die generelle Art des Denkens, (d. h. die formalen Denkprozesse), die als problematisch betrachtet wird. Es wurde gezeigt, dass RNT sowohl das Erstauftreten als auch das Weiterbestehen depressiver und Angststörungen längsschnittlich vorhersagt (Hummel et al., 2021; Spinhoven et al., 2018b), weshalb RNT als zentraler und möglicherweise sogar kausaler Entstehungsfaktor psychischer Störungen gehandelt wird. Die wichtige Rolle von RNT als Entstehungsfaktor für psychische Störungen und damit als therapeutischen Ansatzpunkt zur Prävention und Behandlung wird auch durch Befunde gestützt, die zeigen, dass die therapeutische Reduktion von RNT mit einer Symptomreduktion von Angst und Depression einhergeht (z. B. Spinhoven et al., 2018a).

Therapeutische Möglichkeiten

Erste-Hilfe-Technik: Gedankenstopp. Manchmal verhindern exzessive Grübelprozesse die inhaltliche Bearbeitung ungünstiger Gedanken. Als Vorstufe der eigentlichen Umstrukturierung empfiehlt sich dann, zunächst zu lernen, die Gedankenketten zu unterbrechen. Dafür wurde bereits in den 1950er-Jahren die Technik des »Gedankenstopps« entwickelt, die heute in unterschiedlichen Variationen vorliegt (Hautzinger, 2022). Der Patient bzw. die Patientin lernt dabei, sich gegen unerwünschte, immer wiederkehrende, unangenehme Gedanken zur Wehr zu setzen, indem er bzw. sie bei deren Auftreten »Stopp« sagt. Dieses Vorgehen erhöht die Selbstwirksamkeit der Patient:innen, ihren Gedanken nicht schutzlos ausgeliefert zu sein. Auch wenn die Gedankenstopptechnik aus klinischer Sicht den Vorteil hat, dass sie leicht vermittelbar und anwendbar ist, so muss allerdings beachtet werden, dass die unangenehmen Gedanken lediglich kurzfristig unterbrochen werden.

Das Vorgehen beim Gedankenstopp ist wie folgt: Zunächst wird der zu kontrollierende Gedanke ausgewählt. Dies sollte möglichst ein Gedanke am Anfang einer Gedankenkette sein, der dem bzw. der Patient:in signalisiert, jetzt geht das Grübeln wieder los. Beispielhaft könnte der Gedanke sein »Ich muss für morgen noch so viel vorbereiten, das werde ich nicht alles schaffen«, woraufhin sich der Patient bzw. die Patientin angespannt und ängstlich fühlt. Der Therapeut bzw. die Therapeutin wird hierbei zunächst, basierend auf dem kognitiven Modell, den Zusammenhang zwischen Gedanken und Befinden verdeutlichen. Anschließend wird dem Patienten bzw. der Patientin die »Stopp-Technik« erläutern (s. Kasten).

Beispiel • Einführung der Stopp-Technik

»Wie wir gerade gesehen haben, hängen Gedanken und Gefühle sehr eng miteinander zusammen. Um daran arbeiten zu können, dass Sie Gedanken haben, mit denen Sie sich wohler fühlen bzw. die mehr dem entsprechen, was Sie denken wollen, muss es uns erst einmal gelingen, die für Sie schon alltägliche und automatische Gedankenkette zu unterbrechen. Hierfür gibt es eine Technik, die sich Gedankenstopp nennt. Dabei werden Sie lernen, sobald Ihnen bewusst ein unangenehmer Gedanke begegnet, sich innerlich ›Stopp‹ zu sagen und damit die Gedankenkette zu unterbrechen. Was Sie dann stattdessen denken können, werden wir im weiteren Verlauf erarbeiten.«

Nach dieser Einführung soll der Patient bzw. die Patientin sich selbst den unangenehmen Gedanken imaginativ vorsprechen und der Therapeut bzw. die Therapeutin ruft laut »Stopp«. Wichtig ist dabei, als Therapeut bzw. Therapeutin wirklich laut und eindrücklich »Stopp« zu sagen, um eine Orientierungsreaktion hervorzurufen und das tatsächliche Unterbrechen der Gedankenkette erlebbar zu machen. Es empfiehlt sich, dieses eher ungewöhnliche Therapeut:innenverhalten im Vorfeld zu üben, vor allem dann, wenn das eigene therapeutische Vorgehen üblicherweise eher zurückhaltend ist. Das

Erleben des Patienten bzw. der Patientin während dieser kleinen Übung wird nachbesprochen. Es erfolgt eine Wiederholung, in der der Patient bzw. die Patientin mittels Fingertippen anzeigt, wenn der Gedanke aufkommt. Wenn dies passiert, sagt der Therapeut bzw. die Therapeutin wieder laut und deutlich »Stopp«. Auch hierbei werden die Erfahrungen der Patient:innen sorgfältig exploriert und nachbesprochen. Anschließend übt der Patient bzw. die Patientin, eigenständig »Stopp« zu sagen, wenn der Gedanke aufkommt. Auch diese Übung wird im Beisein des Therapeuten bzw. der Therapeutin durchgeführt und nachbesprochen. Wenn dies gut funktioniert, sagen Patient:innen bei der Wiederholung der Übung lediglich in der Vorstellung laut »Stopp«. Auch diese Übung wird nachbesprochen. Abschließend soll die Übung als Hausaufgabe mit variablem Kontingenzplan durchgeführt werden. Das bedeutet, dass zwar eine hohe Kontiguität besteht (das Stopp-Signal folgt immer direkt auf den Gedanken), aber eine variable Kontingenz (die Übungen werden variabel verteilt und finden nicht bei jedem Auftreten des Gedankens statt). Dadurch wird eine längerfristige Verhaltensänderung erreicht (Narciss, 2011).

Diese Darstellung verdeutlicht, dass es sich beim Gedankenstopp nicht um eine losgelöste Technik handelt, sondern diese vielmehr ermöglicht, weiter inhaltlich an automatischen Gedanken bzw. an repetitiven Denkprozessen zu arbeiten.

Erste-Hilfe-Technik: Übung zur achtsamen Außenorientierung. Weitere Möglichkeiten, die ähnlich wie der Gedankenstopp vor allem das Ziel verfolgen, ungünstige Grübel- und Sorgenprozesse zu unterbrechen, sind Übungen zur Außenorientierung. Ein Beispiel einer solchen Übung ist die aus der Traumatherapie stammende 5-4-3-2-1-Übung (Dolan, 2009). Die Übung wurde ursprünglich zur Anwendung bei Patient:innen nach sexuellem Missbrauch entwickelt, also für eine Personengruppe, bei der es eine besondere Rolle spielt, die Aufmerksamkeit weg von belastenden inneren Erinnerungsbildern hin nach außen, ins Hier und Jetzt, zu lenken. Aber auch für alle anderen Patientengruppen ist diese Übung gut geeignet, um die Aufmerksamkeit von ungünstigen inneren Denkprozessen weg, hin zu einer achtsamen Beobachtung der Außenwelt zu lenken. Das Vorgehen ist so, dass Patient:innen aufgefordert werden, fünf Dinge aufzuzählen, die sie gerade sehen, fünf Dinge, die sie hören, und fünf Dinge, die sie spüren. Dieses Vorgehen wird wiederholt mit vier Dingen, dann mit drei Dingen, zwei Dingen und zum Schluss mit einem Ding.

Wie beim Gedankenstopp auch gilt es zu beachten, dass dieser Übung unbedingt weitere Techniken folgen sollten, um in Abgrenzung zu einer kurzfristigen Ablenkung eine langfristige Reduktion von RNT zu erreichen.

Ruminations-Fokussierte Kognitive Verhaltenstherapie (RFKVT). Die von Watkins et al. (2007) entwickelte RFKVT versteht sich als spezialisierte Weiterentwicklung der Kognitiven Verhaltenstherapie und entstand aus der Annahme heraus, dass es eine Veränderung von Rumination braucht, um depressive Symptome zu reduzieren. Das Vorgehen beinhaltet zum einen verhaltensanalytische Techniken zur Verdeutlichung, dass Rumination ein dysfunktionales Denkmuster und Vermeidungsverhalten darstellt. Zum anderen werden Techniken zur Veränderung des verbal-abstrakten und übergeneralisierten Denkmodus eingesetzt, der der Rumination zugrunde liegt. Ziel ist ein konkreter und spezifischer Denkstil, was über das sog. Concreteness-Training erreicht werden soll. Dafür kommen Vorstellungsübungen und Verhaltensexperimente zum Einsatz.

Achtsamkeitsbasierte Therapieverfahren. Grundsätzlich eignen sich achtsamkeits- und akzeptanzbasierte Techniken aus den unterschiedlichen Verfahren der dritten Welle (s. auch Teil III) sehr gut, um psychisches Leiden, das durch ungünstige repetitive Denkprozesse entsteht, zu reduzieren. All diesen Techniken ist gemein, dass es nicht darum geht, die eigentlichen Inhalte von Gedanken-, Sorgen- oder Grübelprozessen zu verändern, sondern vielmehr ihre Form und Bedeutung. So zielen Techniken der Akzeptanz- und Commitmenttherapie (s. Kap. 11) beispielsweise darauf ab, RNT-Prozesse distanziert beobachten zu können, ohne durch diese auf Verhaltensebene beeinflusst zu werden. Innerhalb der Metakognitiven Therapie (s. Kap. 10) können sowohl Achtsamkeitsübungen als auch das Hinterfragen von metakognitiven Überzeugungen (z. B. »Sorge ist Vorsorge«) zum Einsatz kommen.

Sorgenkonfrontation. Speziell für in die Zukunft gerichtete Sorgenprozesse, wie sie im Rahmen der Generalisierten Angststörung auftreten, empfiehlt sich ein Vorgehen mittels Sorgenkonfrontation (Becker & Margraf, 2016). Ein angenommener zentraler Aufrechterhaltungsmechanismus der Angst und Sorgen ist in diesem Fall der verbal-abstrakte Verarbeitungsmodus der Sorgenketten, der eine konkrete emotionale Verarbeitung der dahinterliegenden Befürchtung verhindert (z. B. »Ich würde es nicht aushalten, wenn meinem Mann etwas zustößt«). Mittels Konfrontation in sensu und durch konkret-visuelles Durcharbeiten der Sorgen bis zu einem subjektiv bedeutsamen Ende der Sorgenkette, das sonst vermieden wird, wird eine langfristige Reduktion der Sorgen und der Angst erreicht.

9.4 Umgang mit Scham- und Schuldgedanken

Zunächst einmal handelt es sich beim Scham- und Schulderleben um ein vor allem emotionales Erleben (Lammers, 2020), das allerdings auch einen hohen kognitiven Anteil haben kann. Scham und Schuld sind soziale Emotionen, die sich im Rahmen der Identitätsentwicklung vermehrt zeigen, wobei sich Scham auf die negative Bewertung der eigenen Person und Schuld auf die Konsequenzen eigenen Verhaltens für andere beziehen. Sowohl Scham- als auch Schulderleben können aufgrund ihrer Genese im 2. bis 3. Lebensjahr mit »kindlich« erscheinenden Kognitionen einhergehen, wie z. B. »Ich bin klein und minderwertig«, »Das macht man nicht« oder »Ich mache alles kaputt«.

Beide Emotionen können im Rahmen zahlreicher psychischen Störungen mit dysfunktionalen Gedanken in Verbindung stehen, sodass auch immer Techniken der kognitiven Umstrukturierung erfolgreich eingesetzt werden können (s. Kasten).

Beispiel • Normativer sokratischer Dialog bei Schuldgedanken

Bei einer Patientin, die im Rahmen einer depressiven Symptomatik mit einer vergangenen Entscheidung hadert (»Hätte ich mich damals bloß gegen die Adoptionsfreigabe entschieden, dann müsste ich heute nicht mit dieser Ungewissheit und Schuld leben«), kann mithilfe eines sokratischen (normativen) Dialogs nach genauer Festlegung der Fragestellung (»Hatte ich damals das Recht, mein Kind wegzugeben?«) das Für und Wider abgeklärt werden. Die Erkenntnis, dass es gute Gründe für die damalige Entscheidung gab und diese gewürdigt werden sollten, können in der weiteren Therapie sehr gut zur Schuldbearbeitung genutzt werden. Da es sich bei der Emotion »Schuld« auch um eine »kognitive Emotion« handelt, kann mithilfe der erarbeiteten Argumente in einem nächsten Schritt ein entlastendes Fazit zusammengefasst werden (z. B. »Adoptionsfreigabe sollte nie der erste Weg sein. Ich habe es mir damals nicht leicht gemacht, aber ich hatte für mich und das Kind gute Gründe für meine Entscheidung«). Im ungünstigsten Fall, und auch das ist vor dem Hintergrund entsprechender Normen und Werte vorstellbar, gelangt die Patientin zur Erkenntnis, dass sie nach ihrer moralischen Vorstellung große Schuld auf sich geladen hat. Dann wird sich die weitere Therapie damit beschäftigen, wie die Patientin mit der für sie »berechtigten« Schuld und der möglichen Trauer über diese Erkenntnis umgehen und damit leben kann. In einem weiteren Schritt könnten beispielsweise ein Trauerritual oder Verhaltensweisen zur »Wiedergutmachung« an anderer Stelle erarbeitet werden.

Hierbei sollte beachtet werden, dass die kognitive Auseinandersetzung mit Scham- und Schuldgedanken nicht zum Vermeidungsverhalten für die dazugehörige Emotion wird. Wichtig ist es dann, dass das therapeutische Arbeiten immer mit emotionsbezogenen Techniken wie z. B. Imaginationsverfahren, Rollenspielen oder Stuhlarbeit kombiniert wird (s. auch Lammers, 2015). Zur vertieften Auseinandersetzung spezifisch mit Scham- und Schulderleben sei verwiesen auf Lammers (2020).

9.5 Ausgeprägtes Verbitterungserleben

Im therapeutischen Alltag treffen wir immer wieder auf Patient:innen, die aufgrund eines tiefeinschneidenden Erlebnisses oder einer Kränkung nicht nur die für eine Depression typischen dysfunktionalen Gedanken aufweisen, sondern tiefsitzende Grundannahmen aufweisen, die sich mit dem Begriff der Verbitterung gut zusammenfassen lassen (z. B. »Die Welt ist gegen mich, das bringt doch alles nichts«) und bei denen therapeutisch die kognitive Umstrukturierung zwar eingesetzt werden kann, allein aber oft nicht hinreichend weiterhilft.

Verbitterung wird typischerweise als ein komplexes Gefühl aus Hilflosigkeit, Frustration, Wut und Verzweiflung beschrieben. Das emotionale Erleben von Verbitterung geht meist mit einer Beurteilung der eigenen Situation als ungerecht einher, wobei typischerweise Anderen bzw. externen Faktoren die Schuld dafür gegeben wird. Typische Reaktionen auf Verhaltensebene sind entweder aktiver Protest oder passiver Rückzug (Znoj, 2008). Obwohl Verbitterung nicht als Störung im ICD oder DSM klassifiziert ist, tritt sie im klinischen Setting in bedeutsamer Häufigkeit auf (Linden & Rotter, 2018). Während viele Menschen Verbitterungsgefühle kennen, sind es im therapeutischen Setting meist langanhaltende Verbitterungsgefühle nach einem als ungerecht wahrgenommenen Ereignis, die die Betroffenen in ihrem Leben einschränken. Therapeutisches Arbeiten an dem Leitaffekt der Verbitterung verlangt besonders zu Beginn ein behutsames und empathisches Vorgehen, was zunächst darauf abzielt, Patient:innen in ihrem Erleben voll und ganz anzunehmen, eine objektive Bestandsaufnahme des Geschehenen vorzunehmen und eben nicht auf schnelle Veränderung der Wahrnehmungen und Kognitionen hinzuarbeiten. Denn in der Wahrnehmung vieler Patient:innen mit Verbitterungsgefühlen müssen nicht sie sich ändern, sondern die Verursacher.

Noack und Muschalla (2022) empfehlen in ihrer Darstellung des therapeutischen Vorgehens auch die Integration von Techniken der kognitiven Umstrukturierung. Allerdings betonen die Autorinnen, dass nicht die Opferrolle selbst infrage gestellt werden sollte, sondern, wenn überhaupt, dann die Schuld und Verantwortung hinterfragt werden sollte. Am bedeutsamsten ist bei der kognitiven Arbeit an Verbitterungserscheinungen jedoch das Herausarbeiten und Hinterfragen von Grundannahmen und Wertvorstellungen. Denn, so die theoretische Annahme, es sind diese Regeln, Vorstellungen und Erwartungen, die bei einem belastenden Ereignis, das im Übrigen viele Menschen so oder so ähnlich erleben, dazu beitragen, dass Anpassungsstörungen entstehen. Baumann und Linden (2008) betonen in ihrer Darstellung der Weisheitstherapie, dass sich hierfür das bekannte ABC-Schema sehr gut eignet. Der Einsatz dieser Technik hat außerdem den Vorteil, dass es das Denkmodell von Patient:innen in eine funktionalere Richtung bewegen kann, insofern, dass der Patient oder die Patientin sehr wohl Ansatzpunkte hat und dem Geschehenen nicht hilflos ausgeliefert ist. Weisheit wird im Sinne der Autoren als Kompetenz im Umgang mit nicht lösbaren Lebensproblemen verstanden. Weisheit meint hier auch, dass jemand die Kompetenz besitzt zu erkennen, dass nur sein Umgang mit dem Geschehenen verändert werden kann, nicht das Ereignis selbst. Neben dem ABC-Schema schlagen sie dafür außerdem eine Reihe von weisheitsaktivierenden Strategien vor, wie zum Beispiel Perspektivwechsel, Empathietraining, Aufbau von Weisheitsperspektiven wie Demut, aber auch der hedonistischen Disputation ähnliche Strategien zur Verdeutlichung der Dysfunktionalität des Verbitterungskampfes. Für eine detaillierte Darstellung der Techniken sei auf das Behandlungsmanual von Baumann und Linden (2008) verwiesen.

III Kognitive Techniken im Rahmen neuerer Therapieansätze

10 Kognitive Umstrukturierung der Metakognitionen – Metakognitive Therapie

Die Metakognitive Therapie (MKT) versteht sich als moderner Ansatz der Kognitiven Verhaltenstherapie und zählt neben der in diesem Buch dargestellten Akzeptanz- und Commitmenttherapie (ACT; s. Kap. 11) sowie der ebenfalls beschriebenen Schematherapie (s. Kap. 12) zu den Ansätzen der »dritten Welle« der Verhaltenstherapie, welche zumeist transdiagnostisch angelegt sind. Die Gemeinsamkeit dieser Ansätze gegenüber der klassischen Kognitiven Verhaltenstherapie (KVT) liegt auf der Betonung von Akzeptanz, Achtsamkeit, Wertorientierung und metakognitiven Prozessen (für eine Übersicht der Therapieverfahren der »dritten Welle« s. Michalak & Heidenreich, 2013).

Die MKT im Speziellen fokussiert im Gegensatz zur klassischen KVT nicht auf einzelne ungünstige Gedanken, sondern beschäftigt sich vielmehr mit den übergeordneten Prozessen, also dem kognitiven Stil und Metakognitionen. Basierend auf dem metakognitiven Modell sind es diese Prozesse, die aus »normalen« dysfunktionalen Gedanken pathologisches Leiden entstehen lassen. Die MKT wurde von Adrian Wells als alternativer Therapieansatz zur KVT entwickelt. Obwohl die MKT und ihre theoretischen Grundlagen prinzipiell transdiagnostisch angelegt sind, finden sich je nach Störungsausprägung spezifische Anpassungen in der Modellvorstellung und der Anwendung einzelner Techniken. Für eine ausführliche Darstellung der MKT sei auf das Manual von Wells (2011a) sowie auf Exner und Hansmeier (2020) verwiesen.

10.1 Grundlagen der Metakognitiven Therapie (MKT)

Theoretischer Hintergrund

Die MKT basiert auf dem metakognitiven Modell psychischer Störungen (Wells, 2011a; s. Abb. 10.1), welches wiederum aus dem Self-Regulatory Executive Function-Model (S-REF-Modell; Wells & Matthews, 1996) entstand. Das S-REF-Modell beschreibt als allgemeines Modell menschlicher kognitiver Prozesse verschiedene kognitive Verarbeitungsebenen. Die unterste Verarbeitungsebene beschreibt die automatische Verarbeitung einströmender Informationen, also die basalste Verarbeitung erlebter Ereignisse. Auf der nächsten Verarbeitungsebene finden schließlich die bewussten kognitiven Verarbeitungsprozesse statt. An dieser Stelle geschieht die (kognitive) Einordnung oder Bedeutungszuschreibung der erlebten Ereignisse. Nehmen unangenehme Gedanken und

Gefühle nicht, wie in den meisten Fällen, nach einiger Zeit ab, so ist dafür nach dem metakognitiven Modell ein perseverierendes Programm kognitiver Prozesse verantwortlich. Dieses Programm wird als Cognitive Attentional Syndrome (CAS) bezeichnet und umfasst (s. auch Abb. 10.1):
(1) Sich-Sorgen
(2) Grübeln
(3) Aufmerksamkeitsverschiebung auf potenzielle Gefahren
(4) ungünstige Bewältigungsstrategien wie Gedankenunterdrückung oder Vermeidung

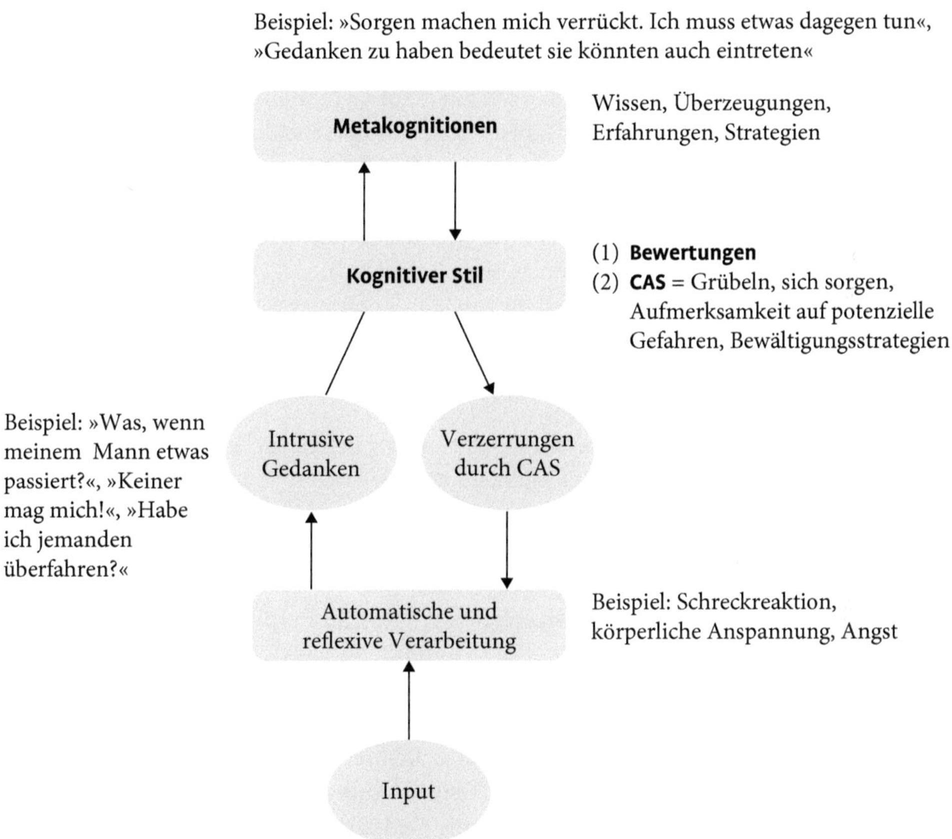

Abbildung 10.1 Das metakognitive Modell psychischer Erkrankungen (in Anlehnung an Wells, 2011a)

Ein durch das CAS geprägter kognitiver Stil führt dazu, dass normale Phänomene menschlichen Erlebens und Leidens, also unangenehme Gedanken, Gefühle oder Körpersymptome, intensiviert und aufrechterhalten werden (z. B. durch erhöhte Selbstaufmerksamkeit und Vermeidung bei sozialer Angst oder Sich-Sorgen und Gedankenunterdrückung bei der Generalisierten Angststörung). Gespeist werden das CAS und der

10

kognitive Stil durch die übergeordneten Metakognitionen (s. Kasten). Diese beinhalten individuelle Auffassungen über die Nützlichkeit, Wichtigkeit, Kontrollfähigkeit oder Schädlichkeit von Sich-Sorgen, Grübeln, Bedrohungsmonitoring oder das Ausüben von Bewältigungsstrategien. Metakognitionen sind also gewissermaßen der Motor des CAS bei der Entstehung und Aufrechterhaltung einer störungswertigen Symptomatik.

Hintergrundinformationen zu »Metakognitionen«

Metakognition umfasst »alle kognitiven Prozesse, die an der Interpretation, dem Monitoring oder der Steuerung von Kognitionen beteiligt sind« (Wells, 2011a, S. 20). Unter Metakognitionen sind also nicht nur verbalisierbare Überzeugungen oder Erfahrungen über das eigene Denken zu verstehen, sondern auch nicht-verbalisierbare Steuerungsprozesse der Aufmerksamkeit auf Gefahrenreize (Bedrohungsmonitoring) sowie der Suche im Gedächtnis oder der Entscheidungsfindung. Im Rahmen der MKT ist folgende Einteilung nach Wells (2011a) relevant:

(1) **Metakognitives Wissen** umfasst meist implizite allgemeine Annahmen über das eigene Denken, die Aufmerksamkeit oder das Gedächtnis (z. B. »Immer mitzudenken ist wichtig, um die Kontrolle zu behalten«).

(2) **Positive metakognitive Überzeugungen** sind konkretere Auffassungen über die Nützlichkeit spezifischer kognitiver Prozesse (z. B. »Sich sorgen ist gut, dann finde ich eine Lösung«, »Erst einmal vom Schlimmsten auszugehen, schützt mich vor Enttäuschungen«).

(3) **Negative metakognitive Überzeugungen** äußern sich bezüglich Kontrolle, Wichtigkeit, Bedeutung oder Gefährlichkeit von Gedanken (z. B. »Dass ich den Gedanken habe, mich vor den Zug zu werfen, bedeutet, dass ich es gegen meinen Willen tun könnte«, »Meine Sorgen machen mich verrückt«).

(4) **Metakognitive Erfahrungen** beziehen sich auf subjektive Bewertungen und Emotionen als Reaktion auf eigene Symptome und Empfindungen (z. B. »Dass es sich während einer Panikattacke so anfühlt, als würde ich einen Herzinfarkt bekommen, bedeutet, dass es passieren könnte«, »Dass ich mich ständig sorge, muss bedeuten, dass etwas daran gefährlich ist«).

(5) **Metakognitive Strategien** sind gelernte sichtbare oder nicht sichtbare Aktivitäten, die auf kognitive Prozesse, also Denken, Aufmerksamkeit oder Gedächtnis angewendet werden (z. B. unangenehme Gedanken unterdrücken, sich positiv instruieren, Aufmerksamkeit auf mögliche Gefahren lenken).

Für eine vertiefende Beschäftigung mit einer ansatzübergreifenden Definition von Metakognitionen sei auf den Übersichtsartikel von Philipp et al. (2020) verwiesen.

Exkurs • Zur Abgrenzung: »Metakognitives Training«

Das ursprüngliche Metakognitive Training von Moritz et al. (2016) wurde zur Behandlung typischer Denkfehler bei Patient:innen mit Schizophrenie entwickelt. Das Training wird zumeist in Gruppen eingesetzt und bietet verschiedene Übungen, die Patient:innen darin unterstützen, ihre erste, z.B. durch voreiliges Schlussfolgern, verzerrte Interpretation einer Situation zu hinterfragen. Für detaillierte Informationen und ansprechende Präsentationen sei auf https://clinical-neuropsychology.de/metakognitives_training/ verwiesen. Das Training zielt durch Übungen und Wissensvermittlung darauf ab, Wissen über Gedanken- und Urteilsprozesse zu vermitteln, die Patient:innen darin unterstützen, sich von der Situation und deren erster Interpretation zu distanzieren und eigene Wahrnehmungen zu hinterfragen.

Es existieren zahlreiche Weiterentwicklungen, z.B. für Zwangserkrankungen (Moritz, 2016), Borderline Persönlichkeitsstörung (Schilling et al., 2018) und Depression (Jelinek et al., 2015).

In den Trainings finden sich neben der Vermittlung metakognitiven Wissens Techniken, mit denen, ähnlich der klassischen kognitiven Umstrukturierung, dysfunktionale Überzeugungen bearbeitet werden können. Somit ist das metakognitive Training letztendlich bezüglich seiner verwendeten Techniken der klassischen kognitiven Umstrukturierung näher als der Metakognitiven Therapie.

Störungsverständnis der MKT

Gemäß der MKT werden Gedanken und andere psychische Phänomene nicht per se als pathologisch betrachtet, erst die durch die Metakognitionen initiierten Prozesse innerhalb des CAS (Grübeln, Sorgen, Aufmerksamkeitsverschiebung, Bewältigungsstrategien) verursachen pathologische Symptome. Der MKT liegt somit die Annahme zugrunde, dass durch die Sensibilisierung der Patient:innen für ihre Metakognitionen und deren Einfluss auf ihren kognitiven Stil ungünstige aufrechterhaltende Prozesse wie Grübeln, Bedrohungsmonitoring oder Vermeidung unterbunden werden können.

Während es beispielsweise immer noch möglich wäre, auf plötzlich auftretende Körpersymptome eine Weile mit Grübeln, Sorgen, potenziell bedrohlichen Interpretationen oder Einengung der Aufmerksamkeit auf den Körper zu reagieren, ohne ein signifikantes Leidensniveau zu erreichen, entsteht Leiden spätestens bei auftretenden Metakognitionen wie »Wenn mein Herz schnell schlägt und ich denke, dass ich einen Herzinfarkt bekomme, dann könnte das tatsächlich eintreten« oder »Ich habe keine Kontrolle mehr über meinen Körper und meine Befürchtungen«. Dann nämlich wird sich die Aufmerksamkeit exzessiv auf Symptome und deren Bedrohlichkeit fokussieren und (metakognitive) Strategien einsetzen, um die unkontrollierbar gewordenen Symptome in den Griff zu bekommen (Prozesse des CAS). Für das Störungsmodell der MKT sind, neben dem CAS, die positiven und negativen metakognitiven Überzeugungen besonders relevant (s. Kasten).

Beispiel • Metakognitive Überzeugungen

Negative metakognitive Überzeugungen umfassen entweder die Unkontrollierbarkeit von kognitiven Prozessen oder die Gefährlichkeit, Wichtigkeit oder Bedeutung von Gedanken. Beispiele hierfür sind:

- »Ich werde noch verrückt, bei all den Sorgen.«
- »Ich kriege die Grübelei gar nicht mehr in den Griff.«
- »Vor lauter Sorgen kriege ich noch einen Herzinfarkt.«
- »So zu denken bedeutet doch, dass mit mir was nicht stimmt.«
- »Dass ich den Gedanken habe, könnte doch bedeuten, dass es passiert.«

Positive metakognitive Überzeugungen beschreiben alle Annahmen über die Nützlichkeit von kognitiven Prozessen. Beispiele sind:

- »Wenn ich alles beachte, bin ich auf der sicheren Seite.«
- »Mich zu sorgen, kann mich vor zukünftigen Gefahren schützen.«
- »Grübeln kann mich zu Erklärungen oder Lösungen führen.«

Auch wenn für die MKT getrennte Manuale für Depression, Generalisierte Angststörung, Zwangsstörung und Posttraumatische Belastungsstörung verfügbar sind (Wells, 2011a) und Autor:innen getrennte Fallkonzeptionen anbieten (u. a. Exner & Hansmeier, 2020), so versteht sich der Ansatz als transdiagnostische Therapietechnik (Schaeuffele et al., 2021). Die zentralen Mechanismen, also der kognitive Stil (v. a. das CAS) und die Metakognitionen, finden sich bei der störungsspezifischen Anwendung in jedem metakognitiven Störungsmodell wieder, wenn auch an unterschiedlicher Stelle (vgl. Exner & Hansmeier, 2020).

10.2 Techniken der kognitiven Umstrukturierung als Teil der MKT

Innerhalb des Behandlungsrationals der MKT wird nicht die Symptomebene an sich verändert, also nicht der dysfunktionale Gedanke als solches, sondern stattdessen werden

(1) die aufrechterhaltenden ungünstigen Metakognitionen kognitiv umstrukturiert und
(2) ungünstige Prozesse des CAS (Grübeln, Sorgen, Aufmerksamkeit, Bewältigungsstrategien) verändert.

Vorbereitung auf die metakognitive Umstrukturierung

Im Rahmen einer KVT würden an dieser Stelle zunächst Kognitionen, also automatische Gedanken, bedingte Annahmen oder Grundannahmen identifiziert werden. Da die MKT auf der übergeordneten Ebene von Gedanken, also den Gedanken über die Gedanken, sowie mit den Prozessen des CAS arbeitet, ist das Vorgehen wie folgt:

(1) Exploration der Metakognitionen und Prozesse des CAS
(2) Modellentwicklung und Rationalvermittlung

(1) Explorationsphase. In der Explorationsphase werden zunächst folgende Punkte eruiert:

- Welche Auffassungen über die Nützlichkeit von Grübeln, Sich-Sorgen, Bedrohungsmonitoring oder anderen Bewältigungsstrategien hat der Patient (positive metakognitive Überzeugungen)?
- Welche Auffassungen über die Wichtigkeit, die Bedeutung, Kontrollierbarkeit oder Bedrohlichkeit von Gedanken oder anderen Symptomen hat der Patient (negative metakognitive Überzeugungen)?
- Welche ungünstigen Prozesse des CAS sind vorhanden? Gibt es Grübelphasen oder Phasen intensiver Sorgenkreise? Auf welche Reize fokussiert sich die Aufmerksamkeit? Gibt es ein Bedrohungsmonitoring? Welche Bewältigungsstrategien gibt es? Gibt es Versuche gedanklicher Kontrolle? Welche Konsequenzen haben all diese Prozesse?

Es ist günstig, diese Faktoren so früh wie möglich im therapeutischen Prozess zu erfragen (Beispieldialoge zur Exploration s. Wells, 2011a, S. 55–61). Dies kann über direktes Erfragen von vergangenen Situationen oder auch durch Beobachtungen im Therapieraum erfolgen. Der Therapeut bzw. die Therapeutin benennt dann in jedem Fall diese Faktoren und schult somit die Behandelten darin, diese eigenständig bei sich zu erkennen. Therapeut:innen können gleichzeitig das metakognitive Modell mit den explorierten Informationen füllen und dieses im Anschluss mit persönlich relevanten Informationen an Patient:innen vermitteln. Hierzu empfiehlt sich der Rückgriff auf das oben dargestellte metakognitive Modell, das im Bedarfsfall auf spezifische Störungsausprägungen (Wells, 2011a) angewandt werden kann. Es ist dabei von großer Bedeutung, eine klare Unterscheidung zwischen Kognitionen und Metakognitionen einerseits sowie Metakognitionen und daraus resultierenden kognitiven Prozessen des CAS andererseits zu wahren.

(2) Rationalvermittlung. Wurde das Störungsmodell gemeinsam mit dem Patienten bzw. der Patientin gefüllt, so kann die grundlegende Idee der MKT vermittelt werden. Es empfiehlt sich dabei zu betonen, dass in der MKT nicht ein Gedanke per se problematisch ist, also nicht ein Zwangsgedanke als problematisch oder therapiebedürftig betrachtet wird, ebenso wenig wie ein selbstabwertender, ängstlicher bzw. sorgenvoller Gedanke oder das Auftreten von Herzstolpern, Alpträumen oder sonstigen Symptomen. Stattdessen soll der Fokus eindeutig auf die Metakognitionen und Prozesse des CAS gerichtet werden. Ein Beispiel für die Rationalvermittlung bei einer Patientin mit Zwangsstörung findet sich im folgenden Kasten.

Beispiel • Entwicklung des Modells der MKT bei einer Patientin mit Zwangsstörung

»Lassen Sie uns schauen, wie sich Ihr Problem zusammensetzt. In unserem Modell haben wir gesehen, dass es meist mit einem Gedanken oder einem Zweifel losgeht, z. B. ›Habe ich jemanden überfahren, ohne es zu merken?‹. Es scheint, als vereinnahme Sie dieser Gedanke sehr, so als ob er wahr wäre. Habe ich das richtig verstanden? Für Sie heißt, einen Gedanken zu haben, dass das auch so passieren könnte? Okay. Und nachvollziehbarerweise löst der Gedanke Angst und Unsicherheit aus. Was glauben Sie, würde passieren, wenn Sie sich den Gedanken selbst nicht abnehmen würden, wie würde es Ihnen dann gehen?«

»Wenn Sie nun aber diese Angst und Unsicherheit spüren, dann führt das wahrscheinlich dazu, dass Sie sich den Gedanken umso mehr abnehmen? Sie denken vermutlich, dass an dem Gedanken was dran sein muss, sonst hätten Sie ja keine Angst? Ungünstigerweise verstärken sich die Angst und die starke Bedeutung, die Sie Ihrem Gedanken beimessen, also gegenseitig. Als Ergebnis wird sowohl die Angst als auch die vermeintliche Gefahr, die Sie Ihrem Gedanken zuschreiben, bestehen bleiben.«

»Wie geht es dann weiter? Gibt es Dinge, die Sie tun, damit Sie diesen Gedanken loswerden? Waren Sie damit erfolgreich? Diese Strategien, um Gedanken loszuwerden, die bringen einige Probleme mit sich. Eins davon ist, dass sie – wenn überhaupt – nur kurzfristig funktionieren. Ein weiteres Problem ist, dass Sie immer mehr von diesen Strategien abhängig sind – was, wenn sie dann mal nicht funktionieren? Ich vermute, das wird Ihre Angst und Hilflosigkeit noch mehr steigern. Versuchen, immer den Rückspiegel zu checken oder gar nicht mehr Auto zu fahren, verhindert außerdem zu erfahren, dass der Gedanke nur ein Gedanke ist, der nicht zwangsläufig wahr sein muss. Und weil Sie das nicht erfahren können, wird sich der Gedanke immer wieder aufdrängen und die Angst wird bleiben.«

»Schauen Sie bitte noch einmal die einzelnen Faktoren im Modell an. Haben Sie eine Idee, wo Sie mithilfe der Therapie etwas verändern könnten?«

»Ich hätte zwei Ideen. Zum einen scheint es die Bedeutung zu sein, die Sie Ihren Gedanken zuschreiben, die die Gedanken erst zum Problem machen. Zum anderen ist es Ihre verspürte Notwendigkeit daraufhin, handeln zu müssen. Das führt dazu, dass Sie Ihre Gedanken als Wahrheit betrachten, sie also für bare Münze nehmen. Was würde passieren, wenn Sie lernen würden, auch diese Gedanken lediglich als Gedanken zu betrachten, die kommen und gehen? Tatsächlich ist es so, dass es sehr viele Menschen gibt, die solche Gedanken immer wieder haben, manchmal auch mit sehr merkwürdigen Themen. Es ist also normal, solche Gedanken von Zeit zu Zeit zu haben.«

Metakognitive Umstrukturierung

Verbale metakognitive Umstrukturierung. Grundsätzlich unterscheiden sich die Methoden zur kognitiven Umstrukturierung in der klassischen KVT nicht von denen in der MKT, mit einer Ausnahme: In der MKT werden die deklarativen metakognitiven Überzeugungen über Gedanken und Symptome hinterfragt und aufgeweicht, nicht die Kognitionen selbst.

In Anlehnung an das Vorgehen zur Exploration dysfunktionaler Gedanken (s. Kap. 6) werden auch in der metakognitiven Therapie zunächst positive und negative metakognitive Überzeugungen exploriert (s. auch Exner & Hansmeier, 2020). Ein Beispiel für einen Patienten mit Generalisierter Angststörung findet sich im folgenden Kasten.

Fallbeispiel • Exploration der Funktionalität von Sorgen bei einem Patienten mit Generalisierter Angststörung

T: In welche Situation haben Sie sich das letzte Mal gesorgt?

P: Als meine Tochter abends nicht nach Hause gekommen ist und ich sie nicht erreichen konnte.

T: Welche Gedanken hat dies genau bei Ihnen ausgelöst?

P: Ich habe mir alles Mögliche vorgestellt, was passiert sein könnte. Dass sie sich verletzt haben könnte, dass sie überfallen wurde, vielleicht hat sie sich auch nur mit ihrer Freundin gestritten … hoffentlich kommt sie bald, sie muss doch morgen zeitig aufstehen, damit sie pünktlich an ihrer Ausbildungsstelle ist …

T: Ich merke schon, dies hat sehr viele Gedanken bei Ihnen ausgelöst. Was haben Sie mit diesen ganzen Gedanken weiter gemacht?

P: Ich war so angespannt. Ich habe auch angefangen, mich über mich zu ärgern. Ich kann meine Gedanken einfach nicht kontrollieren. Ich wusste da schon, dass ich wieder die ganze Nacht nicht schlafen kann, weil ich mir so viele Gedanken mache. Ich werde noch verrückt.

T: Das hat Sie sicherlich noch zusätzlich belastet. Gibt es denn auch einen Vorteil dabei, sich so viele Gedanken in dieser Situation zu machen?

P: Naja, wenn ich mir keine Sorgen machen würde, wäre ich wahrscheinlich kein guter Vater und mich zu sorgen bereitet mich ja auch irgendwie auf das Schlimmste vor. Meist ist die Situation ja dann auch gar nicht so schlimm. So wie in dieser Situation, als meine Tochter dann nach Hause gekommen ist und mir erzählt hat, dass der Akku ihres Handys leer war und sie sich mit ihrer Freundin verquatscht hat …

Ergänzt werden kann diese verbale Exploration durch den Einsatz des *Metakognitionsfragebogen* (Kurzform: MKF-30; Arndt et al., 2011). Dieser erfasst über fünf Skalen: (1) Unkontrollierbarkeit und Gefährlichkeit von Sorgen, (2) positive Überzeugungen, (3) Vertrauen in das Gedächtnis, (4) kognitive Selbstaufmerksamkeit und (5) Bedürfnis nach Kontrolle.

Anschließend an die Exploration werden die metakognitiven Überzeugungen in Anlehnung an die vorn beschriebenen Techniken disputiert (s. Kap. 7).

Folgende Empfehlung für Fragetechniken zur Umstrukturierung findet sich darüber hinaus bei Wells (2011a):

- **Evidenz für und gegen eine Überzeugung:** »Was spricht dafür, dass Sorgen nicht kontrollierbar sind, was dagegen?«
- **Präsentieren gegenläufiger Information:** »Welche Funktion hat Angst? Sie will Sie schützen. Wie sinnvoll ist es dann, dass sie Sie sterben lässt?«
- **Identifizierung kognitiver Fehler (Katastrophisierung, Generalisierung, emotionale Beweisführung usw.):** »Wie würde es aussehen, wenn Sie wegen Ihrer Sorgen nie wieder klar denken könnten?«
- **Erfahrungsbasierte kritische Überprüfung der Mechanismen:** »Wie kommen Sie darauf, dass diese Sorgen Sie umbringen, wie lange haben Sie diese Sorgen schon? Und ist Ihnen bisher etwas körperlich Schlimmes widerfahren?«
- **Vor- und Nachteile einer Überzeugung:** »Welche Vorteile hat es, einen Gedanken für bare Münze zu nehmen?«, »Welche Nachteile hat es, sich von diesen Gedanken mit aller Kraft abzulenken?«
- **Beurteilung der Argumentation für eine Überzeugung:** »Würden andere Ihre Argumentation teilen?«

Ergänzend geben Exner und Hansmeier (2020) Empfehlungen für die verbale Disputation getrennt nach negativen und positiven metakognitiven Überzeugungen mit der Empfehlung, diese nach Disputation weiter in Verhaltensexperimenten zu überprüfen (s. Kasten).

Empfehlungen für die verbale Disputation (in Anlehnung an Exner & Hansmeier, 2020)

Disputation negativer metakognitiver Überzeugungen

Fokus auf Unkontrollierbarkeit bzw. Schädlichkeit des Sich Sorgens / Grübeln

Beispiele:

- »Wie ist es möglich, dass Grübeln unkontrollierbar ist, wenn es doch Zeiten gibt, in denen es einfach aufhört?«
- »Was würde passieren, wenn Sich-Sorgen / Grübeln nicht mehr gefährlich und unkontrollierbar wäre?«
- »Was spricht aus Ihrer Sicht dafür / dagegen, dass Sie durch das Sich-Sorgen verrückt werden?«

Ergänzende Verhaltensexperimente:

- Grübeln bewusst aufschieben (Grübeln wird auf einen festgesetzten Zeitpunkt verschoben, wo sich Behandelte Zeit nehmen, die verschobenen Gedanken zu begrübeln)

- Sich-Sorgen bewusst kontrollieren (indem u. a. gezielt versucht wird, die Kontrolle über das Sich-Sorgen zu verlieren)
- Prüfung der Gefährlichkeit (»Bewusstes übermäßiges Sorgen ist keine Gefahr für meine Gesundheit«)

Disputation positiver metakognitiver Überzeugungen
Fokus auf Vor- und Nachteile des Sich-Sorgens / Grübeln

Beispiele:
- »Wenn Sie richtig damit liegen, dass Grübeln sinnvoll ist, vielleicht sollten Sie dann noch mehr Zeit in das Grübeln investieren?«
- »Welche Ziele wollen Sie damit erreichen, dass Sie sich sorgen? Ist das, was Sie tun hilfreich, um diese Ziele zu erreichen, gebe es etwas, das genauso / effektiver wäre, um diese Ziele ebenfalls zu erreichen?«

Ergänzende Verhaltensexperimente:
- Modulation von Grübeln (werden an einem Tag mit Grübeln mehr Probleme gelöst als an einem Tag ohne Grübeln)
- Diskrepanz-Strategie (alle möglichen Ausgänge einer Situation werden verschriftlicht und mit dem tatsächlichen Ausgang verglichen)

Verhaltensexperimente als metakognitive Exposition. Mit Verhaltensexperimenten im Rahmen der MKT kann die Gültigkeit dysfunktionaler Metakognitionen geprüft werden. Dabei steht insbesondere das Hinterfragen der Nützlichkeit im Mittelpunkt und nicht der Realitätsgehalt. Hierfür exponieren sich Patient:innen mit inneren und äußeren Situationen, die die Wahrscheinlichkeit erhöhen, dass eine metakognitive Überzeugung auftritt, die dann wiederum geprüft werden kann bzw. alternative Verhaltensweisen ausprobiert werden können. Beispielsweise gilt es zu überprüfen, ob Grübeln tatsächlich eine lösungsorientierte Strategie ist, ob das wiederholte Aussprechen eines angstbesetzten Satzes die Befürchtung eintreten lässt, ob absichtlich herbeigeführtes Sich-Sorgen zu einem Kontrollverlust (operationalisiert als Rumschreien und Zusammenbrechen) führt bzw. ob das Spazieren in den Straßen nach einem traumatischen Überfall, ohne ständig wachsam zu sein, dazu führt, dass das Trauma sich wiederholt. Exner und Hansmeier (2020) sprechen für Zwangspatient:innen hierbei vom Erlernen eines adaptiven Checkingverhaltens. Zwangspatient:innen sollen demnach im Verhaltensexperiment prüfen, ob der Gedanke »Ich habe vergessen, das Bügeleisen auszuschalten«, tatsächlich einen Hinweis darstellt, dass dies passiert ist. Dabei gehen sie tatsächlich zum Bügeleisen und prüfen ihre Annahme (Exner & Hansmeier, 2020).

Typischerweise werden also Verhaltensexperimente in der MKT zur Überprüfung konkreter Vorhersagen basierend auf den metakognitiven Überzeugungen genutzt, um diese zu verändern. Als übergeordnetes Ziel geht es somit um eine gedankliche Neubewertung. Dabei geht es zum einen um die Kontrollierbarkeit der Gedanken und zum zweiten um die Nützlichkeit von Ritualen bzw. Vermeidung. Das Vorgehen entspricht der Durchführung von Verhaltensexperimenten in der klassischen KVT (beispielhafter Ablaufplan s. Tab. 10.1), bei denen anhand einer eindeutigen Operationalisierung einer zu überprüfenden Vorhersage oder Hypothese des Patienten bzw. der Patientin (z.B. »Wenn ich den Gedanken habe, ich springe vor einen Zug, dann springe ich auch vor einen Zug«) Übungen zu deren Überprüfung abgeleitet werden.

Tabelle 10.1 Beispielhaftes Ablaufschema eines Verhaltensexperiments zur metakognitiven Umstrukturierung

Metakognitive Überzeugung	Operationalisierung der Vorhersage	Prüfung der Vorhersage	Ergebnis
»Einen Gedanken zu haben, bedeutet, dass er wahr wird.«	»Wenn ich den Gedanken habe ›Ich springe gleich vor den Zug‹, dann werde ich dies innerhalb von 5 Sekunden gegen meinen Willen tun.«	(1) Patient:in wählt eine Situation aus, die der umfassenden und zuverlässigen Überprüfung der Vorhersage dient. (2) Patient:in und Therapeut:in suchen eine Situation am Bahnhof mit einem hereinfahrenden Zug auf. Therapeut:in bittet Patient:in, den Satz in der Situation auszusprechen.	(1) Zusammenfassung der Erfahrung bezüglich des Eintretens der Vorhersage (2) Prüfen möglicher Alternativerklärungen, weshalb die Vorhersage nicht eingetreten ist (3) ggf. erneute Durchführung des Verhaltensexperiments unter Berücksichtigung neuer Information aus Punkt (2) (4) Bedeutung der Erfahrung für die metakognitive Überzeugung herausstellen

Wie bei jeder anderen Expositionsübung auch geht es bei der Gestaltung der Verhaltensexperimente im Rahmen der MKT darum, eine hilfreiche Erfahrung zu machen. Die genaue Gestaltung der Übung, die dies ermöglicht, hängt also von individuellen Befürchtungen und metakognitiven Überzeugungen ab. In jedem Fall geht es nie darum, sich einer realen Gefahr auszusetzen. Für das Beispiel in Tabelle 10.1 heißt das konkret, sich selbstverständlich nicht zu nah an die Bahnsteigkante zu stellen, während der Zug einfährt, sondern eben in einem Abstand zu stehen, in dem Menschen durchschnittlich auf dem Bahnsteig stehen.

Veränderung der Prozesse des CAS

Nach dem Verständnis des metakognitiven Modells verharren Patient:innen in einem perseverierenden, als unkontrollierbar wahrgenommenen kognitiven Stil, der gleichzeitig einen Einfluss auf die Bewertung von Empfindungen und Ereignissen ausübt. Ungünstige kognitive Prozesse des CAS sind Grübeln, Sich-Sorgen, Aufmerksamkeitseinengung und ungünstige Bewältigungsstrategien. Im Folgenden werden Methoden zur Veränderung dieser Prozesse beschrieben, die einen flexibleren, distanzierteren und funktionaleren Umgang mit Gedanken und anderen Empfindungen ermöglichen sollen.

Aufmerksamkeitstraining (Attention Training Technique, ATT). Ziel des Aufmerksamkeitstrainings ist es, Patient:innen ein Bewusstsein für Aufmerksamkeitsprozesse zu geben, den auf störungsrelevante Reize eingeengten Aufmerksamkeitsfokus zu erweitern und somit eine Flexibilität der Aufmerksamkeit zu ermöglichen. Das bedeutet beispielsweise, dass der Aufmerksamkeitsfokus bei Patient:innen mit Panikstörung weg vom Körper hin nach außen erweitert wird oder die hohe Selbstaufmerksamkeit bei sozialphobischen Patient:innen reduziert werden sollte. Es soll also darum gehen, die durch unangenehme und belastende Gedanken oder Empfindungen gebundene Aufmerksamkeit zu erweitern, jedoch keinesfalls eine Strategie zur Ablenkung und Vermeidung an die Hand zu geben.

Das ATT fokussiert dabei mittels auditiver Reize verschiedene Aufmerksamkeitskomponenten:

(1) selektive Aufmerksamkeit
(2) schnelle, flexible Verlagerung der Aufmerksamkeit
(3) geteilte Aufmerksamkeit.

Das ATT besteht aus einer ca. zwölfminütigen auditiven Übung, in der verschiedenste Geräusche parallel dargeboten werden. Um zu verhindern, dass das ATT zur Ablenkungs- oder Vermeidungsstrategie eingesetzt wird oder unrealistische Erwartungen aufseiten des Patienten bzw. der Patientin entstehen, sollte eine nachvollziehbare Begründung für die Durchführung des ATT herangezogen werden. Bedeutsam ist dabei eine gute Aufklärung (s. Kasten). Patient:innen werden im Anschluss an die Aufklärung instruiert, die Aufmerksamkeit auf ein bestimmtes Geräusch zu fokussieren und alle anderen Geräusche auszublenden (selektive Aufmerksamkeit). Schließlich sollen sie sich, im immer schnelleren Wechsel, auf jeweils ein Geräusch fokussieren (flexible Aufmerksamkeit) und zum Schluss alle Geräusche gleichzeitig wahrnehmen. Deutschsprachige Audiodateien zur Durchführung des ATT finden sich unter http://www.metakognitivetherapie.de/aufmerksamkeitstraining-att, eine praxisbezogene Anleitung ohne technische Unterstützung findet sich bei Exner und Hansmeier (2020). Für genauere Anweisungen zur Durchführung des ATT und Hilfestellungen im Umgang mit möglichen Schwierigkeiten sei verwiesen auf Wells (2011a).

Beispiel • Einführung und Instruktion in das ATT

»Wir alle erleben von Zeit zu Zeit, mal mehr, mal weniger unangenehme Gedanken, Gefühle oder auch Körpersymptome. Dies tritt meistens aus gutem Grund auf, weil wir sehr unter Anspannung stehen, belastende Dinge geschehen, wir mit etwas unzufrieden sind oder Ähnliches. Zum großen Problem werden diese unangenehmen Gedanken aber meist erst dann, wenn sie uns fest einnehmen. Also dann, wenn unsere Aufmerksamkeit an ihnen festhängt. Dann bleiben die Gedanken da und verstärken sich. Leider merken wir meistens gar nicht, was unsere Aufmerksamkeit da eigentlich tut. Sie haben bestimmt schon einmal die Erfahrung gemacht, dass Sie große Schmerzen hatten und Sie dann durch etwas anderes erschreckt worden sind. Meist spürt man den Schmerz für einen kurzen Moment gar nicht mehr (so intensiv), da die Aufmerksamkeit an ganz anderer Stelle gebunden ist. Sekunden später kehrt die Aufmerksamkeit dann wieder zurück zum Schmerz.

Darum soll es heute gehen. Zum einen werden Sie lernen, sich bewusstzumachen, wo Ihre Aufmerksamkeit gerade gebunden ist, zum anderen, sie bewusst zu steuern. Das kann Ihnen dabei helfen, sich von ungünstigen Denkmustern zu lösen. Ganz wichtig ist dabei, dass es nicht darum geht, sich von den unangenehmen Gedanken abzulenken. Im Gegenteil, vermutlich werden diese Gedanken oder andere Empfindungen während der Übung auftauchen, Sie sollen sie dann auch nicht wegschieben, sondern als weiteres Geräusch innerhalb der Hörübung betrachten.«

Refokussierung der situativen Aufmerksamkeit. Während das ATT dazu dient, Prozesse der Aufmerksamkeit bewusst zu machen und Kontrolle darüber zu gewinnen, kann es demgegenüber in einigen Störungsausprägungen hilfreich sein zu erlernen, die Aufmerksamkeit bewusst umzulagern. Diese Neuausrichtung der Aufmerksamkeit (Situational Attention Refocusing, SAR) ist ein weiterer zentraler Bestandteil der MKT und ein bekannter Baustein der KVT-basierten Therapie der Sozialen Phobie (s. Stangier et al., 2009). Die zugrunde liegende Annahme ist, dass sozialphobische Befürchtungen (z. B. »Ich werde mich beim Sprechen verhaspeln und alle werden lachen«) in unrealistischer Weise aufrechterhalten werden, indem Patient:innen Aufmerksamkeit auf sich, ihre Befürchtung, potenziell bedrohliche Reize und Sicherheitsstrategien fokussieren. Indem der Fokus der Aufmerksamkeit nach außen gelenkt wird, kann überprüft werden, ob und inwiefern tatsächliche »Gefahr« besteht. Ähnliches findet sich bei der Posttraumatischen Belastungsstörung im Rahmen von Bedrohungsmonitoring (z. B. »Ich bin sicher, wenn ich immer alle potenziellen Gefahren im Blick habe«), wodurch der Eindruck von aktueller Gefahr weiterhin aufrechterhalten wird, oder bei somatoformen Störungen, indem die Aufmerksamkeit auf körperlichen Prozessen und Empfindungen ruht (z. B. »Wenn ich früh aufwache, checke ich erstmal, ob mit meinem Körper alles in Ordnung ist«) und diese somit verstärkt.

Detached Mindfulness (Losgelöste Achtsamkeit). Innerhalb des metakognitiven Modells wird zwischen unterschiedlichen Verarbeitungsebenen unterschieden. Diese Unterscheidung ermöglicht ein Erlebensphänomen, das Wells und Matthews (1996) als »Detached Mindfulness« (DM), also losgelöste Achtsamkeit, bezeichnen. Achtsamkeit meint die bewertungsfreie Wahrnehmung und Beobachtung eines Gedankens oder anderer Empfindungen, Losgelöstheit bezieht sich darauf, keinerlei »psychische Arbeit« am Gedanken auszuüben, sondern diesen stattdessen als von sich selbst entkoppeltes intrapsychisches Phänomen wahrzunehmen. Diese Wahrnehmung ermöglicht es, einen Gedanken zu haben, ihn genau wahrnehmen zu können, ohne gleichzeitig mit ihm zu verschmelzen. Dies entspricht der Umschreibung von »Ich habe einen Gedanken, ich bin nicht mein Gedanke«. Während also das ATT die starre Aufmerksamkeit flexibler gestalten soll, ist es Ziel der DM, eine Wahrnehmung auf höherer Ebene zu ermöglichen, die eine Trennung zwischen Selbst und kognitiven Ereignissen schafft. Patient:innen werden also Beobachter ihrer eigenen Gedanken, besser ihrer eigenen mentalen Ereignisse, die in ihnen stattfinden, und zwar völlig unabhängig davon, ob sie wahr sind oder nicht.

Im Rahmen der MKT kommt der DM eine zentrale Rolle zu. Sie ermöglicht es, dass die auf Gedanken und andere Empfindungen folgenden Prozesse der Bewältigung, des Grübelns, der Sorgen, der Aufmerksamkeitsbindung, also ungünstige Prozesse des CAS, unterbrochen werden können. Stattdessen soll beim Aufkommen des Gedankens lediglich innegehalten und dieser distanziert wahrgenommen werden. Patient:innen empfinden die DM jedoch anfangs als befremdlich. Sie sind oft vollkommen mit ihren Gedanken und Empfindungen verstrickt, also komplett eingenommen von ihnen. Daraus entsteht die Notwendigkeit einer ausführlichen und nachvollziehbaren Einführung in das Konzept (s. Kasten) und die weiterführende Übung der DM.

Beispiel • Einführung in die losgelöste Achtsamkeit

»Sie haben mir gesagt, dass Sie häufig ganz plötzlich von diesen Gedanken überfallen werden, dass mit Ihrem Körper etwas nicht stimmen könnte. Meist reicht schon ein kleines Ziehen im Magen. Wie bewusst ist Ihnen der Gedanke ›Ich bin bestimmt krank und habe einen Tumor im Bauch‹ in diesem Moment?«

»Verstehe, Sie bekommen also sofort Angst und grübeln dann nach einer Erklärung, die Ihnen Entlastung geben könnte. Das heißt, dieser Gedanke ›Da könnte was sein‹, der ist für Sie völlig präsent und wahr?«

»Gut, eine Möglichkeit ist es, zu erlernen, sich von diesem Gedanken nicht so sehr einnehmen zu lassen. Stattdessen bewusst innezuhalten, sobald der Gedanke auftaucht, und sich bewusst zu machen, dass der Gedanke da ist. Nicht mehr und nicht weniger. Sie sollen also lernen, Beobachter Ihrer eigenen Gedanken zu sein. Lassen Sie uns das vielleicht an einem Beispiel klarer machen. Ich möchte gerne, dass Sie sich kurz zurücklehnen und sich ganz bewusst den Gedanken »Ich bin bestimmt krank« vor Augen führen. Geht das? … Ich möchte nun, dass Sie diesen Gedanken aus der Distanz beobachten, während Sie ihn haben. Wenn Sie wollen, können Sie sich diesen Gedanken auch als geschriebene Worte auf einem Blatt Papier vorstellen, das mit etwas Abstand vor Ihnen liegt. Nehmen Sie sich als Beobachter Ihres eigenen Gedankens wahr? ... Ich möchte gerne, dass Sie nichts anderes tun, als diesen Gedanken distanziert zu beobachten. Gehen Sie vor allem nicht dem Impuls nach, erleichternde Erklärungen zu finden oder zum Arzt zu gehen. Beobachten Sie einfach nur Ihren Gedanken.«

Wells (2011a) präsentiert in seinem Manual eine Reihe von Techniken und Übungen zur Förderung von DM, die im Folgenden kurz vorgestellt werden:

- **Metakognitive Anleitung:** Patient oder Patientin sollen unter Anleitung des Therapeuten bzw. der Therapeutin eine Situation aufsuchen und gleichzeitig aufkommende Gedanken beobachten und mitteilen. Sie sollen durch ihre Gedanken auf die äußere Welt schauen.
- **Freie Assoziation:** Therapeut:innen nennen eine Reihe von beliebigen Begriffen, Patient:innen sollen ihre eigene Reaktion darauf, also Gedanken oder Vorstellungen, beobachten, ohne sie zu verändern.
- **Übung – Die blaue Giraffe:** Zunächst werden Patient:innen instruiert, nicht an eine blaue Giraffe zu denken und dabei den paradoxen Effekt von Gedankenunterdrückung zu erfahren. Schließlich sollen mittels DM eigene Gedanken an die blaue Giraffe beobachten werden. Letztere Variante soll im Gegensatz zu Gedankenunterdrückung das freie Kommen und Gehen von Gedanken vermitteln.
- **Wolken-Metapher oder Zug-Metapher:** Patient:innen sollen sich Gedanken als vorbeiziehende Wolken oder Züge vorstellen, ohne deren Lauf oder Geschwindigkeit zu beeinflussen.
- **Metapher vom bockigen Kind:** Negative Gedanken oder Empfindungen werden in Analogie zu einem bockigen Kind im Supermarkt beschrieben. Je mehr Aufmerksamkeit dieses bekommt, desto schlimmer das Verhalten. Besser ist es, sich nicht mit dem Kind zu befassen und es passiv zu beobachten.
- **Verbale Schleife:** Belastende Gedanken werden mithilfe einer Tonbandaufnahme oder wiederholtem Aussprechen so lange verfremdet, bis die inhaltliche Bedeutung reduziert ist. Patient:innen sollen lediglich die dahinterstehenden Geräusche wahrnehmen, als einfache Ereignisse des Kopfes.
- **Selbst als Beobachter:** Therapeut:innen regen durch Fragen (z.B. »Sind Sie der Gedanke oder sind Sie die Person, die diesen Gedanken beobachtet?«) dazu an, die Beobachterperspektive über eigene Gedanken einzunehmen. Dies kann in alle hier beschriebenen Übungen zur Förderung von DM integriert werden.
- **Tagtraum-Technik:** Patient:innen werden gebeten, sich einen angenehmen Tagtraum vorzustellen und diesen sich selbst weiterentwickeln zu lassen. Dieser soll dann als Beobachter des Traums fortgeführt werden.
- **Fragen zur Förderung von DM:** Mittels geeigneter Fragen soll die Entwicklung von DM im weiteren Therapieprozess gefördert werden. Beispiele sind: »Ist dieser Gedanke wichtig oder können Sie ihn einfach vorbeiziehen lassen?«.

Abbau ungünstiger Bewältigungsstrategien. Als ein weiterer günstiger Prozess innerhalb des CAS gilt es, im Rahmen der MKT die aufrechterhaltenden Bewältigungsstrategien zu identifizieren, wenn nötig zu hinterfragen und schließlich abzubauen. Beispiele sind Rituale zur Verhinderung oder Neutralisierung von Zwangsgedanken oder Rückzugsverhalten bei der Depression, ebenso wie Körperchecking oder Doctor-Shopping bei Hypochondrie oder Sich-Sorgen und Gedankenunterdrückung bei der Generalisierten Angststörung.

Der Abbau von ungünstigen Bewältigungsstrategien wird indirekt auch durch das ATT und DM gefördert, indem belastenden Gedanken und anderen Empfindungen die Aufmerksamkeit oder die Notwendigkeit, auf sie zu reagieren, entzogen wird. Gleichzeitig ist es in der MKT, wie auch in der klassischen KVT, notwendig, sämtliche dysfunktionalen Bewältigungs- oder Vermeidungsstrategien sowie Sicherheitsverhaltensweisen explizit zu benennen und abzubauen. Fällt dies aufgrund von bestehenden positiven metakognitiven Überzeugungen über die Nützlichkeit dieser Bewältigungsstrategien schwer, so empfiehlt sich ein Verweis auf deren Rolle im individuellen Modell und gegebenenfalls eine Umstrukturierung der dahinterstehenden metakognitiven Überzeugungen mit den Methoden der verbalen Umstrukturierung oder mit Verhaltensexperimenten.

Neue kognitive Pläne und Verhaltensweisen entwickeln

Als letzter Schritt wird es notwendig sein, das Erlernte nachhaltig zu festigen und zu verhindern, dass Patient:innen in alte Muster zurückfallen. Aus diesem Grund soll an dieser Stelle der Behandlung der alte Umgang mit Symptomen oder Empfindungen dem neu erlernten Umgang zur Überwindung der Symptome gegenübergestellt werden. In Anlehnung an Wells (2011a) empfiehlt es sich dabei, folgende Punkte zu erheben:

(1) **Auslöser:** Gefühle, Gedanken, Körpersymptome, externe Ereignisse
(2) **Denkmuster:** metakognitive Überzeugungen über Symptome, über Prozesse des CAS sowie über Bewältigungsstrategien
(3) **Vermeidungsverhalten:** sämtliche Strategien im Umgang mit Symptomen. Dazu zählen insbesondere Prozesse des CAS (Grübeln, Sorgen, Bewältigungsstrategien)
(4) **Aufmerksamkeitsfokus:** umfasst Prozesse des Bedrohungsmonitoring oder der erhöhten Selbstaufmerksamkeit
(5) **Was habe ich gelernt?** Zusammenfassung des Erlernten

Im Arbeitsmaterial findet sich das **AB 6** »Neue kognitive Verarbeitung« als Vorlage zur Gegenüberstellung des alten und neuen Umgangs mit Symptomen oder Empfindungen. Es sollte darauf geachtet werden, die wichtigsten Punkte einer jeden Kategorie erfasst zu haben und den neuen Umgang als Selbstinstruktion zu formulieren. Es ist an dieser Stelle günstig, eine abschließende Zusammenfassung über das neu Erlernte festzuhalten. Hier könnte ein Patient bzw. eine Patientin beispielsweise angeben: »Ich habe gelernt, meine Gedanken nicht immer als Realität zu nehmen. Ständig zu grübeln, führt außerdem nicht zu Lösungen, sondern verstärkt, ebenso wie mein Vermeidungsverhalten, meine Probleme. Ich möchte auch nicht ständig in ›Habachtstellung‹ durch die Welt gehen«.

10.3 MKT versus KVT

Die Metakognitive Therapie betont vor allem metakognitive Überzeugungen und Prozesse als zentrales Veränderungsstück in der Behandlung. Obwohl sich auch in kognitiv-verhaltenstherapeutischen Modellen, wie der Zwangsstörung und der Sozialen Phobie, teilweise metakognitive Komponenten finden, unterscheidet sich die MKT von der KVT in ihrer strikten Fokussierung auf übergeordnete kognitive Prozesse. Während sich auch eine Reihe von bekannten Methoden, wie die kognitive Umstrukturierung oder die Exposition, in der MKT wiederfinden, so verfolgen diese ein anderes Ziel. Die MKT arbeitet dabei an Überzeugungen und Plänen über Symptome und über deren Bewältigungsversuche. Die KVT zielt stattdessen in ihrer Behandlung auf eine direkte Veränderung dieser Aspekte ab. Die MKT beinhaltet außerdem zusätzliche Techniken, wie z. B. das Aufmerksamkeitstraining sowie die Technik der losgelösten Achtsamkeit. Beide sind unserer Meinung nach sehr gut in das KVT-Vorgehen integrierbar. Zu beachten ist, dass Wells die MKT als zeiteffizientere Alternative zur KVT betrachtet und nicht als Ergänzung. Hansmeier und Exner (2020) berichten zusammenfassend Befunde zur Wirksamkeit und Wirkmechanismen der MKT bei verschiedenen Störungen, allerdings an eher kleinen Stichproben. Für eine zusammenfassende Darstellung der MKT und deren Abgrenzung zur KVT s. auch Weber und Exner (2013) sowie Exner und Hansmeier (2020).

Zusammengefasst betrachten wir die MKT als gute Ergänzung zum klassischen KVT-Vorgehen, vor allem bei Patient:innen, bei denen das kognitive Umstrukturieren keinen ausreichenden Erfolg zeigt, bei Patient:innen, die sich sehr mit ihren Gedanken identifizieren (»verhaftet sind«) und bei Patient:innen, bei denen dysfunktionale Gedanken über ihre Gedanken das Erreichen der Therapieziele verhindern. Ob dann eine ausführliche Erklärung und Einführung des Patienten bzw. der Patientin in das metakognitive Modell notwendig ist, oder Einzelinterventionen, wie die metakognitive Umstrukturierung modulartig in das KVT-Vorgehen integriert werden, unterliegt aus unserer Sicht basierend auf dem erarbeiteten Fallkonzept der therapeutischen Einzelfallentscheidung.

Fazit

Die störungsübergreifend angelegte Metakognitive Therapie (MKT) wurde von Adrian Wells ursprünglich als zeitsparender, alternativer Therapieansatz zur KVT entwickelt. Innerhalb des gut fundierten metakognitiven Grundlagenmodells sind es ungünstige Metakognitionen, welche neben einem ungünstigen kognitiven Stil, dem Cognitive Attentional Syndrome (CAS), zur Entstehung und Aufrechterhaltung psychischer Störungen beitragen. Die MKT fokussiert daher konsequent übergeordnete kognitive Prozesse in ihrer Behandlung. Die Symptomebene selbst wird dabei als nicht bedeutsam erachtet.

11 Akzeptanz- und Commitmenttherapie als Strategie der kognitiven Umstrukturierung

Die Akzeptanz- und Commitmenttherapie (ACT) versteht sich ebenso wie die in Kapitel 10 beschriebene Metakognitive Therapie (MKT) als Ansatz der »dritten Welle«. Die ACT betont in Abgrenzung zu anderen Ansätzen der dritten Welle vor allem die Akzeptanz von psychischen Prozessen und die Orientierung auf Werte. Dabei ist sie, wie auch die Metakognitive Therapie, als transdiagnostischer Therapieansatz einsetzbar.

Die Notwendigkeit, klassisches kognitives Arbeiten durch akzeptanzbasierte Techniken zu erweitern, drängt sich vor allem bei therapeutisch schwer zu modifizierenden Gedanken und Annahmen auf, beispielsweise im Rahmen einer chronischen Depression oder Persönlichkeitsstörung. Lerngeschichtlich bedingt wird der Verstand hier immer wieder selbstzerstörerische oder inadäquate Gedanken produzieren. Sich diesen einzeln über eine Disputation anzunähern, ist meist weder zielführend noch umsetzbar. Patient:innen mit solchen Problemkonstellationen würden für das unrealistischere Therapieziel des »Weghaben-Wollens« belastender Gedanken motiviert und ungünstigsten Falls früher oder später durch ausbleibende Erfolge oder durch die hohe Anstrengung, die mit diesem Ziel verbunden wäre, frustriert. Bei anderen gedanklichen Störungsausprägungen, wie der Zwangsstörung, sind kognitive Umstrukturierungsmethoden erst gar nicht indiziert; selbst eine expositionsbasierte Behandlung führt bei dieser Störung häufig nicht zur Reduktion von Zwangsgedanken im gewünschten Ausmaß (vgl. Rachman, 1983).

ACT basiert auf dem Grundsatz »Verändere, was du verändern kannst, akzeptiere, was du nicht verändern kannst, und tue Dinge in wertgeschätzte Richtungen«. ACT fokussiert also, genauso wenig wie die MKT, nicht die eigentlichen Inhalte ungünstiger Gedanken. Stattdessen vermittelt ACT einen akzeptanzorientierten Umgang mit belastenden Gedanken, indem sie achtsames Beobachten unterstützt, jeglichen Kampf mit Gedanken reduzieren und Werteorientierung im Verhalten fördern will.

Im Folgenden soll ein Einblick in den Therapieansatz der ACT gegeben werden, mit kurzer Vorstellung des zugrunde liegenden Modells, um dann insbesondere die Techniken, die den Umgang mit dysfunktionalen Gedanken verändern können, vorzustellen. Es ist nicht das Ziel dieses Kapitels, ACT in ihrer Gänze zu vermitteln. Für interessierte Leser sei zur weiterführenden Beschäftigung mit ACT an dieser Stelle auf die Originalliteratur (Hayes et al., 2014) bzw. auf Kurzdarstellungen der ACT (z. B. Sonntag, 2022) verwiesen.

11.1 Grundlagen der Akzeptanz- und Commitmenttherapie (ACT)

Theoretischer Hintergrund

ACT als therapeutisches Vorgehen entspringt der theoretisch-empirischen Grundlage der Bezugsrahmentheorie (Relational Frame Theory; RFT; Hayes et al., 2001). Die Bezugsrahmentheorie befasst sich damit, wie Menschen gesprochene und unausgesprochene Sprache (Denken) lernen. Während am Anfang Beziehungen / Bezugsrahmen (z. B. Bär = Tier in Natur; Bär = Kuscheltier in Kinderzimmer; aber beides wird Bär genannt) mittels Verstärkungsprinzipien (z. B. Lob der Mutter) erlernt werden, verselbstständigt sich dieses Erlernen über die Zeit hinweg, sodass Beziehungen zwischen Dingen automatisch abgeleitet werden, ohne dass Verstärkung notwendig wäre. Bewusstes menschliches Erleben und Denken sind Ergebnisse eines weitgehend unbemerkten Lernprozesses, der die ständige Bildung von sprachlichen Beziehungen (Bezugsrahmen, z. B. »Ich bin größer als du, Bär ist ein Tier und auch ein Kuscheltier« etc.), also Gedanken, beinhaltet. Das Ergebnis davon ist, dass der menschliche Verstand einer »Wortmaschine« gleicht (Hayes & Smith, 2022), die ständig Assoziationen und Regeln in Form von Gedanken produziert, welche uns begleiten und unser Verhalten beeinflussen. Der Mensch konstruiert sich also seine Welt, er verarbeitet Vergangenes und formt Zukünftiges. All diese Gestaltungen und Vorstellungen sind aus der Sicht von ACT sprachlich-gedankliche Prozesse, die unser Erleben bestimmen.

Störungsverständnis

Während die meisten Menschen einen Moment des entspannten Wohlbefindens bei der bloßen Vorstellung einer Hängematte unter Palmen erleben, fühlen leistungsängstliche Mitarbeiter:innen großen Schrecken oder Angst beim bloßen Gedanken daran, dass der oder die Chef:in den hart erarbeiteten Entwurf in den Boden stampfen könnte. Die »Wortmaschine« der ängstlichen Mitarbeiter:innen würde vermutlich Gedanken produzieren, die besagen, dass »er / sie unbedingt im nächsten Meeting glänzen muss«, »besser sein soll als die Kolleg:innen«, »dafür unbedingt das Wochenende durcharbeiten muss« und »sich seine Unsicherheit auf gar keinen Fall anmerken lassen darf«. In den allermeisten Fällen wird ein solcher Gedanke als realistisch, wahr und bedrohlich wahrgenommen. Die Person »verschmilzt« mit diesen Gedanken. Da jeder Mensch zum Überleben und Funktionieren ausreichend gedankliche Problemlösekompetenzen besitzt, werden für diese Gedanken, bzw. für das, was sie angeblich ankündigen, Lösungen gefunden. Mitarbeiter:innen werden vermutlich immer und immer wieder versuchen, jeden noch so kleinen Fehler gegenüber ihrem Chef bzw. ihrer Chefin zu vermeiden, indem sie viele Überstunden in Kauf nehmen. Dies wirkt sich schließlich einschränkend auf die Verfolgung wichtiger persönlicher Ziele (z. B. ein guter Vater / eine gute Mutter zu sein, den Halbmarathon zu laufen, mit den Kindern in den Zirkus zu gehen) aus, geht mit depressiven Symptomen einher und gefährdet die psychische Gesundheit im Allgemeinen. Aus Sicht der ACT ist also nicht das Auftreten von bestimmten Gedanken oder Gefühlen per se das, was zu Leiden oder psychischen Störungen führt, sondern erst ein »Zu-wörtlich-Nehmen« der eigenen Gedanken (sog. kognitive Fusion mit diesen Gedanken) sowie der Einsatz von Strategien und Lösungen, um diese Gedanken vermeintlich in den Griff zu bekommen (sog. Erlebnisvermeidung).

Therapieziele

Während das Loslassen von Kontrolle in der ACT unter Akzeptanz zusammengefasst werden kann, meint Commitment, mit sich selbst eine Verpflichtung einzugehen, einen Weg zu wählen, der mit persönlich wichtigen Werten in Einklang ist und sich in Richtung dieser gewählten Werte zu bewegen, und zwar durch engagiertes Handeln und tatsächliches (nicht nur gedankliches) Tun. Konkret setzt ACT an den (gedanklichen) Produkten an, indem (1) ein Abstand zur »inneren Wortmaschine« erlernt (Defusion) und deren handlungsleitende Funktion, also Vermeidungsverhalten und Kontrollbemühungen, abgebaut wird, um (2) ein Leben in Richtung gewählter Werte und Ziele zu ermöglichen (Werte).

Übergeordnetes Ziel aller Therapieprozesse der ACT ist es, die psychologische Flexibilität zu erhöhen. Damit ist gemeint, dass Patient:innen ihr Verhalten vor dem Hintergrund dessen, was ihnen im Leben wahrhaftig wichtig ist, in einer konkreten Situation beibehalten oder verändern und nicht ihr Verhalten in den Dienst von Gedanken und Gefühlen stellen. Praktisch würde das bedeuten, dass ängstliche Mitarbeiter:innen zwar am Vortag einer wichtigen Konferenz Präsentationen einüben und Überstunden in Kauf nehmen, jedoch am Vorabend einer internen informellen Besprechung pünktlich Feierabend machen, weil sie mit ihren Kindern den Abend verbringen möchten. Das wiederum bedeutet jedoch nicht zwangsläufig, dass sie nicht auch am Abend ängstliche Gedanken an die morgige Präsentation haben werden.

Hintergrundinformationen für Therapeut:innen zu »Gedanken« in der ACT-Perspektive

- Gedanken sind Endprodukte gelernter sprachlicher Relationen, ein Prozess, der weitgehend unbewusst abläuft.
- Unser Kopf produziert fortlaufend Gedanken (der Geist als »innere Wortmaschine«).
- Gedanken sind nie per se gut oder schlecht, es hängt vom Kontext ab, ob sie der Verwirklichung wichtiger Ziele im Leben im Weg stehen.
- Fusion mit Gedanken bedeutet, von einem Gedanken in einem gegebenen Augenblick vollkommen eingenommen und überzeugt zu sein.
- Einen Gedanken zu haben, bedeutet jedoch nicht automatisch, dass dieser wahr ist.
- Aus kognitiver Fusion mit unüberprüften und unzutreffenden Regeln und Gedanken entsteht ein Teufelskreis aus emotionaler Kontrolle und Erlebensvermeidung, was wiederum ungünstige Gedanken verstärkt.

- Einen Gedanken zu haben, bedeutet nicht automatisch, danach handeln zu müssen.
- Ziel ist es, Gedanken als das zu nehmen, was sie sind: Produkte unseres Geistes, die kommen und gehen, ohne dass man sie (immer) für bare Münze nehmen und gegen sie ankämpfen muss (Erlebnisvermeidung aufheben, Akzeptanz steigern).

11.2 ACT als therapeutische Technik der kognitiven Umstrukturierung

Innerhalb eines auf Veränderung orientierten verhaltenstherapeutischen Vorgehens würden wir an dieser Stelle im Therapieprozess auf das kognitive Modell verweisen (s. Abschn. 1.2). Dem Modell zufolge löst nicht ein Ereignis per se unangenehme Gefühle aus, sondern die zwischengeschaltete gedankliche Bewertung dieses Ereignisses. Nach dem kognitiven Modell scheint es also gute, realistische, funktionale und adäquate Bewertungen zu geben, aber auch weniger gute, unrealistische, dysfunktionale und inadäquate. Letztere sollen korrigiert werden. Demgegenüber interessiert sich ACT weniger für den Inhalt, sondern vielmehr für die Funktion der Gedanken. Das Problem für ACT beginnt somit nicht damit, einen Gedanken zu haben, sondern damit, dass der Gedanke »Macht« über die Patient:innen ausübt und Einfluss nimmt. ACT betrachtet sich als erlebens- und erfahrungsorientierten Ansatz, wodurch insgesamt und im Gegensatz zur klassischen kognitiven Umstrukturierung nur ein Minimum an Erklärung, Vermittlung und Überzeugung präsent sein sollte. Statt rationaler Logik und Argumentation im Umgang mit Annahmen und Gedanken arbeiten ACT-Therapeut:innen mit Metaphern und erlebensorientierten Übungen.

Es geht also darum, eine neue Art und Weise zu erlernen und zu erfahren, wie Patient:innen mit Gedanken in Kontakt treten, sie da sein lassen und beobachten können, ohne sie zu wörtlich zu nehmen (mit ihnen zu fusionieren / verschmelzen und sie handlungsleitend werden zu lassen).

Im Folgenden wird ein solches Vorgehen für die Phase der Fallkonzeptualisierung bzw. Modellvermittlung und die anschließende Interventionsphase dargestellt. Für einen Gesamtüberblick über die notwendigen Schritte im Ablauf einer auf ACT-Techniken basierenden Therapie kann das **AB 7** »Planungsleitfaden für eine ACT-basierte Intervention für die Bearbeitung von Gedanken« herangezogen werden.

Fallkonzeption der Therapeut:innen

Wie beim klassischen Vorgehen der kognitiven Umstrukturierung ist es im Rahmen der diagnostischen Phase innerhalb eines ACT-basierten Vorgehens von großer Bedeutung, Gedanken zu identifizieren, die das gegenwärtige psychische Problem aufrechterhalten. Dies kann im Rahmen der Probatorik bzw. der diagnostischen Phase z. B. mittels des SORCK-Schemas gelingen. Folgende Punkte sollten Behandler für ihr eigenes ACT-Fallverständnis zu diesem Zeitpunkt der Therapie erheben:

(1) Mit welchen belastenden Gedanken ist der Patient bzw. die Patientin »verschmolzen«?
(2) Welche Regeln hat der Patient bzw. die Patientin im Umgang mit diesen belastenden Gedanken erlernt?
(3) Wie geht der Patient bzw. die Patientin bisher mit belastenden Gedanken um / welcher Kampf wird mit diesen Gedanken geführt?

Zum jetzigen Zeitpunkt sind Patient:innen mit den ACT-Konzepten noch nicht vertraut, Selbstbeobachtungsbögen bieten sich deshalb an dieser Stelle noch nicht an. Nach der Modellvermittlung können Patient:innen, die im Weg stehenden und fusionierten Gedanken leichter identifizieren, ebenso wie den ungünstigen Umgang mit ihnen.

Modellvermittlung

Auch wenn innerhalb eines kognitiv-verhaltenstherapeutischen Vorgehens meist »nur« vereinzelt auf ACT-Übungen zurückgegriffen wird, so ist es dennoch notwendig, Patient:innen ein Modell über die akzeptierende Haltung gegenüber Gedanken zu vermitteln. Dabei sollten zwei Schritte durchlaufen werden:
(1) Klärung, dass Gedanken willkürliche Produkte des Geistes sind und die Kontrolle dieser Gedanken nicht die Lösung des Problems darstellt, sondern Teil des Problems ist
(2) Vermittlung der Alternative zu dem, was erfahrungsgemäß nicht funktioniert: Bereitwilligkeit (Akzeptanz) und Konzentration auf Werte

Die Notwendigkeit, dies geduldig zu vermitteln, ergibt sich daraus, dass ACT auf etwas abzielt, weswegen der Patient bzw. die Patientin nicht primär therapeutische Hilfe aufgesucht hat. Was Patient:innen (und intuitiv jeder von uns) sich wünschen, ist Symptomreduktion, also unangenehme und belastende Gedanken bestenfalls zu löschen oder eine gute Strategie der Vermeidung oder Kontrolle zu finden. Was ACT jedoch anbietet, ist mitfühlendes Hinwenden zu Gedanken sowie Reduktion des Kampfes mit diesen Gedanken, um sich so dem wirklich Wichtigen im Leben zuwenden zu können. Die implizite Botschaft von ACT-basierten Interventionen bei Gedanken lautet also: »Deine Gedanken hast du sowieso, zu versuchen, diese zu kontrollieren, funktioniert erfahrungsgemäß nicht, also lass uns schauen, wie du anders mit ihnen umgehen kannst, ohne dass du gegen sie kämpfen musst.« Um diese Idee plausibel zu machen, braucht es ein an der Erfahrung der Patient:innen orientiertes Vorgehen, das mit einer nachvollziehbaren Modellvermittlung beginnen sollte.

Modellvermittlung – Kontrolle funktioniert nicht. Mittels erfahrungsbasierter Übungen und Metaphern kann der Therapeut bzw. die Therapeutin die automatische und beliebige Entstehung von Gedanken einerseits und die Sinnlosigkeit des Kampfes dagegen andererseits verdeutlichen. Wichtig ist hierbei, Patient:innen konsequent an eigenen Erfahrungen im Umgang mit Gedanken entlang zu leiten und nicht zu versuchen, sie von der Sinnlosigkeit der Kontrollbemühungen und somit »Überlebensstrategien« überzeugen zu wollen. Im Vordergrund steht also nicht ein Aufzeigen von falschen oder richtigen Strategien, sondern allein die Frage an Patient:innen, ob die bisherigen Strategien funktioniert haben.

Beispiel • Erfahrungsgeleitete Vermittlung, dass Kontrolle nicht funktioniert (in Anlehnung an Hayes et al., 2014)

(1) Was hat der Patient bzw. die Patientin bisher im Umgang mit den Gedanken versucht?

T: Sie haben mir schon einige Lösungen genannt, mit denen Sie versuchen, Ihre ständigen Gedanken, nicht gut genug zu sein und zu versagen, loszuwerden. Gibt es noch andere Dinge, die Sie versucht haben?

P: Naja, häufig versuche ich, mich abzulenken oder mir selbst Anweisungen zu geben.

(2) Hat es funktioniert? (Was sagt der Verstand, was sagt die Erfahrung?)

T: Das klingt so, als kämpften Sie regelrecht, um diese Gedanken irgendwie in den Griff zu bekommen?

P: Ja, und manchmal klappt es ja auch, aber irgendwann kommen die Gedanken dann wieder und alles geht von vorne los.

T: Sie versuchen also irgendwie, Ihre Gedanken und Ängste wegzuschieben, weil Sie denken, dass Sie dann wieder besser funktionieren?

P: Ja natürlich, diese Gedanken müssen weg, dann kann ich auch meine Arbeit wieder gut meistern.

T: Das ist ein vollkommen nachvollziehbarer Gedanke, den Ihr Verstand Ihnen da schickt. Er sagt Ihnen vermutlich auch, dass Sie sich einfach noch ein bisschen mehr anstrengen, sich noch ein bisschen mehr zusammenreißen sollten oder eine noch bessere Lösung finden müssten, um die Gedanken loszuwerden, oder?

P: Ja schon, irgendetwas muss ja funktionieren.

T: Haben Sie sich denn nicht mit aller Kraft bemüht, Ihre Gedanken zu besänftigen, so wie Ihr logischer Verstand es Ihnen gesagt hat?

P: Na klar habe ich das!

T: Und, wenn Sie auf Ihre Erfahrungen mit diesen Bemühungen über einen langen Zeitraum hinweg schauen, hat es funktioniert? Also sind Ihre Gedanken und Sorgen weniger geworden oder mehr?

P: Weniger sicherlich nicht.

T: Verstehe, es scheint so, als ob Ihr Verstand Ihnen also gute Ratschläge schickt, was Sie alles tun sollten, aber Ihre Erfahrung sagt Ihnen, dass diese Dinge nicht funktionieren?

P: Klingt komisch, aber irgendwie ist es so …

Schokoladenkuchenmetapher (Hayes et al., 2014, S. 229)

Die Schokoladenkuchenmetapher ist ein Beispiel für eine erlebnisorientierte Übung zur Herleitung, dass Kontrolle nicht funktioniert (weitere mögliche Übungen s. Tab. 11.1).

T: Ich möchte Sie gerne um Erlaubnis bitten, eine kurze Übung durchzuführen, sind Sie dazu bereit?

P: Ja.

T: Gut, stellen Sie sich bitte vor, ich würde Ihnen jetzt sagen, Sie sollen nicht an das denken, was ich Ihnen gleich sagen werde. Wenn ich es Ihnen gleich sage, möchte ich, dass Sie auf keinen Fall daran denken. Also, denken Sie nicht an einen duftenden Schokoladenkuchen. Sie können sich sicherlich vorstellen, wie Ihnen das Wasser im Mund zusammenläuft, wenn der warme Schokoladenkuchen aus dem Ofen kommt. Denken Sie nicht daran! Wie Sie den ersten Bissen nehmen und Sie erfüllt werden vom Schokoladengeschmack. Denken Sie an nichts, was mit Schokoladenkuchen zu tun hat. … [*kurze Pause*] Haben Sie es geschafft?

P: [*schmunzelt*] Ich konnte an gar nichts anderes denken als an den Schokoladenkuchen, je mehr ich mir gesagt habe, ich darf nicht an den Schokoladenkuchen denken, desto mehr musste ich daran denken.

T: Das ist ziemlich verblüffend, oder? Sie wollen auf gar keinen Fall Gedanken an einen Schokoladenkuchen haben und versuchen mit aller Kraft, nicht daran zu denken, und dann kommen die Gedanken umso mehr. Das ist auch genau das Problem: Wenn Sie nicht bereitwillig sind, Gedanken zu haben, dann haben Sie sie. Wir können nicht kontrollieren, welche Gedanken unser Geist produziert, Gedanken kommen einfach. Kontrolle über Gedanken, so wie der Verstand es uns rät, scheint nicht zu funktionieren. Wir können also nicht wählen, ob wir einen Gedanken haben oder nicht, sondern nur, wie wir mit ihm umgehen wollen. Vielleicht ist es auch an der Zeit, sich zu entscheiden, wem Sie vertrauen wollen: Ihrem Verstand oder Ihrer Erfahrung?

Achtung: Ein möglicher alternativer Ausgang ist, dass der Patient bzw. die Patientin sagt, er / sie habe es geschafft, an etwas anderes zu denken. Befragen Sie Patient:innen dann, wie sie das geschafft haben. Es gelingt nur, an etwas anderes zu denken, indem man die Regel formuliert »Denk nicht an den Schokoladenkuchen!«. Diese Regel selbst impliziert jedoch den Gedanken an einen Schokoladenkuchen.

Zur Verdeutlichung des funktionsuntüchtigen Umgangs mit Gedanken können statt der Schokoladenkuchenmetapher eine Reihe weiterer Übungen eingesetzt werden. Diese Alternativen sind aus der ACT-Literatur zusammengetragen und in Tabelle 11.1 zusammengefasst. Weitere bekannte ACT-Übungen, wie die »Mensch im Loch«-Metapher (Hayes et al., 2014, S. 235) oder die »Chinesische Fingerfallen«-Metapher (Eifert & Gloster, 2016, S. 60), sind auf den funktionsuntüchtigen Umgang mit Gedanken ebenfalls anwendbar, da sich diese jedoch mehr auf die tatsächlichen Kontrollbemühungen (offene Vermeidung, Sicherheitsverhalten etc.) beziehen und weniger auf die Kontrolle von Gedanken bzw. internen Empfindungen, haben wir an dieser Stelle auf deren genauere Darstellung verzichtet.

Tabelle 11.1 Übersicht von ergänzenden Übungen und Metaphern zur erfahrungsgeleiteten Vermittlung, dass Kontrolle nicht funktioniert

Übung / Metapher	Quelle	Funktion	Inhalt
Lügendetektor-Metapher	Eifert und Gloster (2016), S. 62	Kontrolle und Vermeidung von internen Ereignissen (Gefühle und auch Gedanken) funktioniert nicht und hat hohe persönliche Kosten im Vergleich zur Kontrolle äußerer Ereignisse	Patient:innen sollen sich vorstellen, sie seien an einen hochsensiblen Lügendetektor angeschlossen. Während ihnen eine Pistole an den Kopf gehalten wird, sollen sie einfach entspannt bleiben, dann passiere ihnen nichts. Bei kleinster Nervosität jedoch würde die Pistole abgefeuert werden. Der Therapeut / die Therapeutin erfragt, wie gut die Kontrolle der Nervosität gelingt, um das Abfeuern der Pistole zu verhindern. Dann wird erfragt, wie gut es gelingen würde, ein äußeres Ereignis zu kontrollieren (z. B. dass eine Tür geschlossen sei etc.) im Vergleich zur Kontrolle der Nervosität.
Füttern des Angst-Tigers	Eifert und Gloster (2016), S. 59	Hörig gegenüber eigenen angstbezogenen Gedanken zu sein und so zu handeln, wie die Gedanken es uns diktieren, macht das »Problem« häufig größer	Der Therapeut / die Therapeutin beschreibt die Lösungsansätze der Patient:innen im Umgang mit Gedanken so, als lebe der Patient / die Patientin mit einem hungrigen Tigerbaby. Aus Angst, dieses könnte ihn / sie fressen, wird dem Baby immer wieder nachgegeben und es wird gefüttert (man verhält sich also entsprechend dem, was die Gedanken verlangen). Der Tiger wird immer größer und furchteinflößender, der Ruf nach Futter immer lauter …

Ebenso wie Patient:innen bei einer inhaltlichen Disputation von ungünstigen Gedanken in einen Zustand innerer Verwirrung geraten, so löst die Erkenntnis, dass die bisherigen Strategien im Umgang mit den belastenden Gedanken und Sorgen nicht funktioniert haben und nie funktionieren werden, bei Patient:innen einen Zustand von Verwirrung und Hoffnungslosigkeit aus. Dieser Zustand wird innerhalb der ACT als »kreative Hoffnungslosigkeit« bezeichnet. Kreativ deshalb, weil sie gewissermaßen eine Triebfeder für einen neuen Umgang mit Gedanken ist, indem sie durch eine ehrliche und empathische Rückmeldung darüber, was definitiv nicht funktioniert, auch Mut und Hoffnung ausspricht. Häufig besteht die Tendenz von Patient:innen darin, direkt nach neuen Kontrollstrategien zu suchen. Es ist Aufgabe des Therapeuten bzw. der Therapeutin an dieser Stelle, solche Tendenzen zurückzumelden und Patient:innen darin zu unterstützen, einen anderen – akzeptierenden – Umgang mit Gedanken zu finden.

Wichtig

Kreative Hoffnungslosigkeit ist gewünscht und sollte von Therapeut:innen keineswegs minimiert werden. Hoffnungslosigkeit bedeutet jedoch nicht Verzweiflung oder Sinnlosigkeit. Sie bedeutet vielmehr, die Hoffnungslosigkeit des bisherigen Kampfes aufzuzeigen. Diesen Kampf als funktionsuntüchtig herauszustellen und aufzugeben, gibt Hoffnung.

Um die Einsicht in die Funktionsuntüchtigkeit der bisherigen Kontrollstrategien zu stärken, eignen sich Beobachtungsübungen, die Patient:innen als Hausaufgabe durchführen können (**AB 8** »Beobachtungsbogen: Umgang mit Gedanken«). Aber Vorsicht, Patient:innen sollen sich dabei lediglich darin beobachten, welche Gedanken in welcher Situation auftreten, welche Strategien im Umgang damit eingesetzt werden und ob sie funktionieren. Es geht an dieser Stelle nicht darum, irgendetwas zu verändern.

Modellvermittlung – die Alternative zur Kontrolle von Gedanken: Bereitwilligkeit (Akzeptanz) und Werte. Nachdem deutlich geworden sein sollte, dass Kontrolle, Vermeidung oder Ablenkung von unerwünschten Gedanken nicht funktionieren (oder nur unter Einsatz hoher persönlicher Kosten und auch dann nur kurzfristig) und der Patient bzw. die Patientin dies anhand eigener Beobachtungen feststellen konnte, stellt sich die Frage nach der Alternative. Patient:innen werden hier vermutlich die Idee haben, dass der Therapeut bzw. die Therapeutin eine andere, viel bessere Strategie präsentieren. Wird an dieser Stelle das Konzept der Akzeptanz eingeführt, so empfehlen Hayes et al. (2014) zunächst den Begriff »Akzeptanz« durch »Bereitwilligkeit« zu ersetzen. »Akzeptanz« könnte ansonsten als Toleranz (»Augen zu und durch«) oder Resignation (»Nichts hilft, mir kann man eh nicht helfen«) missinterpretiert werden. Bereitwillig zu sein im Umgang mit eigenen Gedanken bedeutet, Gedanken wahrzunehmen, sie zu erleben, wenn sie da sind, ohne sie zu kontrollieren, sich abzulenken, sie zu verändern oder ihnen immer und ständig hörig sein zu müssen. Bereitwilligkeit ist dabei weder ein Gefühl, noch ein Gedanke oder eine Überzeugung. Genauso wenig meint Bereitwilligkeit ein Ignorieren von Gedanken. Es ist vielmehr eine bewusste Entscheidung, damit aufzuhören, belastende Gedanken zu bekämpfen. Wichtig ist, in Folge der Vermittlung von Bereitwilligkeit, auf solche Missverständnisse zu achten. Im Folgenden wird ein Beispiel zur Vermittlung des Bereitwilligkeitskonzepts als Alternative zur Kontrolle dargestellt. Ziel ist hierbei, dass der Patient bzw. die Patientin lernt, dass Bereitwilligkeit langfristig dem eigenen Ziel näherbringt als die Kontrolle von Gedanken.

Beispiel • Erfahrungsgeleitete Vermittlung von Bereitwilligkeit mittels der 2-Skalen-Metapher (Hayes et al., 2007, S. 140)

»Ich möchte Sie bitten, sich zwei Skalen vorzustellen, die funktionieren wie Lautstärkenregler einer Stereoanlage. Einer dieser Regler steht für die Einstellung Ihrer belastenden Gedanken und Sorgen, also zum Beispiel für den Gedanken ›Ich muss immer alles richtig machen‹. Nun sind Sie vermutlich hier, weil Sie lernen wollen, diesen Regler mit meiner Hilfe dauerhaft so runterdrehen zu können, dass die Gedanken nicht mehr da sind. Wir haben uns ja in den letzten Stunden angeschaut, dass die Kontrolle der Gedanken nicht funktioniert, vielleicht erinnern Sie sich an die Übungen mit dem Schokoladenkuchen. Und hier kommt der andere Regler ins Spiel, der Ihnen bisher weitestgehend unbekannt ist. Diesen Regler nennen wir ›Bereitwilligkeit‹. Bereitwilligkeit meint, dass Sie bereit sind, Ihre Gedanken zu haben, ohne sich abzulenken oder die Gedanken verändern zu müssen. Diesen Regler können Sie hoch und runter regulieren, Sie haben also über diesen Regler die Kontrolle. Bisher war es meistens so, dass der Gedankenregler ganz hochreguliert war, dass also die Gedanken ganz häufig und intensiv aufgetreten sind. Und der Bereitwilligkeitsregler war meistens ganz runter reguliert. Das heißt, Sie haben versucht, alles zu tun, um Ihre Gedanken zu kontrollieren, aber nichts, um sie hinzunehmen und bereitwillig da sein zu lassen. Das ist eine sehr ungünstige Kombination, denn wenn Sie absolut nicht bereit sind, Ihre Gedanken zu haben, dann haben Sie sie. [*Wenn relevant, ggf. erneuter Verweis auf die Schokoladenkuchenmetapher, s. oben.*] Die beiden Regler rasten bei dieser Kombination sozusagen ein und werden fixiert. Sie haben schon lange versucht, den Gedankenregler runterzufahren, aber es hat nicht funktioniert. Es ist auch nicht so, dass Sie sich dabei nicht gut genug angestrengt hätten, es funktioniert einfach nicht. Aus diesem Grund sollten wir uns dem Bereitwilligkeitsregler zuwenden. Sie entscheiden, wie sehr Sie Ihren Bereitwilligkeitsregler eingeschaltet haben möchten. Ich kann Ihnen ganz genau sagen, was dann mit Ihrem Gedankenregler passieren wird. Die Gedanken werden mal da sein und mal nicht. Wenn Sie Ihren Bereitwilligkeitsregler runter drehen, so wie Sie das bisher machen, dann werden die Gedanken mit Sicherheit da sein. Wenn Sie diesen Regler rauf drehen, haben Sie die Chance, dass Ihre Gedanken kommen und auch wieder gehen.«

Zusammengefasst beinhaltet Bereitwilligkeit eine bewusste Entscheidung, (unangenehme) Gedanken nicht weiter zu bekämpfen oder zu kontrollieren. Bereitwilligkeit ist mit Sicherheit keine Garantie, dass die unangenehmen Gedanken verschwinden, aber sie ist eine Gewähr, dass die Gedanken kommen und gehen können. Dürfen Gedanken erst einmal da sein, so kann dann mit mehr Distanz entschieden werden, ob sie zu beachten sind und ob sie Handlungskonsequenzen nach sich ziehen oder nicht.

Hierbei ist wichtig, dass Bereitwilligkeit unter keinen Umständen eine alternative und kurzfristige Strategie ist, um Gedanken loszuwerden. Therapeut:innen müssen daher darauf achten, dass der Patient bzw. die Patientin das Rational der Bereitwilligkeit wirklich verstanden hat und dies nicht benutzt, um letztendlich doch Kontrolle über Gedanken zu bekommen.

In der Folge der Einführung des Bereitwilligkeitskonzepts kann es sinnvoll sein eine Art Tagebuch über die Bereitwilligkeit, bestimmte Gedanken zu haben, führen zu lassen (s. **AB 9** »Bereitwilligkeitstagebuch«).

Exkurs • Was im Leben wirklich wichtig ist – Werte

ACT fokussiert den nicht zu gewinnenden Kampf und die Kontrollversuche gegen unerwünschte Gedanken, indem sie erfahrungsbasiert herausstellt, dass die bisherigen Strategien nicht funktioniert haben. Die Frage, die sich jedoch an diesem Punkt stellt, lautet, mit welchem Anreiz Patient:innen damit anfangen sollten, unangenehme Gedanken (und andere innere Empfindungen) zu akzeptieren bzw. sie bereitwillig zu haben.

ACT betont hierbei nicht Akzeptanz um der Akzeptanz willen, sondern Akzeptanz, um dann wiederum Platz zu haben, sich den im Leben wirklich wichtigen Dingen zuzuwenden, z. B. ein guter Vater / eine gute Mutter zu sein, Sport zu treiben, sich politisch oder karitativ zu engagieren. Werte sind gewissermaßen Richtungsgeber (auch Kompasse) im Leben, sie können nie vollends erreicht werden. Die aus den Werten abgeleiteten Ziele wiederum sind erreichbar (z. B. als Lehrer:in zu arbeiten oder an einer Volkshochschule Kurse zu geben).

Inwieweit eine ACT-basierte Intervention zum Aufbau von Akzeptanz von Gedanken innerhalb eines KVT-Vorgehens Wertearbeit beinhalten sollte, muss individuell entschieden werden. Grundsätzlich gilt jedoch auch hier: Es wird Patient:innen leichter fallen, Akzeptanz / Bereitwilligkeit aufzubauen und Gedanken nicht unkritisch hörig zu sein, wenn es sich für sie lohnt. Und das tut es, wenn Verhalten in eine gewünschte Richtung von Werten aufgebaut wird. Konkret bedeutet dies für die ängstlichen Mitarbeiter:innen vom Anfang dieses Kapitels, dass sie trotz einer internen Besprechung am nächsten Tag und vielen ängstigenden Gedanken mit ihren Kindern den Abend verbringen oder zu seinem Sportkurs gehen, weil es ihnen wichtig ist, ihre Familien um sich zu haben oder auf sich und die eigene Gesundheit zu achten. Es ist somit wichtig für die Erarbeitung eines anderen Umgangs mit Gedanken, immer im Hinterkopf zu haben, wofür sich ein Patient bzw. eine Patientin verändern möchte und was die Richtungsgeber sind. Für eine umfassende Darstellung zur Wertearbeit verweisen wir auf die Originalliteratur von Hayes et al. (2014).

Interventionen zur Förderung eines neuen Umgangs mit Gedanken

Würden wir explizit auf eine Veränderung von belastenden Gedanken im Rahmen einer KVT abzielen, so würden wir an dieser Stelle der Therapie, wenn Gedanken und Schemata identifiziert sind, nach passenden Disputationsstrategien suchen, um die Richtigkeit dieser Gedanken und Schemata zu überprüfen (s. Kap. 7). Für die ängstlichen Mitarbeiter:innen würden das bedeuten, dass beispielsweise für die Annahme »Ich bin inkompetent« nach Evidenz und Gegenevidenz gesucht wird. Während also in der Disputation ein Gedanke mit seiner Bedeutung wörtlich genommen und auf seine Richtigkeit hin überprüft wird, geht es in der ACT darum, dem »Gedankenfluss des Geistes« generell geduldiger, distanzierter und kritischer gegenüberzutreten. Dies ermöglicht Patient:innen, in jeder Situation einschätzen zu lernen, ob das, was der Verstand nahelegt, auch im Sinne dessen ist, was ihnen im Leben wichtig erscheint. Diese psychologische Flexibilität im Umgang mit den eigenen Gedanken soll in der Interventionsphase etabliert werden, indem

(1) die Akzeptanz von Gedanken erhöht wird und zwar unabhängig davon, welchen Inhalt sie haben (dazu gehört auch die reine Beobachtungsfähigkeit von Denken als einen Prozess, also Achtsamkeit);
(2) die kognitive Fusion, d. h., die Verstrickung mit den Gedanken sowie deren verhaltensleitende Funktion, reduziert wird.

Zur Erreichung dieser Ziele stehen verschiedene Übungen zur Verfügung, die im Folgenden näher beschrieben werden.

Achtsamkeit erhöhen. Vorausgesetzt, der Patient bzw. die Patientin hat sich in der vorausgehenden Phase der Modellvermittlung dafür entschieden, bereitwillig mit seinen / ihren Gedanken umgehen zu wollen, so kann zunächst im Rahmen von Achtsamkeitsübungen die neue Perspektive (auf Gedanken draufschauen, anstatt aus ihnen heraus die Welt zu betrachten) im Umgang mit Gedanken eingeübt werden. Die Einführung von Achtsamkeit wird gewissermaßen als Vorbereitung, aber auch als begleitende Maßnahme zur Steigerung von Akzeptanz und Defusion betrachtet. Ziel ist es dabei, Denken als Prozess und Gedanken als Ergebnis daraus unvoreingenommen beobachten zu können. Als besonders geeignet empfinden wir hierfür die Gedanken-als-Blätter-im-Fluss-Übung (Hayes et al., 2007). Bei der Achtsamkeit in Bezug auf Gedanken ist zu betonen, dass es um eine möglichst neutrale, nicht-bewertende und nicht-verändernde Beobachtung eigener Gedanken geht. Hierauf sollten Therapeut:innen explizit bei der Durchführung der Übungen achten. Im Folgenden wird der Ablauf einer Achtsamkeitsübung beispielhaft dargestellt. Weitere nützliche Achtsamkeitsübungen finden sich beispielsweise bei Wengenroth (2017).

Beispiel • Durchführung der »Gedanken als Blätter im Fluss«-Übung (Hayes et al., 2007, S. 168)

»Ich möchte nun gerne eine Übung mit Ihnen durchführen. Diese Übung soll Ihnen dabei helfen, besser darin zu werden, Ihre eigenen Gedanken zu beobachten. Dazu möchte ich Sie gleich bitten, dass Sie alle Gedanken, die Sie in diesem Moment haben werden, denken und vorüberziehen lassen. Die Übung kann Ihnen dabei helfen, den Unterschied darin festzustellen, wenn Sie auf Gedanken draufschauen, im Vergleich dazu, wenn Sie mit Gedanken verschmolzen sind und somit aus ihnen heraus auf die Welt schauen.

Ich werde Sie gleich bitten, sich alle Gedanken, die Sie in diesem Moment haben, als Blätter vorzustellen, die einen Fluss hinuntertreiben. Sie sitzen am Ufer und beobachten die vorbeiziehenden Gedanken. Jeder Gedanke ist auf einem Blatt festgehalten. Ihre Aufgabe ist es, die Blätter zu beobachten, nichts an der Szene zu verändern, den Fluss anzuhalten oder mit den Blättern den Fluss hinunterzutreiben. Vermutlich wird Ihnen das jedoch nicht die ganze Zeit gelingen. Irgendwann werden Sie den Eindruck haben, dass der Fluss angehalten hat, Sie sich in der Szene anstatt am Flussufer befinden oder Sie die gesamte Szene verloren haben. Ich möchte, dass Sie dann für einige Sekunden zurücktreten und versuchen herauszufinden, was Sie gemacht haben, kurz bevor die Szene angehalten hat oder aus Ihrer Vorstellung verschwunden war. Kehren Sie danach wieder in das Bild der Gedanken im Fluss zurück und beobachten Sie Ihre Gedanken in jedem Moment der Übung als fließende Blätter. Es ist überhaupt kein Problem, wenn der Fluss aus Blättern anhält, es geht nur darum, es zu bemerken und zu schauen, was passiert ist, kurz bevor die Szene gestoppt hat. Ist das nachvollziehbar?

Sollten Sie das Bild gar nicht erst entstehen lassen können oder sollten Sie Gedanken haben wie ›Das schaffe ich nie‹, ›Wie soll das denn gehen?‹, dann stellen Sie sich auch diese Gedanken als Blätter im vorbeiziehenden Fluss vor.

Gut, dann bitte ich Sie, dass Sie jetzt eine bequeme Position auf Ihrem Stuhl einnehmen und Ihre Augen schließen. Lassen Sie nun die Szene des Flusses entstehen, das fließende plätschernde Wasser, Sie sitzen mit einer gewissen Distanz am Ufer und lassen die Gedanken, die Sie jetzt gerade haben, als Blätter vorbeiziehen … [*Pause für einige Sekunden*] … Was auch immer an Gedanken auftaucht, stellen Sie sich diese als Blätter im vorbeiziehenden Fluss vor … [*Pause für 1–2 Minuten*]. Lassen Sie alles vorbeiziehen und bemerken Sie, wenn die Szene anhält, verschwindet oder Sie in der Szene stehen, anstatt am Rand zu bleiben … [*Pause für 1–2 Minuten*]. Lassen Sie dann Ihre letzten Blätter den Fluss hinuntertreiben und lassen Sie die Szene langsam los. Kommen Sie bitte ganz langsam, in Ihrem Tempo, zurück in den Raum, lassen Sie Ihre Augen bitte noch geschlossen, konzentrieren Sie sich zunächst auf die Geräusche um Sie herum, machen Sie sich bewusst, wo Sie sich befinden, und öffnen Sie dann langsam wieder die Augen. [*Orientierung des Patienten bzw. der Patientin erlauben und erste Reaktionen ermöglichen*]

Was haben Sie beobachtet?«

11

Achtsamkeitsübungen sind häufig zunächst ungewohnt und etwas befremdlich für Patient:innen. Sollten diese während der Übung mit dem Therapeuten bzw. der Therapeutin sprechen wollen, so sollte darauf verwiesen werden, dass nach der Übung darüber gesprochen werden kann, und bittet dann, diesen Gedanken ebenfalls als Blatt im Fluss vorbeiziehen zu sehen. Therapeut:innen sollten während der Übung so wenige Instruktionen wie möglich geben.

In der Nachbesprechung der Übung fragt der Therapeut bzw. die Therapeutin lediglich danach, was beobachtet wurde. Fiel es dem Patienten bzw. der Patientin schwer, das Vorstellungsbild und die Gedanken distanziert zu beobachten, so ist dies an sich kein Problem. Es geht dann in der Nachbesprechung zunächst darum herauszuarbeiten, ob beobachtet wurde, was mit den Gedanken in diesem Moment des Abschweifens (Fusion mit Gedanken) bzw. des Zurückkehrens zur distanzierten Beobachtung passiert ist. Häufig lässt sich im Nachhinein bestimmen, dass im Moment des Verlassens des achtsamen Beobachtens ein belastender Gedanke an Vergangenes oder Zukünftiges auftauchte und Patient:innen mit diesem Gedanken fortgeschwommen sind, anstatt ihn distanziert als Blatt im Fluss zu beobachten.

Akzeptanz von Gedanken erhöhen und sie entwörtlichen (Defusion). Haben Patient:innen mittels Achtsamkeitsübungen gelernt, Gedanken distanzierter und nicht bewertend wahrzunehmen, so folgt in einem zweiten Schritt die Erhöhung der Akzeptanz und Entwörtlichung von Gedanken.

Gerade, wenn wörtliche Sprache entmachtet werden soll, ist es von großer Bedeutung, so wenig rein sprachliche Prozesse wie möglich in der Durchführung der Übungen einzusetzen. Aus diesem Grund sind die nachfolgenden Metaphern und Übungen sehr bildhaft gestaltet und entweder an der vergangenen Erfahrung des Patienten bzw. der Patientin orientiert oder an das Erleben in der Übung, also das Hier und Jetzt. Therapeut:innen sollten anhand des Wissens um die belastenden Gedanken des Patienten bzw. der Patientin und die bisherigen Gedankenkontrollstrategien im Umgang damit entscheiden, welche Metaphern und Übungen am passendsten sind.

Im Beispiel der ängstlichen Mitarbeiter:innen verursacht vor allem die Macht, die die Gedanken »Ich bin nicht kompetent genug«, »Ich muss das unbedingt verhindern, sonst verliere ich meine Arbeit« über deren Verhalten ausüben, Leiden. Hier wäre es sinnvoll, Übungen und Metaphern auszuwählen, die aufzeigen, dass ein Gedanke nicht immer bedeuten muss, dass man danach handelt (s. Erlebnisvermeidung). Beispiele wären die »Dann steht's da eben«-Übung oder die Übung »Fahrgäste im Bus« (s. Tab. 11.2).

Generell ist darauf zu achten, dass neben einer guten Kenntnis der Gedanken des Patienten bzw. der Patientin und dessen / deren Umgang damit, ein guter Kontakt und eine mitfühlende, nicht bewertende Haltung der Therapeut:innen maßgeblich mitbestimmen, ob sich Patient:innen auf die folgenden Übungen einlassen können. Besonders im Umgang mit Übungen, die dazu dienen, Sprache zu entmachten (z. B. »Milch-Übung«), kann sich das Gegenüber schlimmstenfalls nicht ernst genommen und durch den Therapeuten bzw. die Therapeutin vorgeführt fühlen. Um dem zu entgehen, wird verdeutlicht, keine wissende Instanz zu sein und auch kein Wissen zu vermitteln. Es wird immer wieder darauf verwiesen, dass alle Menschen dasselbe Schicksal teilen, nämlich, dem Verstand und der Sprache auf den Leim zu gehen. Es werden dem Patienten bzw. der Patientin gemeinsame Übungen angeboten, um die Erfahrung zu machen, dass man den Kampf mit Gedanken loslassen kann. Dabei kann es keinen richtigen oder falschen Ausgang der Übungen geben. Es ist alles abhängig von der gemachten Erfahrung des Patienten bzw. der Patientin. Therapeut:innen sollten außerdem immer darauf achten, dass sie im Kontakt mit dem Patienten bzw. der Patientin sind und sich auf dessen / deren Erfahrungen fokussieren.

Bei Wengenroth (2017) findet sich eine für Patient:innen geeignete Übersicht verschiedenster Übungen, die spezifisch auf einen anderen Umgang mit Gedanken abzielen und zum Üben genutzt werden können. Begleitet wird diese Übersicht (»Anders mit Gedanken umgehen«, S. 104 ff.) von Protokollbögen zur eigenständigen Durchführung der Übungen als Hausaufgabe. In Tabelle 11.2 findet sich eine Auswahl an Übungen, die unterschiedlichste Aspekte der Akzeptanz und Entwörtlichung ansprechen. Weitere Übungen finden sich bei Hayes et al. (2014).

Tabelle 11.2 Übersicht einer Auswahl von relevanten Übungen und Metaphern zur Förderung der Akzeptanz und der Defusion von Gedanken

Übung/ Metapher	Quelle	Funktion	Inhalt
Sprache als nicht immer hilfreich und wahr verstehen			
Gedanken-als-Werkzeuge-Metapher	Wengenroth (2017, S. 114)	Gedanken als manchmal hilfreich und manchmal nicht hilfreich beschreiben	Der Therapeut bzw. die Therapeutin führt Gedanken als Analogie zu einem Werkzeugkasten ein. Nicht jedes Werkzeug ist in jeder Situation hilfreich.
Bewertungen in Sprache und Denken untergraben			
Schlechte-Tasse-Metapher	Hayes et al. (2014, S. 316)	Unterscheidung zwischen Bewertung (etwas, das man macht) und Beschreibung (etwas, das so ist); Bewertung als individuell und beliebig herausstellen	Der Therapeut bzw. die Therapeutin beschreibt anhand einer Tasse das Dilemma zwischen Beschreibung und Bewertung. Eine Tasse kann als »schöne Tasse« bezeichnet werden, was ebenso wie »Keramiktasse« nach einer reinen Information klingt. Nach unserem Tod ist es immer noch eine »Keramiktasse«, aber ist sie auch noch schön? Tatsachen bleiben, Bewertungen sind wechselhaft.

Tabelle 11.2 (Fortsetzung)

Übung/ Metapher	Quelle	Funktion	Inhalt
Kann das sein? Alle Bewertungen passen zu allem	Wengenroth (2017, S. 97)	Bewertungen sind allgegenwärtig und vollkommen beliebig	Der Patient bzw. die Patientin soll auf Haftnotizen Bewertungen (praktisch, schön, hässlich usw.) für Gegenstände im Raum notieren und diese an den jeweiligen Gegenstand anbringen. Die Notizen werden dann wieder eingesammelt und sollen beliebig ausgetauscht werden. Der Patient bzw. die Patientin soll beantworten, ob die Notizen auch auf die neuen Gegenstände passen oder durch bestimmte Begründungen passend gemacht werden können. Wie wird es empfunden, dass Bewertungen auf alles zu passen scheinen?
Distanz und achtsames Beobachten von Gedanken fördern			
Den Verstand aufeinen Spaziergang mitnehmen	Hayes et al. (2014, S. 318)	ständiges und bewertendes »Gedankengeplapper« zu externalisieren und somit zu entwörtlichen und nicht danach zu handeln	Therapeut:in und Patient:in begeben sich (tatsächlich) auf einen Spaziergang. Anweisung ist, dass Patient:innen die Person sind und Therapeut:innen der laut sprechende Verstand des Patienten / der Patientin. Der Verstand (Therapeut:in), soll über alles und jeden während des Spaziergangs reden. Die Person (Patient:in) soll nicht mit dem Verstand reden oder tun, was er sagt. Nur zuhören. Danach werden die Rollen getauscht. Zum Abschluss geht der / die Patient:in mit seinem / ihrem Verstand alleine auf einen Spaziergang.
»Dann steht's da eben«-Übung	Wengenroth (2017, S. 109)	Gedanken werden vergegenständlicht und deren »Macht« oder alternativ Akzeptanz erfahrbar gemacht	Therapeut:in und Patient:in notieren belastende Gedanken / Sätze auf Karteikarten. Diese werden in der Sitzung im Sichtfeld der Patient:in belassen, die Sitzung wird jedoch regulär weitergeführt. In regelmäßigen Abständen fragt Therapeut:in anhand einer Skala nach der »Macht« (z. B. wie glaubwürdig, wie verhaltensbestimmend), die die Gedanken gerade haben?

Tabelle 11.2 (Fortsetzung)

Übung / Metapher	Quelle	Funktion	Inhalt
Verstrickung mit Gedanken lösen			
Milch-Übung	Hayes et al. (2014, S. 298)	Entwörtlichung von Sprache, indem Sprache ihrer Bedeutung beraubt und in einen anderen Kontext gesetzt wird. Am Ende bleiben nur seltsame Laute.	Patient:innen sollen spontane Gedanken beim Wort »Milch« (Aussehen, Geschmack) nennen. Schließlich soll das Wort »Milch« von Patient:in und Therapeut:in für 1–2 Minuten schnell hintereinander wiederholt ausgesprochen werden. Patient:innen sollen beobachten, was damit passiert. Die Übung soll mit eigenen Gedanken, vor allem zentralen Begriffen, wie »dumm«, »nicht gut genug« wiederholt werden. *Alternativ:* alle Formen nutzen, um die Sprache zu verfremden und die Bedeutung der Gedanken verschwinden zu lassen: piepsige Stimme, besonders tiefe Stimme, ganz langsames Aussprechen usw.
Untergraben der verhaltensleitenden Funktion von Gedanken			
Und-aber-Vereinbarung	Hayes et al. (2014, S. 314)	Verhaltensregulierende bzw. hemmende Funktion von Sprache und Denken verringern	Therapeut:in instruiert, dass eine sprachliche Vereinbarung in der Therapie getroffen wird. Jedes »Aber« in der Sprache wird durch ein »Und« ersetzt. »Ich möchte ins Theater, aber ich befürchte, dort eine Panikattacke zu bekommen« ist verhaltenshemmender als »Ich möchte ins Theater und ich befürchte, dort eine Panikattacke zu bekommen«. Ins Theater zu gehen und eine bestimmte Befürchtung zu haben, schließen sich dann nicht gegenseitig aus.

Tabelle 11.2 (Fortsetzung)

Übung / Metapher	Quelle	Funktion	Inhalt
Fahrgäste-im-Bus-Metapher	Hayes et al. (2014, S. 301); auch als Gruppenübung durchführbar, s. Ciarrochi & Bailey (2010, S. 36 ff.)	Veranschaulicht Kosten dessen, dass Patient:innen bedrohliche Gedanken wörtlich nehmen und ihnen erlauben, sie zu tyrannisieren. Ausblick darauf, dass sie Träger der Gedanken sind und selbst die Richtung des Verhaltens entscheiden können	Patient:in soll sich vorstellen, er / sie sei Busfahrer:in und die bedrohlichen / unangenehmen Gedanken seien die Fahrgäste. Diese Fahrgäste hindern ihn / sie (als Busfahrer:in) daran, in die gewünschte Richtung zu fahren, und lassen sich auch nicht aus dem Bus rausschmeißen. Dadurch, dass sich der Busfahrer / die Busfahrerin durch die Fahrgäste ablenken lässt, fährt der Bus in die falsche Richtung. Die Fahrer:innen stehen vor der Entscheidung, höre ich auf die ablenkenden Fahrgäste oder behalte ich mein Ziel (meinen Wert) bei?
Das Selbst als Plattform von Gedanken			
Schachbrett-Metapher	Hayes et al. (2014, S. 279)	Patient:in als Kämpfende:r oder als Plattform eines Kampfes, der ohne das aktive Mitwirken der Person stattfindet	Patient:in soll sich ein Schachbrett vorstellen. Darauf kämpfen schwarze Figuren als negative Gedanken gegen weiße Figuren als positive Gedanken. Problem ist, dass der Patient bzw. die Patientin, wenn er / sie selbst sich den positiven Gedanken anschließt, zur Figur im Spiel wird und gegen die negativen Gedanken kämpft. Die negativen Figuren werden dadurch immer größer, der Verstand befeuert den Kampf, indem er vorgibt, dass die gegnerischen Figuren unbedingt vom Brett geschoben werden müssen, bevor der Patient bzw. die Patientin den Kampf aufgeben kann. Als Figur auf dem Brett bleibt Patient:innen also nichts, als zu kämpfen. Der Patient bzw. die Patientin als Brett ist nicht vom Spiel abhängig, es kostet auch keine Mühen.

Besonders der Nachbesprechung der vorgestellten Übungen kommt eine besondere Stellung zu. Der Therapeut bzw. die Therapeutin bleibt auch hier an den Erfahrungen der Patient:innen orientiert. Hierbei helfen Fragen wie »Wie ist es Ihnen ergangen?«, »Was haben Sie beobachtet?«, »Wie hat es sich angefühlt?«. Um den neuen Umgang mit belastenden Gedanken außerdem langfristig zu etablieren, wird es zusätzlich zu den vorgestellten Übungen darum gehen, diese neue Haltung gegenüber belastenden Gedanken alltagsnah zu erfahren und zu üben. In Anlehnung an Ciarrochi und Bailey (2010) kann eine auf die ACT angepasste Version des ABC-Schemas als Protokollbogen eingesetzt werden, um die Fortschritte in Bezug auf Akzeptanz, Defusion und Werteorientierung im Alltag dokumentieren zu können. Das modifizierte ABCDE-Schema (s. a. Abschn. 8.2) umfasst hierbei die Situation (A), den belastenden Gedanken (B) als bisher noch glaubwürdigen Gedanken, die Konsequenzen (C), wenn entweder (B) geglaubt (C_1) wird oder nicht geglaubt wird (C_2), die eingesetzte Akzeptanz- oder Defusionsübung (D) und das wertgeschätzte Verhalten (E). Der Protokollbogen mit einem Beispieleintrag steht als **AB 10** »Protokollbogen Akzeptanz und Defusion« zur Verfügung.

11.3 ACT versus KVT

ACT betrachtet im Gegensatz zur KVT nicht die belastenden Gedanken an sich als problematisch. Stattdessen fokussiert ACT die Haltung, mit der Menschen Gedanken in ungünstiger Weise gegenübertreten. Nämlich, Gedanken als wahr und wörtlich zu sehen und Versuche zu unternehmen, diese Gedanken zu kontrollieren. ACT konzeptualisiert diese Prozesse als das, was menschliches Leiden, auch im Sinne einer psychischen Störung, verursacht. Aus diesem Störungsverständnis heraus ergibt sich eine Reihe von Überlegungen, unter welchen Umständen ein ACT-basiertes Vorgehen besonders in Betracht gezogen werden sollte. Grundsätzlich ist ACT ein umfassend empirisch gestütztes Vorgehen (Hayes et al., 2006; Hayes et al., 2011). Die therapeutische Entscheidung für ACT oder KVT ist eine individuelle Abwägung, die folgenden Punkte sind daher als grobe Entscheidungshilfe zu verstehen (in Anlehnung an Ciarrochi & Bailey, 2010; Sonntag, 2022).

Ein ACT-basiertes Vorgehen scheint besonders dann indiziert, wenn bisherige Versuche der kognitiven Disputation nicht erfolgreich waren, Patient:innen thematisch von verschiedensten Gedanken eingenommen sind, sodass eine Einzeldisputation weder sinnvoll noch machbar wäre, oder, wenn Patient:innen »Widerstand« gegen die logische, empirische oder nützlichkeitsbezogene Disputation von Gedanken zeigen. Insbesondere auch bei sehr »kopflastigen« Patient:innen, mit hohem Drang nach Verstehen und Verändern-Wollen von Gedanken, kann es sinnvoll sein, die generelle Haltung gegenüber eigenen Gedanken i. S. von ACT zu fokussieren. Schlussendlich ist es vor allem bei lerngeschichtlich früh entstandenen Grundannahmen, wie dies häufig im Rahmen einer Persönlichkeitsstörung oder einer chronischen Depression der Fall ist, sinnvoll, die Akzeptanz dieser Gedanken und Annahmen zu erhöhen, anstatt diese zu disputieren.

Werden jedoch belastende Gedanken (»Jetzt geht das schon wieder los mit meinem Herzen, ich habe bestimmt ein gesundheitliches Problem«) durch ausbleibende Korrektur einer Befürchtung (z. B. »Ich bekomme einen Herzinfarkt, wenn ich nicht die Symptome [einer Panikattacke] sofort kontrolliere«) aufrechterhalten, so sollte eine zuverlässige Überprüfung der Befürchtung unternommen werden. Dies kann im Rahmen einer KVT als Disputation oder als Exposition / Verhaltensexperiment durchgeführt werden. Hier wäre ein ACT-basiertes Vorgehen aus unserer Sicht nicht das Mittel der ersten Wahl.

Fazit

Die Akzeptanz- und Commitment Therapie (ACT) als transdiagnostischer Ansatz versucht Patient:innen dabei zu unterstützen, sich aus den vermuteten Fesseln, die die eigenen belastenden Gedanken anzulegen scheinen, zu lösen. Der Verstand wird als ununterbrochen aktive »Wortmaschine« verstanden, die ständig Gedanken produziert. Alles davon für bare Münze zu nehmen (kognitive Fusion), bringt Patient:innen in eine Falle, in der aus »normalem« menschlichem Leiden pathologischer Schmerz wird. Und obwohl die Erfahrung der Patient:innen (und aller Menschen) sagt, dass der Kampf gegen die Gedanken nicht funktioniert, sind Menschen es gewohnt, auf den Verstand zu hören und den Kampf weiterzuführen. Auf Kosten dessen, was im Leben wirklich wichtig ist, nämlich der Werte.

Ziel der ACT-basierten Interventionen ist es, Achtsamkeit und Akzeptanz für eigene belastende Gedanken zu erhöhen und sie nicht weiter für bare Münze zu nehmen (Defusion) oder in Kampf mit ihnen zu verfallen (Erlebnisvermeidung). Oberstes Ziel der ACT ist die Erhöhung psychologischer Flexibilität, also der Fähigkeit, in jedem beliebigen Augenblick entscheiden zu können, ob ein Gedanke eine Handlung irgendeiner Art nach sich ziehen sollte oder lediglich ein bekanntes, wenig nützliches »Geplapper« darstellt.

12 Schematherapie als Strategie der kognitiven Umstrukturierung

Der Begriff des Schemas, wie in der Schematherapie (Roediger, 2016) verwendet, geht über das von Beck (1979) beschriebene Konzept der Schemata und Grundannahmen (s. Abschn. 2.2) weit hinaus. Schemata im Sinne der Schematherapie umfassen neben kognitiven Aspekten auch emotionale, verhaltensbezogene und insbesondere interpersonelle Aspekte. Daher bietet es sich an, über den Einsatz schematherapeutischer Interventionen immer dann nachzudenken, wenn die Techniken kognitiver Umstrukturierung allein keinen hinreichenden Therapieerfolg bringen oder sich bereits in der Diagnostik zeigt, dass sich psychische Schwierigkeiten stärker auf dysfunktionales emotionales Erleben oder interaktionelle Prozesse beziehen (z. B. Gefühl der Verlassenheit) als auf rein kognitive Muster. Schlussendlich wird zur Bearbeitung verschiedener Modi in der Schematherapie jedoch wiederum auf Techniken der kognitiven Umstrukturierung hingewiesen (Jacob & Arntz, 2015), sodass sich allein dadurch eine Verzahnung beider Ansätze ergibt.

Im Folgenden werden die Grundzüge der Schematherapie beschrieben, sodass ein allgemeines Verständnis der Schematherapie möglich ist. Für die weitere Vertiefung zu dieser Therapietechnik, die von einigen Autor:innen auch als eigenständige Therapierichtung betrachtet wird, sei auf Roediger (2016) verwiesen. Ziel dieses Abschnittes ist es, die Abgrenzung zur klassischen kognitiven Umstrukturierung aufzuzeigen, aber auch den Nutzen von kognitiven Techniken für das Schematherapeutische Arbeiten zu beschreiben.

12.1 Grundlagen der Schematherapie

Entwicklung und Hintergrund der Schematherapie

Die Schematherapie ist ebenso wie die Akzeptanz- und Commitmenttherapie oder die Metakognitive Therapie der »dritten Welle« der Verhaltenstherapie zuzuordnen. Jeffrey E. Young, beeinflusst durch seine Arbeit am Cognitive Therapy Center von Aaron Beck in Philadelphia, hat die Schematherapie insbesondere für diejenigen Patient:innen weiterentwickelt, die unter kognitiver Umstrukturierung keine hinreichende Verbesserung erzielen konnten.

Young (1990) zufolge profitieren insbesondere Patient:innen mit strukturellen Störungen nicht in ausreichendem Maß von den klassischen Methoden der KVT. Hierbei kritisiert Young beispielsweise, dass das klassische kognitive Modell die sehr schnellen Stimmungsschwankungen, z. B. von Patient:innen mit einer emotional-instabilen Persönlichkeitsstörung, nicht hinreichend gut erklären kann. Des Weiteren eignet sich das Modell nur bedingt, um eine Fülle von dysfunktionalen Kognitionen, wie sie z. B. bei Patient:innen mit Persönlichkeitsstörungen auftreten, zusammenfassend einzuordnen. So können beispielsweise bei einer Patientin mit emotional-instabilen Persönlichkeitsstörung parallel Überzeugungen von »Du bist eine Versagerin, du hast es nicht besser verdient« über »Ich darf nie wieder Opfer sein und muss mir alle vom Leib halten« und »Ich kann Emotionen nicht aushalten, die machen mich verrückt« bis hin zu »Ich bin allein, verlassen und hilflos« vorliegen. Diese im kognitiven Modell (s. Kap. 5) zu verorten und funktional zu bearbeiten, ist auch ohne den Einbezug verhaltensbezogener und emotionaler Besonderheiten nicht zielführend. Daher führen bei diesen Patient:innen die auf dem kognitiven Modell basierenden Interventionen allein nicht zum gewünschten Effekt. Die daraufhin von Young entwickelten Änderungen im Vorgehen fokussieren insbesondere auf die zusätzliche Aktivierung und Modifikation von (teilweise auch unbewussten) emotionalen Prozessen. Dies geschieht durch eine Kombination erlebnisaktivierender Klärungsarbeit und Techniken der KVT (strukturierte Verhaltensmodifikation). Der Ursprung der Schematherapie liegt somit, neben dem kognitiven Ansatz von Beck, vor allem in der Gestalttherapie (Perls et al., 2006).

Das Konzept des Schemas

Bereits 1990 erweiterte Young den Schemabegriff Becks, indem er ein Schema als ein biografisch erworbenes, dysfunktionales, komplexes Erlebens- und Verhaltensmuster beschreibt. Schemata sind extrem stabil und werden durch Vermeidungs- und Kompensationsprozesse aufrechterhalten. Hierbei sind erstens nicht nur kognitive Verhaltensweisen in einem Schema zusammengefasst, sondern insbesondere auch emotionale Reaktionen und Verhaltensweisen gebündelt. Zweitens ist die grundlegende Beziehungserfahrung in den ersten Lebensjahren, basierend auf Ergebnissen der Bindungsforschung, essenziell zur Prägung der neuronalen Struktur eines Kindes. Dabei werden grundlegende Bewältigungsprozesse angelegt, die sich basierend auf weiteren Erfahrungen bis hin zu dysfunktionalen Verarbeitungsprozessen etablieren können. Drittens unterscheidet sich der Ansatz Youngs von den Überlegungen Becks durch die Betonung einer anderen Art der therapeutischen Grundhaltung und Beziehung. Hierbei geht es Young vor allem um das sogenannte »limited parenting« (übersetzt: begrenzte Nachbeelterung), das sich von der Idee der sokratischen Gesprächsführung (s. Kap. 3) deutlich abgrenzt (s. unten).

Innerhalb eines Schemas sind somit verschiedene Aspekte des frühen psychischen Erlebens (primäre Emotionen, Stimmungen, Empfindungen, körperliche Erfahrungen etc.) neuronal gespeichert. Diese etablieren sich basierend auf wichtigen Erfahrungen der Bedürfnisbefriedigung im Zusammenwirken mit der Umwelt. Dabei werden folgende Grundbedürfnisse bei Kindern angenommen (Young et al., 2005):

(1) eine verlässliche Bindung zu anderen Menschen (Bindung)
(2) eine ausreichende Kontrolle über die eigenen Lebensumstände (Kontrolle – außen)
(3) eine angemessene Grenzsetzung durch das Umfeld, z. B. durch Kontrolle von Impulsen (Kontrolle – innen)
(4) die Freiheit, eigene Bedürfnisse und Emotionen auszudrücken zu dürfen (Selbstwert)
(5) eine lustvolle Spontanität und Spiel (Lustgewinn)

Maladaptive Schemata und Modi. Es ist davon auszugehen, dass ein Kind sich mit einem bestimmten Bedürfnis an seine Umwelt wendet und daraufhin eine Reaktion der Umwelt erfährt. Alle damit einhergehenden Aspekte werden als emotionales Schema gespeichert, das Kind bildet somit eine Internalisierung wichtiger Bezugspersonen. Kommt es in dieser prägenden Zeit des Kindes zu ungünstigen Erfahrungen und Rückmeldungen, entstehen sogenannte »frühe maladaptive Schemata«. Young unterscheidet zwischen den Kindmodi und den Inneren-Elternmodi sowie den Bewältigungsmodi. Modi sind hierbei zu verstehen als heute noch aktivierte und somit erlebbare Teile eines Schemas, die der Beobachtung und damit der Rückmeldung leichter zugänglich sind als die zugrunde liegenden maladaptiven Schemata. Die Kindmodi (z. B. ärgerlich-wütendes Kind) stehen für das ursprüngliche Erleben, insbesondere die emotionale Reaktion, des Kindes. Die Innere-Eltern-Modi umfassen demgegenüber die internalisierten, dysfunktionalen Bewertungen der Eltern (also nicht die Eltern als solche, sondern nur der ungünstig wirkende Teil der Eltern) sowie die damit einhergehenden Reaktionen des Kindes, z. B. der Druck auf sich selbst, Selbsthass, Schuldgefühle.

Störungsgenese

Da Kinder generell unangenehme Erlebnisse möglichst verhindern wollen, insbesondere solche im Umgang mit ihren direkten Bezugspersonen, entwickelt sich unbewusst eine Art Kompromiss zwischen den eigenen Grundbedürfnissen und den Erwartungen der Eltern. Die dazugehörigen Bewältigungsstrategien werden auch als Schema abgespeichert. Dabei hängt die Wahl der Bewältigungsstrategie von der persönlichen Veranlagung und bisherigen Beziehungserfahrungen ab. Young unterscheidet hierbei den eher unterordnend-erduldenden Typ, den gefühlsabspaltend-vermeidenden Typ sowie den kämpferisch-überkompensierenden Typ. Diese Bewältigungsversuche werden aufgrund der Häufigkeit ihres Einsatzes und des zumindest kurzfristigen Erfolgs zur Gewohnheit. Dadurch besteht bei der Person im Erwachsenenerleben die Tendenz, Konfliktspannung mit der in der Kindheit entwickelten Lösungsstrategien zu reduzieren. Dies mindert den Konflikt zwar über eine gewisse Zeit und ermöglicht somit eine gewisse Art des Funktionierens, führt aber langfristig zu unbefriedigenden Ergebnissen, indem klinisch bedeutsame Symptome entstehen. Diesen Komplex bezeichnet Young als sogenannte »Coping-Modi« (auch »maladaptive Schema-Bewältigung«). Hierbei unterscheidet Young zwischen

- einem »unterordnenden Modus«, der das Erdulden von Konflikten als Verhaltensweise der Bewältigung nutzt (der »bereitwillige Erdulder«)
- die »gefühlsvermeidenden Modi«, die zur Bewältigung von Konflikten auf die Vermeidung von z. B. aggressiven Gefühlen gegenüber anderen fokussieren (z. B. dem »distanzierten Selbstentwerter«)
- die »überkompensierenden Modi«, die das Gegenteil des eigentlich durch die grundlegenden Schemata geforderten Verhaltens repräsentieren (z. B. »Selbsterhöher«)

Im Erwachsenenalter werden ein oder mehrere Schemata durch situative Reize (z. B. eine ähnliche Bedürfnislage) automatisch bottom-up aktiviert und dann unbewusst top-down (kognitiv-behavioral) ausgeführt. Abbildung 12.1 fasst die einzelnen Begriffe der Schematherapie visuell zusammen.

Nach Ansicht von Young entwickeln sich dann maladaptive Schemata, wenn die Grundbedürfnisse eines Kindes in Abhängigkeit von angeborenen Faktoren des Kindes (z. B. Temperament) nicht ausreichend oder, im Gegenteil dazu, zu übermäßig befriedigt wurden. Somit ist es Ziel der Schematherapie,

(1) im Nachhinein die Welt mit den Kinderaugen des Patienten bzw. der Patientin zu sehen, um gewohnte Kindheitslösungen zu verstehen, und
(2) erwachsenere Lösungen zur Befriedigung der kindlich unbefriedigten Grundbedürfnisse zu finden.

Hierzu ist neben den weiter unten beschriebenen Techniken insbesondere eine veränderte Form der therapeutischen Beziehung notwendig. Denn nur dann kann dem Patienten bzw. der Patientin ermöglicht werden, sein / ihr Verhalten unter Kontrolle des Gesunden Erwachsenen-Modus zu bringen, der dann als eine Art Dirigent:in das Auftreten der anderen Modi koordiniert.

12.2 Techniken der kognitiven Umstrukturierung als Teil der Schematherapie

Im Folgenden werden die wichtigsten therapeutischen Techniken der Schematherapie vorgestellt, wobei der Fokus auf der Einbettung der Techniken kognitiver Umstrukturierung in das schematherapeutische Arbeiten liegt. Ergänzende Materialien und Erklärungen finden sich bei Roediger (2016) sowie bei Jacob und Arntz (2015), Faßbinder et al. (2016) sowie online unter http://www.schematherapie-roediger.de.

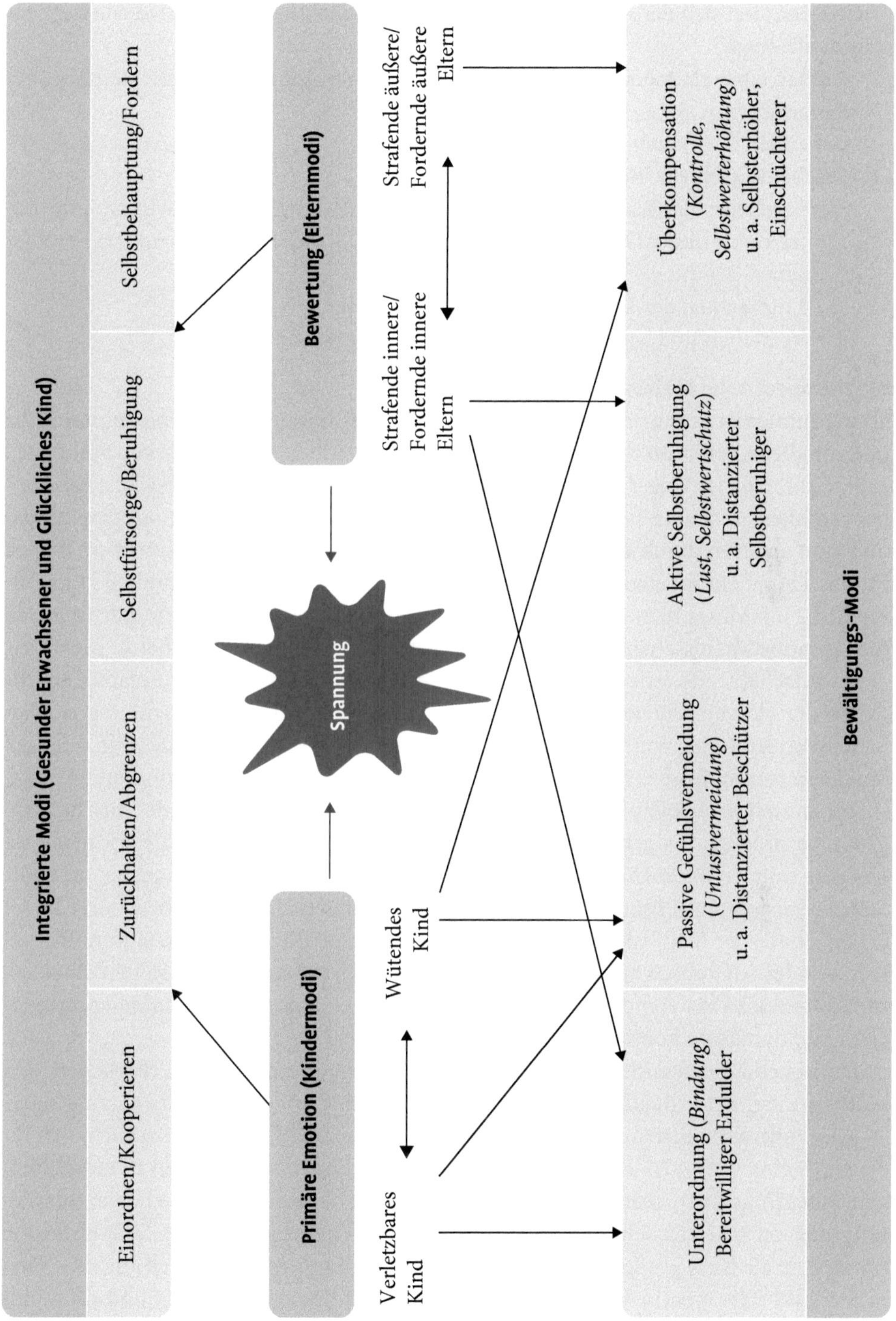

Abbildung 12.1 Modifizierte Moduslandkarte zur Veranschaulichung des Modi-Modells der Schematherapie (mod. nach Roediger, 2016)

Generell lässt sich der Ablauf der Schematherapie nach Roediger (2016) wie folgt zusammenfassen:

(1) Aufbau einer therapeutischen Beziehung und Stabilisierung des Patienten bzw. der Patientin
(2) Benennen der einzelnen Modi (Diagnostik)
(3) Erarbeitung eines Umgangs mit den Modi
    (a) Erreichen der Kindmodi und Identifizierung der Grundbedürfnisse und Befriedigen dieser Grundbedürfnisse über die Ressourcen des Gesunden-Erwachsenen-Modus.
    (b) Entmachten der Inneren-Eltern-Modi
    (c) Verstehen und Modifizieren der Bewältigungsmodi

Die therapeutische Beziehung in der Schematherapie

Young zufolge ist es zur Bearbeitung der Schemata notwendig, dass Therapeut:innen die ursprüngliche Funktion von hilfreichen Eltern übernehmen. Dies wurde von Spinhoven et al. (2007) als wichtiger Wirkfaktor der Schematherapie benannt. Das Therapeut:innenverhalten ist zum einen geprägt durch emotionale Unterstützung (»reparenting«) und zum anderen durch adäquate Grenzsetzungen (»limit setting«). Daraus ergibt sich für das Therapeut:innenverhalten eine »begrenzte Nachbeelterung« (»limited reparenting«), die allerdings nicht manualisiert eingesetzt werden kann, sondern individuell an die Grundbedürfnisse von Patient:innen angepasst werden muss. Hierbei ist es wichtig eine wertschätzende, offene und transparente Beziehungsgestaltung zu etablieren, die neben der aktiven Unterstützung auch Aspekte der emotionalen Aktivierung ermöglicht. Beim Auftreten von Problemverhalten (insbesondere beim Erreichen von Grenzen des Therapeuten bzw. der Therapeutin) wird dieses einfühlsam-konfrontierend angesprochen und nachvollziehbare Grenzen gesetzt sowie darauf basierende Entscheidungen abgesprochen. Es geht dabei um ein Korrigieren der bisherigen Erfahrungen im Umgang mit den Bedürfnissen des / der Patient:in sowie das Finden adäquater, für beide Seiten realisierbarer Lösungen. Empfohlen wird, dass Behandelnde insbesondere in der ersten Phase der Stabilisierung, aber auch bei späteren Krisen der Patient:innen, per E-Mail oder telefonisch auch außerhalb der Sitzungen erreichbar sein sollten. Dies soll transparent und basierend auf der individuellen Situation des / der Patient:in vorbesprochen und daraufhin kontingent umgesetzt werden.

Der schematherapeutische Bezug zum natürlichen und hilfreichen elterlichen Verhalten ermöglicht es den Behandelnden, eigene Gefühle und Bedürfnisse einzubringen, so wie es hilfreiche Eltern in Problemsituationen tun würden. Dazu gehört auch, sich für eigene Fehler, wie sie in jeder Interaktion auftreten können, angemessen zu entschuldigen. Allerdings ist zur Anwendung dieser Form der therapeutischen Beziehungsgestaltung, die von vielen als sehr herausfordernd erlebt wird, eine permanente Selbstreflexion (zu Beginn auch ein großes Maß an Selbsterfahrung) notwendig. Generell gilt, dass Therapeut und Therapeutin Modell für den Umgang mit Bedürfnissen sind und somit nur Dinge anbieten und umsetzen sollten, mit denen sie sich selbst wohlfühlen und die für Patient:innen zielführend und ethisch vertretbar sind.

Diagnostik und schematherapeutische Fallkonzeption

Grundsätzlich ist für die Diagnostik im Rahmen der Schematherapie klarzustellen, dass der Blick in die Vergangenheit »nur« nötig ist, um eine Verstehensbasis zu schaffen, die dann einen in der Zukunft liegenden anderen Umgang mit Situationen ermöglicht. Dabei wird unter anderem von Roediger (2016) empfohlen, neben dem Gesunden Erwachsenen nicht mehr als sieben Modi zu identifizieren (ggf. müssen auftretende Modi sinnvoll zusammengefasst werden), um sich im therapeutischen Prozess nicht zu verzetteln.

Zur Diagnostik stehen verschiedene Techniken zur Verfügung, die letztendlich in eine individuelle schemaorientierte Fallkonzeption münden: Im Rahmen der Anamneseerhebung wird Patient:innen verdeutlicht, dass es um ein gemeinsames Verstehen der wiederkehrenden Beziehungsthemen geht. Neben dem Aufbau von emotionalem Verständnis für einzelne Erlebnisse wird wiederholt versucht, gemeinsam Verbindungen zwischen aktuellem Erleben und frühen Beziehungserfahrungen herzustellen (z. B. »Woher kennen Sie dieses Gefühl?«). Hierzu ist es, ähnlich wie in der oben beschriebenen kognitiven Umstrukturierung (s. Abschn. 6.1), notwendig, die vom Patienten bzw. der Patientin in der Therapiesitzung gezeigten Emotionen zu beobachten und zu spiegeln. Der folgende Kasten umfasst das von Roediger (2016) empfohlene Vorgehen zur Aktivierung von Schemata in der Therapiesitzung, die zum einen der Diagnostik und später dann der Bearbeitung dienen kann.

Vorgehen bei der Aktivierung eines Schemas im therapeutischen Gespräch (mod. nach Roediger, 2016)

(1) Konsequentes Unterbrechen der aktuellen Interaktion, z. B. »Stopp, ich merke, dass hier gerade etwas Wichtiges passiert!«

(2) Fokus auf das durch Therapeut:in beobachtete Verhalten, Hinleiten zur Selbstreflexion, z. B. »Können Sie bitte noch einmal wiederholen, was Sie gesagt haben? Wie haben Sie sich dabei gefühlt?«

(3) Bestätigung der emotionalen Äußerungen des / der Patient:in, z. B. »Es ist völlig nachvollziehbar, dass Sie sich so traurig fühlen.«

(4) Verwendung der Fallkonzeption zum Setzen eines Bezugspunktes, z. B. »In welchem Modus sind Sie, wenn Sie sich so fühlen? Wo ordnen Sie dies in Ihrer Landkarte ein?«

(5) Der aktivierte Modus wird festgeschrieben oder festgesetzt (z. B. auf einen Stuhl) und aus Sicht eines Beobachters beschrieben, als Gesprächspartner dient bestenfalls der Modus des Gesunden Erwachsenen (z. B. aus Sicht eines wohlwollenden Freundes): »Lassen Sie uns das verletzte, traurige Kind hier auf den Stuhl setzen. Wie würde ein wohlwollender Freund die Situation als Außenstehender wohl beschreiben?«

(6) Herstellung der Verbindung zu früherem Erleben: »Woher kennen Sie dieses traurige, verletzte Gefühl?«

(7) Zusammenfassung zur Etablierung einer dahinterliegenden Regel, z. B. »Dass ich den letzten Termin mit Ihnen aufgrund einer akuten Krankheit absagen

12

musste, hat Ihnen das gleiche Gefühl gegeben wie damals, als Ihre Eltern aus beruflichen Gründen nicht an der Schulaufführung teilgenommen haben.«

(8) Hinlenken zu einer Bewältigung des Problemschemas unter Verwendung der Ressourcen der Patient:innen, z. B. »Gut, dass wir verstanden haben, warum Sie so traurig reagiert haben. Lassen Sie uns jetzt gemeinsam schauen, was Sie tun können, um mit diesem Gefühl adäquat umzugehen. Was denken Sie, braucht dieser Teil von Ihnen?«

(9) Anwendung in Alltagssituationen fördern, z. B. »Gut, dass wir verstanden haben, dass, wenn Sie traurig sind, Sie versuchen können, das Gespräch mit anderen zu suchen und die Auseinandersetzung nicht zu vermeiden.«

Das im Kasten dargestellte Vorgehen zur Aktivierung von Schemata kann durch verschiedene Interventionen ergänzt werden: (a) Imaginationsübungen, (b) Stuhldialoge und (c) Fotos.

(a) Imaginationsübungen. Beim Auftreten emotionaler Reaktionen (z. B. bei Anzeichen von Wut bei der Beschreibung eines aktuellen Konfliktes mit dem Partner bzw. der Partnerin) bieten sich diagnostische Imaginationsübungen an. Diese ermöglichen zumeist einen guten Zugang zu den in der aktuellen Konfliktsituation aktivierten, durch frühere Erfahrungen entstandenen Kind- und Inneren-Erwachsenen-Modi und verhelfen dazu, dass Patient:innen erkennen, dass aktuelles Erleben mit früheren Erfahrungen assoziiert ist. Bei diesen Imaginationsübungen ist wichtig, sicherzugehen, dass Patient:innen stabil genug sind, sich mit emotionalen Erfahrungen direkt, wenn auch zunächst diagnostisch, auseinanderzusetzen. Daher wird bei diesen Patient:innen vor der Imagination eine Stabilisierungsphase vorweggeschaltet, z. B. Reise an einen sicheren Ort von Reddemann (2001). Anschließend werden die Patient:innen gebeten, sich in die aktuelle emotional belastende Situation zu begeben (möglichst Gegenwartsform, alle Sinneskanäle ansprechen). Wenn Patient:innen gut in der Situation angekommen sind, wird die emotionale Wahrnehmung in der Situation angesprochen (»Welche Gefühle sind da in Ihrem Bauch?«). Im nächsten Schritt erfolgt der Wechsel in eine emotional ähnliche Szene in der Kindheit bzw. Jugend. Hierbei ist insbesondere darauf zu achten, dass die Erinnerungen möglichst authentisch sind (festzustellen durch die Beschreibung von Details). Anschließend wird der Patient bzw. die Patientin direkt oder über den Weg des sicheren Ortes wieder in den Therapieraum zurückgeholt. Es sollte hierbei auf eine hinreichende Rücknahme und Aktivierung des Patienten bzw. der Patientin geachtet werden.

(b) Stuhldialoge. Bei den sogenannten diagnostischen Stuhldialogen (einer gestalttherapeutischen Technik) werden die auftretenden Modi unmittelbar bezeichnet (also mit einem Namen versehen; am besten wird der Name direkt auf einen Zettel geschrieben und an der entsprechenden Stelle hinterlegt) und auf einzelne, voneinander getrennte Stühle gesetzt. Ihnen wird dann die Möglichkeit gegeben, einzeln für sich zu sprechen und damit zunächst einmal ein diagnostisches Verständnis des Empfindens des Patienten bzw. der Patientin zu ermöglichen.

(c) Fotos. Des Weiteren kann es therapeutisch indiziert sein, mit Patient:innen über Fotos aus ihrer Kindheit diagnostisch ins Gespräch zu kommen. Hierbei liegt der Fokus insbesondere auf dem Empfinden des Kindes in den verschiedenen Situationen, z. B. »Wie ging es dem Kind auf diesem Bild wohl? Was wurde zu ihm / ihr gesagt bzw. mit ihm / ihr gemacht, dass es sich so fühlt?«.

Rückmeldung der Diagnostik. Die Ergebnisse der Diagnostik werden Patient:innen möglichst schriftlich zurückgemeldet, mit dem Ziel, ein Verständnis bei Patient:innen für das Zustandekommen insbesondere ihrer emotionalen und interaktionellen Besonderheiten zu entwickeln. Hierfür kann dem Patienten bzw. der Patientin signalisiert werden, dass sich, basierend auf den frustrierten Grundbedürfnissen (u. a. im Kontext bedeutsamer Lebensereignisse), verschiedene Schemata entwickelt haben, die sich aktuell in den entsprechenden Modi widerspiegeln. Nach Roediger (2016) wird empfohlen, die diagnostischen Ergebnisse für den Patienten bzw. die Patientin mittels der folgenden Hilfsmittel übersichtlich zusammenzufassen und daraus Ansatzpunkte für Veränderungen abzuleiten:

- SORCK-Schema
- Modus-Landkarte (s. Abb. 12.1)
- individuelle Modus-Skizze

Diese Methoden können im Prinzip vom Anfang der Diagnostik genutzt und durch weiterführende Informationen ergänzt werden, sie »wachsen« somit im Therapieverlauf mit. Basierend auf der Fallkonzeption werden im weiteren Verlauf gezielt Techniken der emotionalen Aktivierung, kognitive Techniken sowie anschließend Techniken der Verhaltensmodifikation angewendet.

Therapeutische Techniken zur Modifizierung der Modi

Nach der Rückmeldung der Diagnostik erfolgt eine Bearbeitung der verschiedenen Modi, wobei sich die Auswahl der anzuwendenden Technik an der individuellen Problematik des / der Patient:in orientiert (Jacob & Arntz, 2015).

Grob zusammengefasst geht es darum, dass (1) Kindermodi eine Validierung und Trost sowie Förderung und Unterstützung im emotionalen Ausdruck erfahren, (2) dysfunktionale Elternmodi infrage gestellt, bekämpft und begrenzt werden, sowie (3) dysfunktionale Bewältigungsmodi empathisch benannt, abgewogen und reduziert werden.

Hierfür stehen neben kognitiven Techniken auch emotionale Methoden sowie Methoden der Verhaltensmodifikation zur Verfügung. Diese werden eingebettete in die oben beschriebene therapeutische Beziehung.

Kognitive Techniken. Die oben beschriebenen kognitiven Techniken zur Disputation dysfunktionaler Gedanken (s. Kap. 7) können auch im Rahmen schematherapeutischen Arbeitens eingesetzt werden. Auch wenn im Rahmen der Kindermodi Gedanken wie »Ich bin niemandem etwas wert« oder »Ich bin ein Versager« disputiert werden können, sind kognitive Techniken am wirksamsten in der Auseinandersetzung mit den Elternmodi. Hier können Gedanken wie »Du bist lächerlich«, »Du wirst es nie zu etwas bringen« oder »Du muss alles perfekt machen« mittels klassischer kognitiver Techniken effektiv bearbeitet werden. Darüber hinaus lässt sich der Modus des Gesunden Erwachsenen stärken durch Fragen wie »Was würde ein gesunder Erwachsener jetzt denken?« oder »Wie würden Sie das aus der Perspektive eines gesunden Erwachsenen sehen?«. Verschiedene Autoren (u. a. Jacob & Arntz, 2015) empfehlen generell beim Einsatz kognitiver Techniken innerhalb des schematherapeutischen Arbeitens eine Kombination mit emotions- und verhaltensbezogenen Techniken. Im Folgenden werden zwei für das schematherapeutische Arbeiten modifizierte kognitive Techniken dargestellt.

(a) Schema- / Modus-Memo. Die Technik des Schema-Memos ist eine Erweiterung der Spaltentechnik, die innerhalb der kognitiven Umstrukturierung eingesetzt wird (s. Abschn. 6.1). Der folgende Übersichtskasten stellt dieses im Sinne der Situationsanalyse konzipierte Schema zusammenfassend dar.

Beispiel • Schema- / Modus-Memo (mod. nach Roediger, 2016)

(1) **Benennen der aktuellen Situation und des damit einhergehenden Gefühls:** »Im Augenblick empfinde ich Ohnmacht und Traurigkeit, weil mein Kollege sich anmaßend und verletzend in einer E-Mail geäußert hat.«

(2) **Bezugsherstellung zu den aktivierten Schemata / Modi und zu dazugehörigen biografischen Hintergründen:** »Ich weiß, dass das wahrscheinlich mein verletzbarer Kindmodus ist, den ich als Kind erlernt habe, als meine Eltern mich oft durch ihre Bemerkungen zu meinen Fähigkeiten runtergemacht haben, ohne dass ich mich wehren konnte. Diese Aktivierung löst mein altes Bewältigungsverhaltens aus: Ich ziehe mich zurück und vermeide die Auseinandersetzung, stattdessen gehe ich Klamotten einkaufen« (distanzierter Selbstberuhiger).

(3) **Korrektur auf kognitiver Ebene (Realitätsprüfung, Erkennen der Dysfunktionalität):** »Obwohl ich glaube, dass mein Kollege mich absichtlich runtermachen wollte, ist die Realität, dass er sich wahrscheinlich im eigenen Stress nicht viele Gedanken gemacht hat, wie seine E-Mail auf mich wirkt, und dass er mich nicht persönlich angreifen wollte. Als Beweis dafür kann ich die E-Mails an andere Kolleg:innen nutzen, die auch sehr verletzend geschrieben sind.«

(4) **Neue Verhaltensweise im Sinne einer Selbstinstruktion (bewusstes Trennen des alten Bewältigungsverhaltens von der neuen Verhaltensalternative):** »Wo ich bisher mit Rückzug und Einkaufen reagiert habe, könnte ich stattdessen meinen Kollegen bitten, trotz Stress einen höflichen Ton beim Schreiben von E-Mails anzuschlagen.«

Die Entwicklung von Memos erfolgt zunächst in der Therapiesitzung gemeinsam mit Patient:innen, wobei diese das Blatt möglichst selbst ausfüllen. Dabei werden in der Therapie für die wichtigsten, ganz konkreten Auslösesituationen Memos erarbeitet. Für den dritten Punkt, d. h. die Korrektur der Kognitionen, empfiehlt sich die Anwendung weiterer kognitiver Techniken (s. auch Kap. 7).

(b) Positive Selbstinstruktion und Memo-Karten. In Anlehnung an das Stressimpfungstraining von Meichenbaum (s. Abschn. 2.3) geht es bei den Selbstinstruktionen innerhalb der Schematherapie darum, dass Patient:innen Erwiderungen zu den dysfunktionalen Gedanken, insbesondere der Eltern- und Kindmodi, finden und einüben. Dadurch wird auch die Stellung des Gesunden Erwachsenen-Modus gefestigt. Bezogen auf die Kindmodi kommen dabei insbesondere beruhigende Sätze, wie sie hilfreiche Eltern sagen würden, zum Einsatz (»Ja, du bist jetzt wahrscheinlich sehr wütend, aber wir atmen jetzt erst einmal tief durch und schauen uns dann an, wie wir dem Problem begegnen können«). Den Eltern-Modi wird dabei mit akzeptierenden, aber dennoch begrenzenden Aussagen begegnet (»Ja, es mag sein, dass ich hier Mist gebaut habe, aber das nächste Mal werde ich mich besser vorbereiten und dann bekomme ich das hin. Jedem kann mal ein Fehler passieren«). Die Grundstruktur der Selbstinstruktionen in der Schematherapie haben somit eine »Ja, aber«-Struktur, wobei darauf zu achten ist, dass die Antwort wirklich vermittelnden Charakter hat. Dabei soll kein Modus übervorteilt werden.

Die Antworten des Gesunden Erwachsenen werden gemeinsam im Gespräch mit den Patient:innen erarbeitet und können durch Zwei-Stuhl-Dialoge (auslösender Gedanke und Erwiderung erhalten jeweils einen Stuhl) hinsichtlich der Effektivität geprüft und weiter bearbeitet werden. Als Hausaufgabe und zur weiteren Übung des Vorgehens kann es sinnvoll sein, täglich Beispiele für solch einen Dialog zu finden und zu notieren (manche Behandler:innen lassen sich diese Notizen auch als E-Mail schicken, mit transparenter Absprache, wie damit verfahren wird). Auch kann die Diktierfunktion im Handy eine hilfreiche Variante, einmal zum Einüben der Dialoge, aber auch zur Aufnahme neuer Dialoge zu Hause, sein. Darüber hinaus empfiehlt es sich, die gefundenen Erwiderungen aufzuschreiben und als sogenannte Memo-Karte an bedeutsamen Stellen des Alltagslebens (z. B. am Kühlschrank, auf dem Nachttisch) sichtbar aufzuhängen oder immer, z. B. im Portemonnaie, bei sich zu tragen.

Emotionale Methoden. Der Fokus emotionsorientierter Interventionen liegt insbesondere auf dem Ausdruck von Traurigkeit und Wut. Diese Gefühle wurden in der Kindheit meist unterdrückt, nicht beachtet oder bestraft. Hierbei kommen als Techniken insbesondere Imaginationsübungen und Stuhldialoge zum Einsatz.

Imaginationsübungen. Dieser Technik liegt zugrunde, dass emotionale Erinnerungen zumeist bildhaft abgespeichert sind und daher durch das Zulassen innerer Bilder eher aktiviert werden können als über das bloße Reden. Basis der Anwendung von Imaginationsübungen innerhalb schematherapeutischen Arbeitens ist eine hinreichende Schulung und Erfahrung der Therapeut:innen (Roediger, 2016), aber auch eine hinreichende emotionale Fähigkeit zur Stabilisierung aufseiten der Patient:innen. Hierbei empfiehlt es sich, im Vorfeld der Imaginationstechniken verschiedene Stabilisierungstechniken (u. a. positive Selbstinstruktionen, sicherer Ort, bewusstes Schmecken, dosierte Schmerzreize; weitere Hinweise bei Roediger, 2016) auszuprobieren und zu üben, um hinreichend gute Ressourcen vorliegen zu haben. Das Vorgehen bei der emotionalen Aktivierung der Schemata durch Imaginationsübungen ähnelt dem bereits beschriebenen Vorgehen bei der Verwendung von Imaginationsübungen zu Zwecken der Diagnostik. Ziel der Imaginationsübungen ist die Aktivierung des dahinterstehenden Kindheitserlebens basierend auf ähnlichen Gefühlen (ggf. Unterstützung durch biografische Anamnese). Dabei werden die inneren Repräsentanzen des episodischen Gedächtnisses erfasst. Es geht also nicht um die Erhebung der »Wahrheit«, sondern des abgespeicherten Wissens bzw. Erlebens von Patient:innen. Dazu sollten alle Sinnesmodalitäten angesprochen werden. Innerhalb der Imagination ist es Ziel, auf die frustrierten Grundbedürfnisse einzugehen und diese bewusstzumachen.

Imaginationsübungen ermöglichen auch, dass die bisherigen Erfahrungen überschrieben werden (»Rescripting«). Situationen können in der Imagination einen anderen Ausgang nehmen, außerdem ist es möglich, eine Ergänzung zu schaffen, wie das Aufsuchen eines »sicheren Orts« eine Bewältigungsmöglichkeit darstellt. Hierbei gilt zu beachten, dass es nur unter einer ausreichenden emotionalen Aktivierung möglich wird, Schemata zu »überschreiben«.

Stuhldialoge. Um Patient:innen die emotionale Auseinandersetzung mit den verschiedenen Modi zu erleichtern, können diese externalisiert, also erlebbar gemacht werden, indem sie unterschiedlichen Stühlen zugeordnet werden. Stühle können mittels Zetteln beschriftet werden. Das Vorgehen bei Stuhldialogen ist im folgenden Kasten dargestellt (mod. nach Roediger, 2016).

Vorgehen bei Stuhldialogen (mod. nach Roediger, 2016)

- Bennen eines aktuellen Konfliktes (Identifizieren der hinter dem Bewältigungsmodus liegenden Eltern- / Kindmodi)
- Gespräch mit dem im Vordergrund stehenden Eltern- / Kindmodus
- Anschließend kommt die »Gegenseite«, also der noch ausstehende Modus zu Wort.
- Ermutigung des Kindes, eigene Gefühle zu benennen (Fokus auf den dysfunktionalen Aspekt des Eltern-Modus)
- Stuhl des Gesunden Erwachsenen einbeziehen (Nachempfinden des Konfliktes, Versuch einer Neubewertung)
- Entmachtung des Inneren-Eltern-Modus durch den Gesunden Erwachsenen mit therapeutischer Unterstützung (ggf. Modellverhalten des Therapeuten bzw. der Therapeutin), Wirkung überprüfen
- Unterstützung des Kindmodus durch den Gesunden Erwachsenen, Wirkung durch Wechsel in den Kindmodus prüfen
- Funktionaler Lösungsvorschlag durch den Gesunden Erwachsenen, ggf. mit therapeutischer Unterstützung
- Versuch, die Akzeptanz beider Seiten zu erlangen, z. B. durch »Ja, dennoch«-Sätze, Wirkung der Lösung prüfen
- Zusammenfassen, Nachbesprechen und Übertragung in den Alltag vorbereiten

Verhaltensbezogene Methoden. Ziel der verhaltensbezogenen Techniken ist ein Unterbrechen ungünstiger Verhaltensmuster sowie ein Aufbauen neuer Verhaltensmuster.

Hierbei können prinzipiell alle verhaltenstherapeutischen Techniken zum Einsatz kommen, wie z. B. Aufbau positiver Aktivitäten, Expositionsübungen, Rollenspiele oder Entspannungstechniken. Diese werden durch schemaspezifische Methoden ergänzt.

Verhaltensmodifikation und deren Aufrechterhaltung. Der Verhaltensmodifikation liegt das sogenannte BEATE-Prinzip (Roediger, 2016) zugrunde. Dieses Prinzip steht für den Übergang von der emotionsaktivierenden Klärungsarbeit hin zur Veränderung des Verhaltens. Dabei steht B für Benennen, E für Erkennen, A für Anerkennen, T für Trennen und E für Einbrennen.

- **Benennen:** Patient:innen sollen sich in einer Situation bewusstmachen, wie ihr Erleben ist, und dieses entsprechend »labeln«. In Anlehnung an das Achtsamkeitstraining (Kabat-Zinn, 1994) ist es hierbei wichtig, dass Patient:innen lernen, das Erleben möglichst neutral, nicht wertend und unter Verzicht von Emotionswörtern zu beschreiben. Dieses Loslösen von der emotionalen Aktivierung ermöglicht das Finden funktionaler Lösungen. Dieses Vorgehen kann später auch auf die belastenden Ausgangssituationen übertragen werden und ermöglicht es frühzeitig, also vor der eigentlichen Reaktion, verändernd auf die Situation einzuwirken (Stimuluskontrolle).
- **Erkennen:** Hierbei wird ein Zusammenhang zwischen der auftretenden Emotion und den zugrunde liegenden Schemata / Modi hergestellt sowie den dazugehörigen Kindheits- / Jugenderlebnissen. Es ist wichtig, dass Patient:innen nicht auf die Schuld der anderen fokussieren, sondern vielmehr ihre eigene durch die Erlebnisse ausgelöste Reaktionsbereitschaft verstehen.
- **Anerkennen:** Durch das Akzeptieren des Zusammenhangs zwischen aktueller Belastung und der frühen Kindheitserlebnisse und den daraus resultierenden Schemata kann sich das Erleben der inneren Anspannung (Inkongruenz) reduzieren. Hierbei ist das wiederholte Auseinandersetzen mit diesem Zusammenhang – d. h. die wiederholte Konfrontation – nötig, um ein Neulernen zu fördern. Ebenfalls geht es um ein Loslassen der ungünstigen Bewältigungsmodi, also eine Art Trauerarbeit, die durch die Therapeut:innen begleitet werden muss. Der Patient bzw. die Patientin soll dabei im Verlauf dieses Prozesses eine Neuorientierung erleben und im Modus des Gesunden Erwachsenen zunehmend selbst die Verantwortung für die Problemlösung, und zwar mit dem Fokus auf dem Erreichen eigener Lebensziele und Befriedigen eigener Grundbedürfnisse, übernehmen.
- **Trennen:** Dysfunktionale Verhaltensmuster sollen durch die therapeutische Bearbeitung losgelassen und »begraben« werden. Dabei handelt es sich um die aktive Hemmung der alten dysfunktionalen Verhaltensmuster und die bewusste Aktivierung der neu erlernten.
- **Einbrennen:** Neu erlernte Verhaltensweisen sollen in den neuronalen Strukturen des Patienten bzw. der Patientin gefestigt bzw. verankert werden (wie eine neue Denkautobahn). Hierfür ist das möglichst häufige Wiederholen der neuen Verhaltensweisen im Alltag der Patient:innen nötig. Aufgabe der Therapeut:innen ist es, den Patient:innen in ihrer Wahrnehmung ihrer Erfolge auch durch Förderung der bewussten Wahrnehmung dieser Aspekte zu unterstützen.

Verhaltensübungen. Die Stabilisierung neuen Verhaltens sollte durch bessere neuronale Verankerung mithilfe von Verhaltensübungen im Alltag unterstützt werden. Dieses Vorgehen entspricht den oben beschriebenen Verhaltensexperimenten in der klassischen kognitiven Umstrukturierung (s. Abschn. 7.4), die zumeist als Hausaufgaben vergeben werden. Dabei sollen Verhaltensübungen in der Schematherapie in ähnlicher Art und Weise systematisch vorbereitet werden. Es empfiehlt sich, die Ergebnisse der Verhaltensübung als dritte Instanz zu betrachten. Die Ergebnisse können dann gemeinsam mit dem Patienten bzw. der Patientin ausgewertet und so notwendige Schlussfolgerungen für die weitere Therapie gezogen werden. Dies unterstützt auch die Selbstregulationsfähigkeit der Patient:innen. Roediger (2016) gibt einige Beispiele für mögliche Verhaltensübungen im Rahmen der Schematherapie. Hierzu gehören u. a. das Üben von Stabilisierungs- oder Achtsamkeitsübungen, Tagebücher zur Erfüllung der Grundbedürfnisse oder zu positiven Aktivitäten für das Innere-Kind sowie die Bearbeitung von Schema-Modus-Karten. Die Hausaufgaben sollen für den Patienten bzw. die Patientin Belege darstellen, was für ihn im Alltag funktioniert, und damit auch den Verlauf der Therapie beeinflussen. Es geht also nicht darum, brav abzuarbeiten, was die »Eltern« (der Therapeut bzw. die Therapeutin) fordern. Das Lernen, basierend auf den Verhaltensübungen, kann unterstützt werden, indem der Patient bzw. die Patientin vor der Übung reflektiert und dokumentiert, welchen Ausgang er bzw. sie erwartet und welche Befürchtungen mit einzelnen Übungen einhergehen. Beruhend auf den Erfahrungen durch die Übungen können neue Verhaltensregeln explizit gemacht werden, die dann auch wieder, z. B. als Memo-Karte, festgehalten werden können. Bei Schwierigkeiten im Transfer des Gelernten in den Alltag empfiehlt Roediger (2016), den Druck zu reduzieren und mit dem Patienten bzw. der Patientin gemeinsam zu klären, z. B. durch Stuhldialoge, was ihn bzw. sie an der Umsetzung der Hausaufgaben hindert, und dies auch mit Erfahrungen aus der Kindheit zu vergleichen.

Verhaltensübungen können auch darin bestehen, dass Übungen direkt in der Therapiesitzung umgesetzt werden. Diese sind in ähnlicher Art und Weise vorzubereiten, insbesondere bezogen auf die Dokumentation der vorher auftretenden Befürchtungen und Erwartungen. Zu diesen Übungen zählen

(1) reale Rollenspiele, in denen der Therapeut bzw. die Therapeutin die Rolle realer Personen aus dem Leben der Patient:innen übernimmt. Hier kann der Patient bzw. die Patientin auch im Sinne eines sozialen Kompetenztrainings lernen, »Stopp« zu sagen, was v. a. bei traumatisierten Patient:innen eine bedeutsame Kompetenz darstellt.
(2) Impact-Übungen (Beaulieu, 2011), bei denen über die Verwendung von Objekten oder Bildern Patient:innen die Dysfunktionalität bestimmter Gedanken und Überzeugen verdeutlicht werden kann.
(3) Rituale, die z. B. zum Abschiednehmen eingesetzt werden. Roediger (2016) empfiehlt, dass Patient:innen sich symbolisch von den Altlasten ihrer Kindheit befreien können, indem Symbole, die für diese Lasten stehen (Zeugnisse, Müllbeutel) entsorgt werden.

Schematagebuch. Die Übertragung der neuen Verhaltensweisen in den Alltag kann durch das Schematagebuch unterstützt werden. Dabei werden Patient:innen schon im Vorfeld angehalten, Tagebücher aller Art zu schreiben, um das Verhalten der regelmäßigen Selbstreflexion im Alltag zu festigen. Im Schematagebuch dokumentieren sie für jeden Tag

- die geplanten Aktivitäten, z. B. arbeiten oder einkaufen gehen, essen, Sport machen etc.
- die dabei gemachten Beobachtungen, z. B. »Ich habe keine Lust, jemand hält sich nicht an eine Verabredung«,
- die tatsächliche Aktivität,
- den Effekt, den diese Aktivität hatte,
- die Lernerfahrung.

Des Weiteren notieren Patient:innen, inwieweit sie an diesem Tag ihre Grundbedürfnisse berücksichtigt haben und welches Fazit sie aus diesem Tag ziehen. Diese Form der Dokumentation ermöglich es den Patient:innen, gemeinsam mit dem Therapeuten bzw. der Therapeutin zu schauen, z. B. mit Blick auf die tatsächlich durchgeführten Aktivitäten und die gemachte Lernerfahrung, welche Aspekte der Schemabearbeitung bereits gut funktionieren und welche noch weiterführend bearbeitet werden sollten. Dabei können auch weiterführende Techniken, z. B. Diskriminationslernen, notwendig sein, um den langfristigen Erfolg der Therapie zu ermöglichen.

12.3 Schematherapie versus KVT

12

Die Schematherapie ermöglich ein über die klassische kognitive Umstrukturierung hinausgehendes Arbeiten an Grundeinstellungen und persönlichen Themen, die sich zumeist früh in der Kindheit etabliert haben und eng mit emotionalem Erleben und Beziehungsverhalten verzahnt sind. Auch wenn die Schematherapie zur optimierten, manualisierten Behandlung von Persönlichkeitsstörungen, insbesondere von Patient:innen mit emotional-instabiler Persönlichkeitsstörung vom Borderline-Typ und Narzisstischer Persönlichkeitsstörung entwickelt wurde, beschreibt Grawe (2004) bereits, dass bei 80–90 % der Achse-I-Störungen Probleme auf der Interaktions- bzw. Persönlichkeitsebene auftreten. Daher empfiehlt sich bei einer Vielzahl von Patient:innen zu prüfen, ob, zur langfristigen Stabilisierung und Rückfallprophylaxe, Patient:innen vom zusätzlichen Einsatz schematherapeutischer Maßnahmen profitieren können.

Kritik. Als Kritikpunkt bezogen auf die Schematherapie ist anzumerken, dass die Gewinnung der Kategorien der Schemata empirisch erfolgte und damit eine zugrunde liegende Persönlichkeitstheorie fehlt. Dieses »Zusammenstückeln« und das Verkaufen »alter Begriffe in einem neuen Gewand« wird, auch bezogen auf die aus der Gestalttherapie und anderen humanistischen sowie psychodynamischen Therapieverfahren angewendeten Konstrukte und Techniken, kritisiert.

Fazit

Die Schematherapie stellt eine sinnvolle Ergänzung zum Vorgehen der »klassischen« kognitiven Umstrukturierung dar und zwar insbesondere für Patient:innen mit Persönlichkeitsstörungen, die vom Vorgehen der KVT allein nicht hinreichend profitieren. Dabei hat Young eine empirisch fundierte Erweiterung des Schemabegriffs etabliert und klärungsorientierte sowie kognitiv-verhaltenstherapeutische Techniken herangezogen, um auf die emotionalen und interaktionellen Besonderheiten gezielt eingehen zu können. Es gilt jedoch zu beachten, dass die Methode aufgrund des komplexen zugrunde liegenden theoretischen Modells und der Besonderheiten der therapeutischen Beziehung einer intensiven Auseinandersetzung oder Fortbildung bedarf, um sie zielführend bei Patient:innen einzusetzen zu können (Roediger, 2016). Dennoch können einzelne Übungen auch eine sinnvolle Ergänzung zu den in Teil II dargestellten Techniken der kognitiven Umstrukturierung sein, ohne dass eine Identifikation einzelner Modi hierfür erforderlich ist.

Anhang

Wissen überprüfen

(1) Welche der folgenden Aussagen kennzeichnen am ehesten die theoretischen Grundlagen, auf denen die Techniken der kognitiven Umstrukturierung aufbauen?
Wählen Sie 3 Antworten!
(a) Grundannahmen sind überdauernde Annahmen über sich, andere und die Welt.
(b) Automatische Gedanken sind spontane, situationsbedingte Ausprägungen der Grundannahmen.
(c) Psychische Störungen entstehen durch dysfunktionales Denken in Konfliktsituationen.
(d) Grundannahmen werden allein durch frühe Erfahrungen mit engsten Bezugspersonen geformt.
(e) Emotionales Erleben in Situationen wird durch die Bewertung einer Situation beeinflusst.

(2) Die Rational Emotive Therapie (RET) nach Ellis zielt auf die Veränderung absolutistischer Bewertungen von Situationen ab. Der Hauptfokus liegt darauf, dass absolutistische Lebensphilosophien als Grundlage psychischer Störungen frühzeitig in der Therapie identifiziert und basierend auf kognitiven, aber auch emotiven und verhaltensbezogenen Techniken verändert werden. Wie nennt Ellis diese absolutistischen Bewertungen?

....

(3) Welche der folgenden Konzepte lassen sich am ehesten der kognitiven Theorie von Aaron T. Beck zuordnen?
Wählen Sie 3 Antworten!
(a) Irrationale Gedanken
(b) Kognitive Strukturen / Skripte
(c) Automatische Gedanken
(d) Logische Fehler
(e) Selbstinstruktionen
(f) Schema

(4) Bei welchen Konstellationen sollten kognitive Techniken eher nicht eingesetzt werden?
Mehrfachantworten möglich!
(a) Ich-Dystonie von Gedanken
(b) Persönlichkeitsstörungen
(c) Akute psychotische Zustände
(d) Mangelnde Bereitschaft
(e) Leichte Demenz

(5) Welche Techniken lassen sich am ehesten zur Identifikation von automatischen Gedanken einsetzen?
Mehrfachantworten möglich!
(a) Entspannungstechnik
(b) Fragebögen
(c) Lebensrückblick
(d) Situationsanalysen

(6) Welche Technik dient am ehesten *nicht* der Modifikation automatischer Gedanken?
Einfachantwort
(a) Explikativer sokratischer Dialog
(b) Gedankenstopp
(c) Realitätstesten
(d) Reattribution

(7) Eine Patientin berichtet, sie fühle sich in ihrem Leben immer wieder von anderen betrogen und verletzt. Sie wolle doch einfach nur respektiert werden. Die Therapeutin hat die Idee, dass es wichtig sein könnte, die Vorstellung der Patientin darüber, was »respektiert werden« konkret für sie bedeutet, genauer zu explorieren. Deshalb verfolgt sie das Ziel, eine möglicherweise realistischere und hilfreichere Vorstellung von »Respekt« mit der Patientin zu erarbeiten.

Eine solche kognitive Technik kann am zutreffendsten bezeichnet werden als:

....

(8) Welche Technik dient am ehesten *nicht* der Modifikation von Grundannahmen?
Einfachantwort
(a) Normativer sokratischer Dialog
(b) Sammeln von Evidenz für und gegen eine Grundannahme
(c) Aufmerksamkeitslenkung
(d) Perspektivwechsel
(e) Verhaltensexperimente

(9) Welche Annahmen zum metakognitiven Modell nach Wells sind am ehesten zutreffend?
Mehrfachantwort
(a) Vermeidung ist der wichtigste aufrechterhaltende Mechanismus psychischer Störungen.
(b) Gedanken sind nicht per se pathologisch, erst die durch Metakognitionen initiierten Prozesse (Grübeln, Sorgen, Aufmerksamkeitsverschiebung, Bewältigungsstrategien) verursachen pathologische Symptome.
(c) Eine Sensibilisierung der Patient:innen für Metakognitionen hilft dabei, ungünstige Aufrechterhaltungsprozesse zu reduzieren.
(d) Metakognitive Prozesse sind an der Interpretation, dem Monitoring und der Steuerung von Kognitionen beteiligt.
(e) Metakognitive Überzeugungen heben immer die negative Bedeutung von Gedanken hervor.

(10) Welche Vorstellungen über Gedanken entsprechen am ehesten dem therapeutischen Ansatz der Akzeptanz- und Commitmenttherapie?
Mehrfachantwort
(a) Es gibt gute und schlechte Gedanken.
(b) Gedanken sind Endprodukte gelernter sprachlicher Relationen.
(c) Unser Kopf produziert fortlaufend Gedanken.
(d) Gedanken sind immer wahr.
(e) Gedanken sind dann therapiewürdig, wenn sie wichtigen Zielen und Werten im Weg stehen.
(f) Akzeptanz und Defusion sind wichtige therapeutische Strategien.

(11) An welcher Stelle können Techniken der kognitiven Umstrukturierung am effektivsten im Rahmen schematherapeutischen Arbeitens eingesetzt werden?
Einfachantwort
(a) Förderung des Bewältigungsmodus »Distanzierte Selbstablenkung« durch eine Disputation des Gedankens »Alkohol hilft mir bei der Bewältigung meiner Ängste«
(b) Eindämmen der Überzeugung im Kindmodus »Ich darf so etwas nicht sagen« mithilfe des normativen sokratischen Dialogs
(c) Eine empirische Disputation der Forderung im Elternmodus »Du musst immer alles perfekt machen«
(d) Eine Stärkung des »bereitwilligen Erdulders« durch das Finden von möglichst vielen Pro-Argumenten für dieses Bewältigungsverhalten
(e) Eindämmen des »Gesunden Erwachsenen« durch die Etablierung des funktionalen Gedankens »Als Mutter darf ich mir einmal in der Woche einen Abend mit meiner besten Freundin organisieren«

Die Lösungen finden Sie im E-Book in **INFO 2** »Lösungen der Prüfungsfragen«.

Hinweise zum Arbeitsmaterial

Die PDF-Arbeitsmaterialien sind im E-Book enthalten, das Ihnen auf www.psycho therapie.tools zur Verfügung steht. Eine Anleitung zum Download sowie den Einlöse-Code finden Sie ganz vorne im Buch. (Im E-Book sind die Arbeitsblätter im PDF-Format bereits enthalten.)

Nachfolgend finden Sie eine Übersicht über alle im Buch erwähnten Materialien.

Überblick über die Arbeitsmaterialien

AB 1 ABC-Modell zur Umstrukturierung irrationaler Gedanken

Das ABC-Modell Modell eignet sich zur Verdeutlichung der Rolle von Bewertungen für das emotionale Empfinden in Situationen und ist zentral bei der Disputation irrationaler und ungünstiger Gedanken. Auf diesem Arbeitsblatt wird das ABC-Modell um einige Komponenten ergänzt, die nach dem Vorgehen von Ellis als bedeutsam herausgestellt wurden. In diesem sogenannten ABCZDE-Schema werden daher auch Ziele der Patient:innen (Z) berücksichtigt, die das Vorgehen bei der Disputation (D) prägen und letztendlich zum Ergebnis der kognitiven Umstrukturierung, dem Effekt (E), führen.

AB 2 Gedankenprotokoll basierend auf der Kognitiven Therapie nach Beck

Dieses Protokoll hilft, den Prozess der Kognitiven Therapie nach Beck zu verschriftlichen und damit für Patient:innen transparenter zu machen. Das Vorgehen umfasst zunächst die Identifikation des Auslösers von automatischen Gedanken und den damit einhergehenden Emotionen sowie die Identifikation des ausgelösten automatischen Gedankens selbst und dessen Bedeutung. Weiterführend werden mit den Patient:innen Befunde für den automatischen Gedanken und dessen Bedeutung sowie im Anschluss Befunde, die gegen diesen Gedanken und dessen Bedeutung sprechen, gesammelt. Nachfolgend wird gemeinsam ein alternativer, d. h. »hilfreicher«, Gedanke erarbeitet und dessen Konsequenzen auf die Emotion und das Verhalten werden reflektiert. Dieses Protokoll kann im Verlauf auch zur selbstständigen Bearbeitung durch Patient:innen genutzt werden.

AB 3 Beispiele für kognitive Fehler

Dieses Arbeitsblatt dient der Unterstützung bei der Identifikation kognitiver Fehler, die eine Auswirkung auf die Wahrnehmung von Informationen haben können. Es dient der vertiefenden Auseinandersetzung mit verschiedenen Arten kognitiver Fehler und kann nach einer ersten gemeinsamen Bearbeitung im Therapieraum auch sehr gut von Patient:innen als Hausaufgabe weitergeführt werden. Dabei sollen in der letzten Spalte Beispiele für eigene kognitive Fehler in der entsprechenden Kategorie gefunden werden. Es soll bei der Besprechung des Arbeitsblattes betont werden, dass die verschiedenen

Arten kognitiver Fehler teilweise nicht so leicht voneinander zu trennen sind und dass es für das praktische Vorgehen wichtiger ist, überhaupt zu erkennen, dass es sich um irgendeine Art von Muster aus kognitiven Fehlern und damit verzerrter Informationsverarbeitung handeln könnte.

AB 4 Überprüfung der Evidenz einer Grundannahme

Dieses Arbeitsblatt kann zur Prüfung der Evidenz einer Grundannahme herangezogen werden. In einem ersten Schritt sollte geklärt werden, welche Grundannahme besprochen bzw. geprüft werden soll. Anschließend werden Patient:innen ermutigt, alle Aspekte zu benennen, die für bzw. gegen die zu prüfende Grundannahme sprechen. Nachdem möglichst viele Argumente für vs. gegen das Schema gesammelt wurden, werden Patient:innen gefragt, ob Ansatzpunkte zur Veränderung der Grundannahme erkennbar sind, die mit weniger unangenehmen Emotionen und einer funktionaleren Sicht auf sich und die Welt einhergehen. In Abhängigkeit davon, an welcher Stelle der Bearbeitung sich ein:e Patient:in befindet, sollten passende Hausaufgaben abgeleitet werden.

AB 5 Überprüfung der Vor- und Nachteile einer Grundannahme

Dieses Arbeitsblatt dient der Überprüfung der Nützlichkeit einer Grundannahme. Dabei wird gemeinsam mit den Patient:innen eine zu bearbeitende Grundannahme ausgewählt. Anschließend werden sie motiviert, alle Vor- und Nachteile der Grundannahme zu benennen und aufzuschreiben. Aus diesem Vergleich der Vor- und Nachteile lassen sich kreative Ansatzpunkte für Modifikationen ableiten. Ein Verständnis darüber, welche Vorteile eine Grundannahme bietet, erlaubt oft gleichzeitig auch ein besseres Verständnis der Funktionalität von Grundannahmen und damit deren Aufrechterhaltung. Abschließend werden die Patient:innen angehalten, die Grundannahme so zu modifizieren, dass diese sich weniger negativ auf ihr Leben auswirkt und gleichzeitig aber zumindest einige positive Aspekte weiterhin bestehen bleiben.

AB 6 Neue kognitive Verarbeitung im Rahmen der Metakognitiven Therapie

Dieses Arbeitsblatt ermöglicht in Anlehnung an Wells (2011a) eine Bearbeitung von Kognitionen und Annahmen im Sinne des Metakognitiven Ansatzes. In einem ersten Schritt werden Auslöser für problematische Situationen / Empfindungen. Schließlich wird der bisherige Umgang mit solchen Situationen erfasst und zwar in Bezug auf die zentralen Bestandteile des metakognitiven Modells, d. h. Kognitionen, Metakognitionen, Aufmerksamkeitsprozesse und Bewältigungsstrategien. In einem weiteren Schritt soll ein günstigerer Umgang auf diesen Ebenen erarbeitet werden.

AB 7 Planungsleitfaden für eine ACT-basierte Interventionen für die Bearbeitung von Gedanken

Dieses Arbeitsblatt dient der Strukturierung für Therapeut:innen und gibt einen Gesamtüberblick über die notwendigen Schritte im Ablauf einer auf ACT-Techniken basierenden Therapie zur Bearbeitung von Gedanken.

AB 8 Beobachtungsbogen: Umgang mit Gedanken

Dieses Arbeitsblatt ermöglicht es im Rahmen eines an ACT angelehnten Vorgehens, zu identifizieren, welche Funktion Kontrollstrategien in Bezug auf bestimmte Gedanken haben. Um die Einsicht in die Funktionsuntüchtigkeit der bisherigen Kontrollstrategien zu stärken, sollen Patient:innen sich dabei beobachten, welche Gedanken in welcher Situation auftreten, welche Strategien im Umgang damit eingesetzt werden und ob sie funktionieren. Es geht an dieser Stelle nicht darum, irgendetwas zu verändern.

AB 9 Bereitwilligkeitstagebuch

Dieses Arbeitsblatt ermöglicht es Patient:innen, ein Bereitwilligkeitstagebuch zu führen, wie es in einer an ACT angelehnten Arbeit mit dysfunktionalen Gedanken indiziert sein kann. Damit wird dokumentiert, in wieweit ein:e Patient:in bereit ist, bestimmte Gedanken zu erleben. Hierfür werden neben der auslösenden Situation der meist unangenehme Gedanke dokumentiert sowie die Bereitwilligkeit, diesen Gedanken zu haben und die damit einhergehenden Konsequenzen (v. a. Emotionen).

AB 10 Protokollbogen Akzeptanz und Defusion

Dieses in Anlehnung an Ciarrochi und Bailey (2010) gestaltete Arbeitsblatt umfasst die an ACT angepasste Version des ABC-Schemas. Es eignet sich als Protokollbogen zur Dokumentation der Fortschritte bzgl. Akzeptanz, Defusion und Werteorientierung im Alltag. Erhoben werden hierbei die Situation (A), der belastende Gedanke (B) als bisher noch glaubwürdigen Gedanken und die Konsequenzen (C), wenn entweder (B) geglaubt wird (C_1) oder nicht geglaubt wird (C_2), sowie die eingesetzte Akzeptanz- oder Defusionstechnik (D) und das wertgeschätzte Verhalten (E).

INFO 1 Selbsthilfebücher zur kognitiven Umstrukturierung

In diesem Informationsblatt finden Sie verschiedene Selbsthilfebücher, die Patient:innen zur selbstständigen Auseinandersetzung mit Gedanken empfohlen werden können. Wir haben uns bemüht, möglichst aktuelle Bücher zu empfehlen, die auf einem KVT-Verständnis basieren, wobei die Liste keinen Anspruch auf Vollständigkeit erhebt.

INFO 2 Wissen überprüfen – Lösungen

Hier finden Sie die Lösungen für die Prüfungsfragen.

Literatur

Allan, L. G., Siegel, S. & Hannah, S. (2007). The sad truth about depressive realism. The Quarterly Journal of Experimental Psychology, 60 (3), 482–495.

Ambühl, H., Meier, B. & Willutzki, U. (2006). Soziale Angst verstehen und behandeln. Ein kognitiv-verhaltenstherapeutischer Zugang. Stuttgart: Klett-Cotta.

Arkowitz, H., Westra, H. A., Miller, W. R. & Rollnick, S. (2010). Motivierende Gesprächsführung bei der Behandlung psychischer Störungen. Weinheim: Beltz.

Arndt, A., Patzelt, J., Andor, T., Hoyer, J. & Gerlach, A.L. (2011). Psychometrische Gütekriterien des Metakognitionsfragebogens (Kurzversion, MKF-30). Zeitschrift für Klinische Psychologie, 40 (2), 107–114.

Bachmann, M. & El-Akhras, A. (2014). Lust auf Abstinenz. Ein Therapiemanual bei Alkohol-, Drogen- und Medikamentenabhängigkeit. Heidelberg: Springer.

Baumann, K. & Linden, M. (2008). Weisheitskompetenzen und Weisheitstherapie. Die Bewältigung von Lebensbelastungen und Anpassungsstörungen. Lengerich: Pabst Science Publishers.

Beaulieu, D. (2011). Impact-Techniken für die Psychotherapie (5. Aufl.). Heidelberg: Carl-Auer.

Beck, A. T. (1979). Cognitive Therapy and the Emotional Disorders. New York: Penguin.

Beck, A. T. & Emery, G. & Greenberg, R. (1985). Anxiety disorders and phobias: A cognitive perspective. New York: Basic Books.

Beck, A. T. & Freeman, A. (1999). Kognitive Therapie der Persönlichkeitsstörungen (4. Aufl.). Weinheim: Beltz.

Beck, J. S. (2024). Praxis der kognitiven Verhaltenstherapie (3. Aufl.). Weinheim: Beltz.

Becker, E. & Margraf, J. (2016). Generalisierte Angststörung: Ein Therapieprogramm (3. Aufl.). Weinheim: Beltz.

Beesdo-Baum, K. & Wittchen, H.-U. (2011). Depressive Störungen: Major Depression und Dysthymie. In H.-U. Wittchen & J. Hoyer (Hrsg.), Klinische Psychologie und Psychotherapie (2. Aufl., S. 879–914. Berlin: Springer.

Bennett-Levy, J. (2008). Oxford Guide to Behavioural Experiments in Cognitive Therapy. Oxford: Oxford University Press.

Boos, A. (2014). Kognitive Verhaltenstherapie nach chronischer Traumatisierung. Ein Therapiemanual (2. Aufl.). Göttingen: Hogrefe.

Braun, J. D., Strunk, D. R., Sasso, K. E. & Cooper, A.A. (2015). Therapist use of Socratic questioning predicts session-to-session symptom change in cognitive therapy for depression. Behaviour Research and Therapy, 70, 32–37.

Brunhoeber, S. (2019). Kognitive Verhaltenstherapie bei körperdysmorpher Störung: Ein Therapiemanual (2. Aufl.). Göttingen: Hogrefe.

Carlson, J. & Knaus, W. (Hrsg.). (2013). Albert Ellis Revisited. London: Routledge.

Caspar, F. (2007). Beziehungen und Probleme verstehen: Eine Einführung in die psychotherapeutische Plananalyse. Bern: Huber.

Caspar, F. (2018). Beziehungen und Probleme verstehen: Eine Einführung in die psychotherapeutische Plananalyse (4. Aufl.). Göttingen: Hogrefe.

Ciarrochi, J. V. & Bailey, A. (2010). Akzeptanz- und Commitmenttherapie in der KVT. Weinheim: Beltz.

Deffenbacher, J. L. (1978). Worry, emotionality and task generated interference in test anxiety: An empirical test of attentional theory. Journal of Educational Psychology, 70, 248–254.

Deffenbacher, J. L. (1986). Cognitive and physiological components of test anxiety in real-life exams. Cognitive Therapy and Research, 10, 635–644.

Deffenbacher, J.L. & Hazaleus, S.L. (1985). Cognitive, emotional and physiological components of test anxiety. Cognitive Therapy and Research, 9, 169–180.

DeRubeis, R.J., Siegle, G.J. & Hollon, S.D. (2008). Cognitive therapy versus medication for depression: treatment outcomes and

neural mechanisms. Nature Reviews Neuroscience, 9, 788–796.
Disner S. G., Beevers, C. G., Haigh, E. A. & Beck A. T. (2011). Neural mechanisms of the cognitive model of depression. Nature Reviews Neuroscience, 12 (8), 467–477.
Dobson, K. S. (2012). Cognitive Therapy (Theories of Psychotherapy Series). Washington, DC: APA.
Dolan, Y. (2009). Schritt für Schritt zur Freude zurück: Das Leben nach traumatischen Ereignissen meistern. Heidelberg: Carl Auer.
Dozois, D. J. A., Bieling, P. J., Evraire, L. E. et al. (2014). Changes in core beliefs (early maladaptive schemas) and self-representation in cognitive therapy and pharmacotherapy for depression. International Journal of Cognitive Therapy, 7 (3), 217–234.
Dryden, W. & Bernard, M.E. (2021). Advances in REBT: Theory, Practice, Research, Measurement, Prevention and Promotion. Cham: Springer.
Dumpert, H.D. & Schaller, R. (2017). Rollenspiel – Techniken der Verhaltenstherapie. Weinheim: Beltz.
Ehlers, A., Margraf, J. & Chambless, D. (2001). AKV – Fragebogen zu körperbezogenen Ängsten, Kognitionen und Vermeidung. Göttingen: Testzentrale.
Ehret, A. (2019). Impulskontrollstörungen in der Verhaltenstherapie. Weinheim: Beltz.
Ehring, T. & Watkins, E.R. (2008). Repetitive negative thinking as a transdiagnostic process. International Journal of Cognitive Therapy, 1 (3), 192–205.
Eifert, G.H. & Gloster, A.T. (2016). ACT bei Angststörungen: Ein praktisch bewährtes Therapiemanual. Göttingen: Hogrefe.
Eismann, G. & Lammers, C.-H. (2017). Therapie-Tools Emotionsregulation. Weinheim: Beltz.
Ellis, A. (1975). Reason and Emotion in Psychotherapy (9. ed.). Secausus New Jersey: Lyle Stuart.
Ellis, A. (1996). Die revidierte ABC-Theorie der Rational-emotiven Therapie II. Zeitschrift für Rational-emotive und Kognitive Verhaltenstherapie, 7(1), 5–30.
Ellis, A. (1997). Rational Emotive Behaviour Therapy. In C. Feltham (Ed.): Which Psychotherapy? Leading Exponents Explain Their Differences (pp. 51–67). New York: Sage.
Ellis, A. & Dryden, W. (2007). Practice of Rational Emotive Behavior Therapy (2nd ed.). New York: Springer.
Ertle, A., Wahl, K., Bohne, A., Moritz, S., Kordon, A. & Schulte, D. (2008). Dimensionen zwangsspezifischer Einstellungen: Der Obsessive-Beliefs Questionnaire (OBQ) für den deutschen Sprachraum analysiert. Zeitschrift für Klinische Psychologie und Psychotherapie, 37, 263–271.
Exner, C. & Hansmeier, J. (2020). Metakognitive Therapie. Fortschritte der Psychotherapie. Göttingen: Hogrefe.
Faßbinder, E., Schweiger, U. & Jacob, G. (2016). Therapie-Tools Schematherapie (2. Aufl.). Weinheim: Beltz.
Fehm, L. & Helbig, S. (2008). Hausaufgaben in der Psychotherapie: Strategien und Materialien für die Praxis. Göttingen: Hogrefe.
Fiegenbaum, W. & Tuschen-Caffier, B. (2000). Systemimmanente Gesprächsführung und Reizkonfrontation als Behandlungsmethode bei sexuellen Funktionsstörungen. Verhaltenstherapie, 10 (1), 32–39.
Fiegenbaum, W., Freitag, M. & Frank, B. (1992). Kognitive Vorbereitung auf Reizkonfrontationstherapien. In J. Margraf & J. C. Brengelmann (Hrsg.), Die Therapeut-Patient-Beziehung in der Verhaltenstherapie (S. 89–108). München: Röttger.
Finke, J. (2009). Gesprächspsychotherapie: Grundlagen und spezifische Anwendungen (4. Aufl.). Stuttgart: Thieme.
Foa, E.B., Ehlers, A., Clark, D.M., Tolin, D.F. & Orsillo, S.M. (1999). The posttraumatic cognitions inventory (PTCI): Development and validation. Psychological Assessment, 11, 303–314.
Förstner, U., Külz, A.K. & Vorderholzer, U. (2011). Störungsspezifische Behandlung der Zwangsstörungen: Ein Therapiemanual. Stuttgart: Kohlhammer.
Gloaguen, V., Cottraux, J., Cucherat, M. & Blackburn, I. M. (1998). A meta-analysis of the effects of cognitive therapy in depressed patients. Journal of Affective Disorders, 49 (1), 59–72.

Grawe, K. (2004). Neuropsychotherapie. Göttingen: Hogrefe.
Grawe, K., Donati, R. & Bernauer, F. (2001). Psychotherapie im Wandel: Von Konfession zur Profession (5. Aufl.). Göttingen: Hogrefe.
Hampel, P. & Petermann, F. (2011). Stressbewältigungstrainings. In F. Petermann (Hrsg.), Kinderverhaltenstherapie: Grundlagen und Anwendungen (4. Aufl., S. 247–271). Baltmannsweiler: Schneider Verlag.
Hansmeier, J. & Exner, C. (2020). Störungs- und Behandlungskonzepte sowie empirische Evidenz der metakognitiven Therapie nach Wells. Zeitschrift für Psychiatrie, Psychologie und Psychotherapie, 68 (3), 171–179.
Hauke, G. (2012). Strategisch Behaviorale Therapie (SBT) – Emotionale Überlebensstrategien – Werte – Embodiment. Heidelberg: Springer.
Hautzinger, M. (1980). Kognitive Therapie bei Depression. München: Pfeiffer.
Hautzinger, M. (2011a). Kognitives Umbenennen und Umstrukturieren. In M. Hautzinger & M. Linden (Hrsg.), Verhaltenstherapiemanual (7. Auf., S. 203–207). Berlin: Springer.
Hautzinger, M. (2011b). Grundüberzeugungen ändern. In M. Hautzinger & M. Linden (Hrsg.), Verhaltenstherapiemanual (7. Aufl., S. 159–162). Berlin: Springer.
Hautzinger, M. (2021). Kognitive Verhaltenstherapie bei Depressionen (8. Aufl.). Weinheim: Beltz.
Hautzinger, M. (2022). Mikro-Verhaltensanalyse. In M. Linden & M. Hautzinger (Hrsg.), Verhaltenstherapiemanual (9. Aufl., S. 175-180. Berlin: Springer.
Hautzinger (2022). Gedankenkontrolle – Gedankenstopp. In M. Linden & M. Hautzinger (Hrsg.), Verhaltenstherapiemanual (9. Aufl., S. 131–133). Heidelberg: Springer.
Hautzinger, M., Joormann, J. & Keller, F. (2005). DAS – Skala dysfunktionaler Einstellungen. Göttingen: Hogrefe.
Hayes, S. C. & Smith, S. (2022). In Abstand zur inneren Wortmaschine. Ein Selbsthilfe- und Therapiebegleiterbuch auf der Grundlage der Akzeptanz- und Commitmenttherapie (ACT). Tübingen: dgvt.
Hayes, S. C., Barnes-Holmes, D. & Roche B. (2001). Relational Frame Theory. A Post-Skinnerian Account of Human Language and Cognition. New York: Kluver Academic / Plenum Publishers.
Hayes, S. C., Luoma, J. B., Bond, F. W., Masuda, A. & Lillis, J. (2006). Acceptance and commitment therapy: model, processes and outcomes. Behavior and Research Therapy, 44 (1), 1–25.
Hayes, S.C., Strosahl, K.D. & Wilson, K.D. (2007). Akzeptanz- und Commitment-Therapie (2. Aufl.). München: CIP-Medien.
Hayes, S.C., Strosahl, K.D. & Wilson, K.D. (2014). Akzeptanz- und Commitment-Therapie. Achtsamkeitsbasierte Veränderungen in Theorie und Praxis. Paderborn: Junfermann.
Hayes, S.C., Villatte, M., Levin, M. & Hildebrandt, M. (2011). Open, Aware, and Active: Contextual Approaches and Emerging Trend in the Behavioral and Cognitive Therapies. Annual Review of Clinical Psychology, 7, 141–68.
Hiller, W., Rief, W., Elefant, S., Margraf, J., Kroymann, R., Leibbrand, R. & Fichter, M. (1997). Dysfunktionale Kognitionen bei Patienten mit Somatisierungssyndrom. Zeitschrift für Klinische Psychologie, 26, 226–234.
Hofmann, S. G., Asnaani, A., Vonk, I. J. J., Sawyer, A. T. & Fang, A. (2012). The Efficacy of Cognitive Behavioral Therapy: A Review of Meta-analyses. Cognitive Therapy and Research, 36 (5), 427–440.
Hollon, S. D. & Kendall, P. C. (1980). Cognitive self-statements in depression: Development of an automatic thoughts questionnaire. Cognitive Therapy and Research, 4 (4), 383–395.
Hoyer, J. & Beesdo-Baum, K. (2012). Prolonged Imaginal Exposure Based on Worry Scenarios. In P. Neudeck & H.-U. Wittchen (Hrsg.), Exposure Therapy – Rethinking the Model – Refining the Method (pp. 245–260). New York: Springer.
Hoyer, J. & Chaker, S. (2009). Kognitionsdiagnostik. In J. Margraf & S. Schneider (Hrsg.), Lehrbuch der Verhaltenstherapie (3. Aufl., S. 391–407). Heidelberg: Springer.
Hoyer, J. & Möbius, J. (2003). Metakognitionsfragebogen (MFK). In J. Hoyer & J. Margraf (Hrsg.), Angstdiagnostik. Grundlagen und Testverfahren (S. 220-223). Berlin: Springer.

Hummel, K.V., Trautmann, S., Venz, J., Thomas, S. & Schaefer, J. (2021). Repetitive negative thinking: transdiagnostic correlate and risk factor for mental disorders? A proof-of-concept study in German soldiers before and after deployment to Afghanistan. BMC Psychology, 9, 198.

Jacob, G. & Arntz, A. (2015). Schematherapie in der Praxis (2. Aufl.). Weinheim: Beltz.

Jacobi, C., Thiel, A. & Beitner, I. (2016). Anorexia und Bulimia nervosa: Ein kognitiv-verhaltenstherapeutisches Behandlungsprogramm (4. Aufl.). Weinheim: Beltz.

Jacobson, N. S., Dobson, K. S., Truax, P. A., Addis, M. E., Koerner, K., Gollan, J. K., Gortner, E. & Prince, S. E. (1996). A component analysis of cognitive-behavioral treatment for depression. Journal of Consulting and Clinical Psychology, 64 (2), 295–304.

Jelinek, L., Hauschild, M. & Moritz, S. (2015). Metakognitives Training bei Depression (D-MKT). Weinheim: Beltz.

Kabat-Zinn, J. (1994). Gesund durch Meditation. Frankfurt: O. W. Barth.

Kemper, C. J., Lutz, J. & Neuser, J. (2011). Konstruktion und Validierung einer Kurzform der Skala Angst vor negativer Bewertung (SANB-5). Klinische Diagnostik und Evaluation, 4, 342–359.

Kirn, T. Echelmeyer, L. & Engberding, M. (2015). Imagination in der Verhaltenstherapie (2. Aufl.). Heidelberg: Springer.

Klages, U. (1989). Fragebogen irrationaler Einstellungen (FIE). Göttingen: Hogrefe.

Kleinstäuber, M., Thomas, P., Witthöft, M. & Hiller, W. (2012). Kognitive Verhaltenstherapie bei medizinisch unerklärten Körperbeschwerden und somatoformen Störungen (2. Aufl.). Berlin: Springer.

Klepsch, R., Zaworka, W., Hand, I., Lünenschloß, K. & Jauerning, G. (1993). Hamburger Zwangsinventar: Kurzform. Weinheim: Beltz Test.

König, J., Resick, P., Karl, R. & Rosner, R. (2012). Posttraumatische Belastungsstörung. Ein Manual zur Cognitive Processing Therapy. Göttingen: Hogrefe.

Lakatos, A. & Reinecker, H. (2016). Kognitive Verhaltenstherapie bei Zwangsstörungen: Ein Therapiemanual (4. Aufl.). Göttingen: Hogrefe.

Lammers, C.-H. (2015). Emotionsfokussierte Methoden: Techniken der Verhaltenstherapie. Weinheim: Beltz.

Lammers, M. (2020). Scham und Schuld – Behandlungsmodule für den Therapiealltag. Stuttgart: Klett Cotta.

Lazarus, R. S. & Folkmann, S. (1984). Stress, appraisal, and coping. New York: Springer.

Leahy, R. L. (2007). Techniken kognitiver Therapie. Ein Handbuch für Praktiker. Paderborn: Junfermann.

Leahy, R.L. (2017). Cognitive therapy techniques: A practitioner's guide (2nd ed.). New York: Guilford Press.

Legenbauer, T. & Vocks, S. (2006). FEDK – Fragebogen zur Erfassung dysfunktionaler Kognitionen bei Essstörungen. In Manual der kognitiven Verhaltenstherapie bei Anorexie und Bulimie. Heidelberg: Springer.

Legenbauer, T. & Vocks, S. (2017). Manual der kognitiven Verhaltenstherapie bei Anorexia und Bulimie (2. Aufl.). Berlin: Springer.

Liebeck, H. (2022). Problemlösetraining. In M. Linden & M. Hautzinger. Verhaltenstherapiemanual – Erwachsene (9. Aufl., S. 383–388). Berlin: Springer.

Lincoln, T. (2019). Kognitive Verhaltenstherapie der Schizophrenie (3. Aufl.). Göttingen: Hogrefe.

Linden, M. & Rotter, M. (2018). Spectrum of embitterment manifestations. Psychological Trauma: Theory, Research, Practice, and Policy, 10 (1), 1–6.

Lorenzo-Luaces, L., German, R.E. & DeRubeis, R.J. (2015). It's complicated: The relation between cognitive change procedures, cognitive change, and symptom change in cognitive therapy for depression. Clinical Psychology Review, 41, 3–15.

Luria, A. R. (1961). The role of speech in the regulation of normal and abnormal behavior. New York: Liveright.

Meichenbaum, D. (1995). Kognitive Verhaltensmodifikation. Weinheim: Beltz.

Meichenbaum, D. (2007). Stress Inoculation Training: A Preventative and Treatment Approach. In P. M. Lehrer, R. L. Woolfolk & W. S. Sime (Eds.), Principles and Practice of

Stress Management (3rd ed., pp. 497–518). New York: Guildford Press.
Meichenbaum, D. (2013). Intervention bei Stress – Anwendung und Wirkung des Stressimpfungstrainings (5. Aufl.). Göttingen: Hogrefe.
Meichenbaum, D. & Deffenbacher, J. L. (1988). Stress Inoculation Training. The Counseling Psychologist, 16 (1), 69–90.
Meinlschmidt, G., Hellhammer, D. H. & Tegethoff, M. (2021). Aktivitätsaufbau und Behavioural Activation. In M. Linden & M. Hautzinger (Hrsg.), Verhaltenstherapiemanual für Erwachsene (9. Aufl., S. 57–62). Berlin: Springer.
Meyer, K., Sprott, H. & Mannion, A.F. (2008). Cross-cultural adaption, reliability, and validity of the German version of the Pain Catastrophizing Scale. Journal of Psychosomatic Research. 64 (5), 469–478.
Meyer, T.D. & Hautzinger, M. (2013). Bipolare Störung: Kognitiv-verhaltenstherapeutisches Behandlungsmanual. Weinheim: Beltz.
Michalak, J. & Heidenreich, T. (2013). Die »dritte Welle« der Verhaltenstherapie. Weinheim: Beltz.
Moritz, S. (2016). Erfolgreich gegen Zwangsstörungen: Metakognitives Training – Denkfallen erkennen und entschärfen (3. Aufl.). Berlin: Springer.
Moritz, S., Bohn, F., Veckenstedt, R., Hottenrott, B. & Woodward, T. (2016). Metacognition Study Group: Metakognitives Training für schizophrene Patienten (MKT). Manual (6. Aufl.). Hamburg: VanHam Campus.
Mühlig, S. & Poldrack, A. (2011). Kognitive Therapieverfahren. In H.-U. Wittchen & J. Hoyer (Hrsg.), Klinische Psychologie und Psychotherapie (2. Aufl., S. 543–564). Heidelberg: Springer.
Mühlig, S. & Poldrack, A. (2020). Kognitive Therapieverfahren. In J. Hoyer & S. Knappe (Hrsg.), Klinische Psychologie und Psychotherapie (3. Aufl., S. 647-670). Heidelberg: Springer.
Müller, A., Zwaan, M. & Mitchell, J. (2008). Pathologisches Kaufen. Kognitiv-verhaltenstherapeutisches Manual. Köln: Deutscher Ärzte-Verlag.
Müller, J., Wessa, M., Rabe, S., Dörfel, D., Knaevelsrud, C., Flor, H., Maercker, A. & Karl, A. (*2010*). Psychometric properties of the Posttraumatic Cognitions Inventory (PTCI) in a German sample of individuals with a history of trauma. Psychological Trauma: Theory, Research, Practice, and Policy, 2 (2), 116–125.
Munsch, S., Wyssen, A. & Biedert, E. (2018). Binge Eating. Kognitive Verhaltenstherapie bei Essanfällen. Weinheim: Beltz.
Narciss, S. (2011). Verhaltensanalyse und Verhaltensmodifikation auf der Basis lernpsychologischer Erkenntnisse. In H.-U. Wittchen & J. Hoyer (Hrsg.), Klinische Psychologie und Psychotherapie (2. Aufl., S. 419–433. Berlin: Springer.
Neubauer, K., Bender, C., Tuschen-Caffier, B., Svaldi, J. & Blechert, J. (2010). Erfassung dysfunktionaler Kognitionen zum Body Checking. Zeitschrift für Klinische Psychologie und Psychotherapie, 39 (4), 251–260.
Neudeck, P. (2015). Expositionsverfahren. Techniken der Verhaltenstherapie. Weinheim: Beltz.
Noack, I. & Muschalla, B. (2022). Verbitterungsreaktionen und posttraumatische Verbitterung. In M. Linden & M. Hautzinger (Hrsg.), Verhaltenstherapiemanual – Erwachsene, Psychotherapie: Praxis (S. 629–633). Heidelberg: Springer.
Noack, R. & Beiling, P. (2019). Techniken der Verhaltenstherapie: Motivationale Methoden. Weinheim: Beltz.
Oelkers, C. & Hautzinger, M. (2013). Zwangsstörungen: Kognitiv-verhaltenstherapeutisches Behandlungsmanual (2. Aufl.). Weinheim: Beltz.
Perls, F. S., Hefferline, R. F. & Goodman, P. (2006). Gestalttherapie: Grundlagen der Lebensfreude und Persönlichkeitsentfaltung (7. Aufl.). Stuttgart: Klett-Cotta.
Philipp, R., Kriston, L., Kühne, F., Härter, M. & Meister, R. (2020). Concepts of metacognition in the treatment of patients with mental disorders. Journal of Rational-Emotive & Cognitive-Behavior Therapy, 38 (2), 173–183.
Pössel, P., Seemann, S. & Hautzinger, M. (2005) Evaluation eines deutschsprachigen Instru-

mentes zur Erfassung positiver und negativer automatischer Gedanken. Zeitschrift für Klinische Psychologie und Psychotherapie, 34 (1), 27–34.

Premper, V. & Sobottka, B. (2015). Pathologisches Glücksspiel: Ein kognitiv-verhaltenstherapeutisches Behandlungsmanual. Weinheim: Beltz.

Rabe-Menssen, C. (2021). Patientenanfragen während der Corona-Pandemie. DPtV-Umfrage. Psychotherapie Aktuell, 2, 6–13.

Rabe-Menssen, C. (2022). Patientenanfragen während der Corona-Pandemie. DPtV-Umfrage. Psychotherapie Aktuell, 4, 78.

Rachman, S. (1983). Obstacles to the treatment of obsessions. In E. B. Foa & P. M. G. Emmelkamp (Eds.), Failures in behavior therapy (pp. 35–57). New York: Wiley.

Reddemann, L. (2001). Imagination als heilsame Kraft (Leben lernen 141). Stuttgart: Pfeifer bei Klett-Cotta.

Richter, G. & Richter, J. (1995). Komplexität von Depressivität. Münster: Waxmann.

Roder, V., Brenner, H. & Müller, D. (2019). Integriertes Psychologisches Therapieprogramm bei schizophren Erkrankten IPT (7. Aufl.). Weinheim: Beltz.

Roediger, E. (2011). Praxis der Schematherapie: Lehrbuch zu Grundlagen, Modell und Anwendung (2. Aufl.). Stuttgart: Schattauer.

Roediger, E. (2016). Schematherapie: Grundlagen, Modell und Praxis. Stuttgart: Schattauer.

Schachter, S. & Singer, J. E. (1962). Cognitive, emotional and physiological determinants of emotional state. Psychological Review, 69 (5), 379–399.

Schaeuffele, C., Schulz, A., Knaevelsrud, C., Renneberg, B. & Boettcher, J. (2021). CBT at the Crossroads: The Rise of Transdiagnostic Treatments. International Journal of Cognitive Therapy, 14, 86–113.

Schaub, A., Roth, E. & Goldmann, U. (2013). Kognitiv-psychoedukative Therapie zur Bewältigung von Depressionen. Ein Therapiemanual. Göttingen: Hogrefe.

Schilling, L., Moritz, S., Kriston, L., Krieger, M. & Nagel, M. (2018). Efficacy of Metacognitive Training for patients with borderline personality disorder: preliminary results. Psychiatry Research, 262, 459–464.

Schmidt-Traub, S. (2014). Panikstörung und Agoraphobie. Ein Therapiemanual. Göttingen: Hogrefe.

Schuhler, P. & Vogelsang, M. (2012). Pathologischer PC- und Internet-Gebrauch. Eine Therapieanleitung (Bd. 67). Göttingen: Hogrefe.

Siegmund, A., Räth, D., Finck, C., Meyes, A. M., Stoy, M. & Ströhle, A. (2011). Young-Schemafragebogen: Psychometrische Eigenschaften einer deutschen Kurzform. Psychotherapie, 16 (2), 207–212.

Sonntag, R.F. (2022). Akzeptanz- und Commitment-Therapie. In M. Hautzinger & M. Linden (Hrsg.), Verhaltenstherapiemanual-Erwachsene (9. Aufl., S. 307–313). Heidelberg: Springer.

Spinhoven, P., Drost, J., van Hemert, B. & Penninx, B.W. (2015). Common rather than unique aspects of repetitive negative thinking are related to depressive and anxiety disorders and symptoms. Journal of Anxiety Disorders, 33, 45–52.

Spinhoven, P., Dyck, R. van, Giesen-Bloo J., Kooiman, K. & Arntz, A. (2007). The therapeutic alliance in schema-focused therapy and transference-focused psychotherapy for borderline personality disorder. Journal of Consulting and Clinical Psychology, 75, 104–115.

Spinhoven, P., Klein, N., Kennis, M., Cramer, A.O.J., Siegle, G., Cuijpers, P., Ormel, J., Hollon, S.D. & Bockting, C.L. (2018a). The effects of cognitive-behavior therapy for depression on repetitive negative thinking: A meta-analysis. Behaviour Research and Therapy, 106, 71–85.

Spinhoven, P., van Hemert, A.M. & Penninx, B.W. (2018b). Repetitive negative thinking as a predictor of depression and anxiety: A longitudinal cohort study. Journal of Affective Disorders, 241, 216–225.

Stangier, U., Heidenreich, T. & Peitz, M. (2009). Soziale Phobien. Ein kognitiv-verhaltenstherapeutisches Behandlungsmanual (2. Aufl.). Weinheim: Beltz.

Stavemann, H. H. (2015). Sokratische Gesprächsführung in Therapie und Beratung (3. Aufl.). Weinheim: Beltz.

Steil, R. (2003). Fragebogen zu dysfunktionalen Kognitionen. In J. Hoyer & J. Margraf (Hrsg.),

Angstdiagnostik – Grundlagen und Testverfahren (S. 383–387). Berlin: Springer.
Stone, A.A. & Shiffman, S. (1994). Ecological Momentary Assessment in behavioral medicine. Annals of Behavioral Medicine, 16, 199–202.
Strunk D. R., Brotman, M. A. & DeRubeis, R. J. (2010). The process of change in cognitive therapy for depression: predictors of early inter-session symptom gains. Behaviour Research Therapy, 48 (7), 599–606.
Sulz, S. K. D. (1994). Strategische Kurzzeittherapie – Wege zur effizienten Psychotherapie. München: CIP-Medien.
Sulz, S. K. D. (2022). Makro-Verhaltensanalyse. In M. Linden & M. Hautzinger M. (Hrsg.), Verhaltenstherapiemanual Erwachsene (9. Aufl., S. 181–184). Heidelberg: Springer.
Talarico, J.M., Berntsen, D. & Rubin, D.C. (2009). Positive Emotions enhance recall of peripheral details. Cognition & Emotions, 23 (2), 380–398.
Teismann, T. & Ertle, A. (2011). Verhaltensexperimente in der kognitiven Therapie. Verhaltenstherapie, 21, 117–124.
Tönnies, S. (1994). Selbstkommunikation. Empirische Befunde zu Diagnostik und Therapie. Heidelberg: Asanger.
Tönnies, S. (1997). Hamburger Kognitionsinventar (HAKI). Göttingen: Beltz Test.
Tuschen, B. & Fiegenbaum, W. (2000). Systemimmanente kognitive Therapie. In J. Margraf (Hrsg.), Lehrbuch der Verhaltenstherapie (S. 499–507). Heidelberg: Springer.
Vormbrock, F. & Neuser, J. (1983). Konstruktion zweier spezifischer Fragebögen zur Erfassung von Angst in sozialen Situationen (SANB und SVSS). Diagnostica, 29 (2), 165–182.
Vygotsky, L. S. (1962). Thought and Language. Cambridge, MA: MIT Press.
Wagner, P. & Bräuning, P. (2006). Psychoedukation bei bipolaren Störungen. Ein Therapiemanual bei Gruppen. Stuttgart: Schattauer.
Walen, S. R., DiGuiseppe, R. & Wessler, R. (2011). RET-Training. Einführung in die Praxis der rational-emotiven Therapie (3. Aufl.). Leben Lernen 53. Stuttgart: Klett-Cotta.
Wampold, B. E., Minami, T., Baskin, T. W. & Callen Tierney, S. (2002). A meta-(re)analysis of the effects of cognitive therapy versus ›other therapies‹ for depression. Journal of Affective Disorders, 68 (2–3), 159–165.
Watkins, E., Scott, J., Wingrove, J., Rimes, K., Bathurst, N., Steiner, H. et al. (2007). Rumination-focused cognitive behaviour therapy for residual depression: A case series. Behaviour Research and Therapy, 45 (9), 2144–2154.
Weber, F. & Exner, C. (2013). Die metakognitive Therapie nach Wells – theoretischer Hintergrund, Behandlungskomponenten und Evidenz. Zeitschrift für Psychiatrie, Psychologie und Psychotherapie, 61, 217–230.
Wedekind, D. & Bandelow, B. (2009) Quantifizierungs-Inventar für somatoforme Syndrome (QUISS). Göttingen: Hogrefe.
Wells, A. (1994). A multi-dimensional measure of worry: Development and preliminary validation of the Anxious Thoughts Inventory. Anxiety, Stress and Coping, 6, 289–299.
Wells, A. (1997). Cognitive Therapy of Anxiety Disorders: A Practice Manual and Conceptual Guide. New York: John Willey & Sons.
Wells, A. (2011a). Metakognitive Therapie bei Angststörungen und Depression. Weinheim: Beltz.
Wells, A. & Matthews, G. (1996). Modelling cognition in emotional disorder: The S-REF model. Behaviour Research and Therapy, 34, 881–888.
Wengenroth, M. (2017). Therapie-Tools Akzeptanz- und Commitmenttherapie. Weinheim: Beltz.
Wilken, B. (2013). Methoden der kognitiven Umstrukturierung. Ein Leitfaden für die Praxis (6. Aufl.). Stuttgart: Kohlhammer.
Wills, F. (2014). Kognitive Therapie nach Aaron T. Beck. Paderborn: Junfermann.
Worringen, U. (2022). Psychoedukation und Patientenschulung. In M. Linden & M. Hautzinger (Hrsg.), Verhaltenstherapiemanual Erwachsene. (9. Aufl., S. 389–394). Heidelberg: Springer.
Wright, J.H., Basco, M.R. & Thase, M. E. (2006). Learning Cognitive-Behavior Therapy: An Illustrated Guide. Washington: American Psychiatric Publishing Inc.

Wright, J.H., Brown, G.K., Thase, M. E., Basco, M.R. & Gabbard, G.O. (2017). Learning Cognitive-Behavior Therapy: An Illustrated Guide (2nd ed.). Washington: American Psychiatric Publishing Inc.

Young, J.E. (1990). Cognitive therapy for personality disorders: A schema-focused approach. Sarasota: Professional Resource Exchange, Inc.

Young, J. E., Klosko, J. S. & Weishaar, M. E. (2005). Schematherapie – ein praxisorientiertes Handbuch. Paderborn: Junfermann.

Zaworka, W., Hand, I., Jauerning, G. & Lünenschloß, K. (1983). Hamburger Zwangsinventar: Fragebogen zur Erfassung von Zwangsgedanken und Zwangsverhalten. Göttingen: Beltz Test.

Znoj, H. (2008). BVI. Berner Verbitterungs-Inventar. Manual. Bern: Huber / Hogrefe.

Sachwortverzeichnis

T

V

W

Z